Maria-Anna Schoppmeyer

Physiologie

Kommentierte IMPP-Fragen
zur ärztlichen Vorprüfung
einschließlich Examen 3/97

geordnet nach dem GK 1

mit Lernkästen

7., neubearbeitete Auflage

Mediscript-Verlag
Bad Wörishofen

Die Deutsche Bibliothek – CIP-Einheitsaufnahme

Schoppmeyer, Maria-Anna:
Physiologie: kommentierte IMPP-Fragen zur ärztlichen Vorprüfung einschließlich Examen 3/97; geordnet nach dem GK 1; mit Lernkästen /Maria-Anna Schoppmeyer. - 7., neubearb. Aufl. - Bad Wörishofen: Mediscript-Verlag, 1998
ISBN 3-541-26617-1

DBN: 95.148790.6
SG:33

Lektorat: Dr. med. Dorothea Hennessen
Redaktion: Dr. Beatrix Naton, Katja Grossmann
Satz: Karin und Jürgen Winnige
Zeichnungen: Esther Schenk-Panic
Herstellung: Günther Herdin, Christine Zschorn
Druck und Bindung: Wagner, Nördlingen
Printed in Germany

ISBN 3-541-26617-1

Inhaltsverzeichnis

Band I: Fragen

Erläuterungen der Aufgabentypen

In der Prüfung liegen die Fragen nicht nach Fächern, sondern nur nach Fragentypen geordnet vor.

Es gibt fünf verschiedene Fragentypen:

Aufgabentyp A: Einfachauswahl

Von diesen Antwortmöglichkeiten sollst Du eine einzige auswählen. Je nach Formulierung der Aufgabe wird als richtige Lösung anerkannt:

entweder die einzig richtige Antwort oder Aussage

oder die einzig falsche Antwort oder Aussage

oder die im Sinne der Fragestellung beste bzw. am wenigsten zutreffende Antwort oder Aussage

Lies bitte grundsätzlich immer alle fünf Antwortmöglichkeiten sorgfältig und vollständig durch!

Aufgabentyp B: Aufgabengruppe mit gemeinsamem Antwortangebot – Zuordnungsaufgaben –

Erläuterung:
Jede dieser Aufgabengruppen besteht aus:

a) einer Liste mit numerierten Begriffen, Fragen oder Aussagen (Liste 1 = Aufgabengruppe)

b) einer Liste von 5 durch die Buchstaben (A) bis (E) gekennzeichneten Antwortmöglichkeiten (Liste 2)

Du sollst zu jeder numerierten Aufgabe der Liste 1 aus der Liste 2 die eine Antwort (A) bis (E) auswählen, die Du für zutreffend hältst oder von der Du meinst, daß sie im engsten Zusammenhang mit dieser Aufgabe steht. Bitte beachte, daß jede Antwortmöglichkeit (A) bis (E) auch für mehrere Aufgaben der Liste 1 die Lösung darstellen kann.

Aufgabentyp C: Kausale Verknüpfung

Erläuterung:
Dieser Aufgabentyp besteht aus drei Teilen:
Teil 1: Aussage 1
Teil 2: Aussage 2
Teil 3: Kausale Verknüpfung (weil).

Jede der beiden Aussagen kann unabhängig von der anderen richtig oder falsch sein. Wenn beide Aussagen richtig sind, so kann die Verknüpfung durch „weil“ richtig oder falsch sein. Entnehme den richtigen Lösungsbuchstaben nach der Prüfung der einzelnen Teile dem nachfolgenden Lösungsschema:

Parameter	Aussage 1	Aussage 2	Verknüpfung
A	richtig	richtig	richtig
B	richtig	richtig	falsch
C	richtig	falsch	–
D	falsch	richtig	–
E	falsch	falsch	–

Aufgabentyp D: Aussagenkombination

Erläuterung:
Bei diesem Aufgabentyp werden mehrere durch eingeklammerte Zahlen gekennzeichnete Aussagen gemacht. Wähle bitte die zutreffende Lösung unter den fünf vorgegebenen Aussagenkombinationen (A) bis (E) aus.

Aufgabentyp E: Fragen mit Fallbeschreibung bzw. Bildmaterial

Erläuterung:
In dieser Gruppe können sich Aufgaben der Typen A bis D befinden. Diese Fragen beziehen sich entweder auf Bildmaterial in der Beilage, oder es handelt sich um mehrere im Zusammenhang stehende Fragen, die auf eine Fallbeschreibung Bezug nehmen.

Alle Wiederholungsfragen haben wir mit einem W! gekennzeichnet. Die Anzahl der Ausrufezeichen steht dabei für die Anzahl der Wiederholungen.

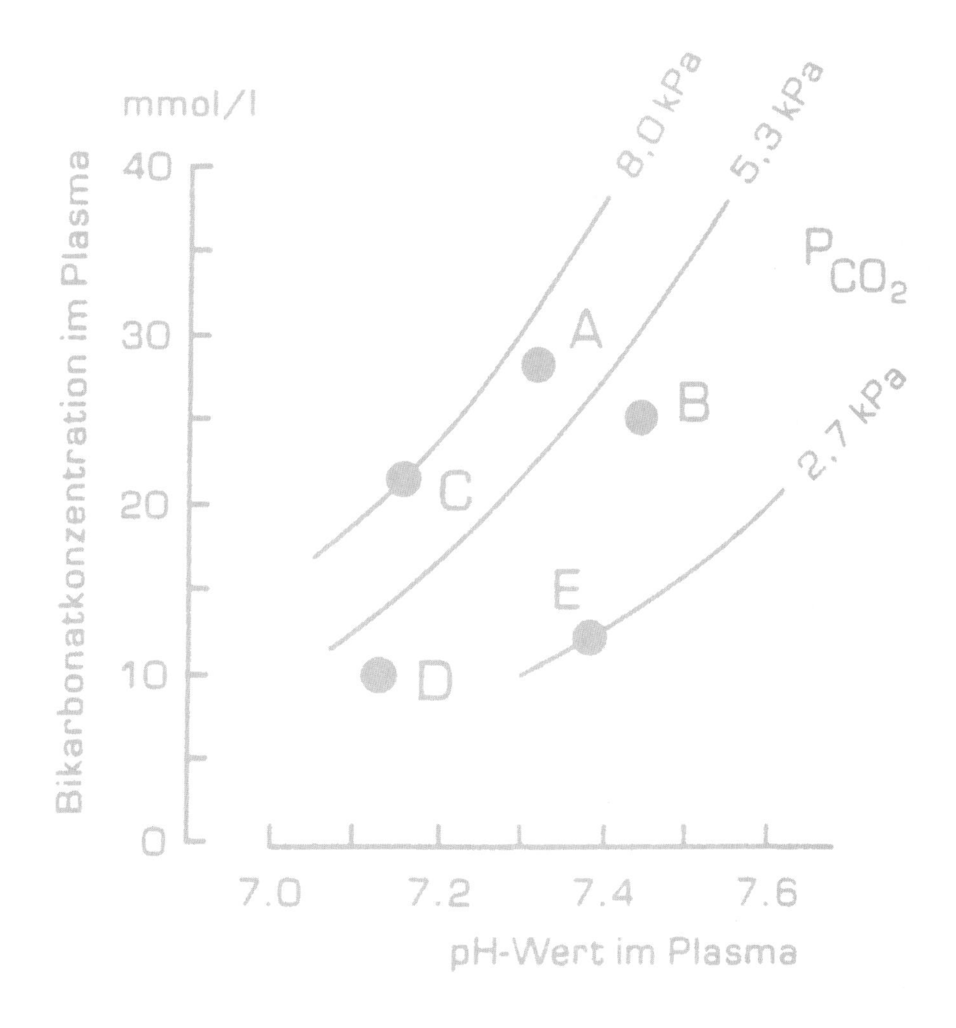

Physiologie

Maria-Anna Schoppmeyer

1 Allgemeine Physiologie

1

1.1 Stoffmenge und Konzentration

1.1 – 8/96.1

In den folgenden Antworten sind jeweils zwei Plasmakonzentrationen von Ionen (mmol/l) verglichen. Welche Relation trifft zu?

(A) $Na^+ < Cl^-$
(B) $K^+ < HCO_3^-$
(C) $Cl^- < K^+$
(D) $HCO_3^- < Ca^{2+}$
(E) $Cl^- < HCO_3^-$

1.1 – 8/95.1

Welche Aussage zum Calcium-Bestand des Körpers trifft **nicht** zu?

(A) ≤ 1% der gesamten Calcium-Menge ist in der Extrazellulärflüssigkeit gelöst.
(B) Die Calcium-Gesamtkonzentration im Plasma beträgt etwa 2,5 mmol/l.
(C) Weniger als 2/3 der Calcium-Menge im Plasma sind frei filtrierbar.
(D) Vom frei filtrierbaren Plasma-Calcium ist weniger als die Hälfte komplex gebunden.
(E) Der proteingebundene Anteil des Calcium in den Körperflüssigkeiten sinkt bei einer Alkalose.

1.1 – 8/95.2

Das Verhältnis von zytosolischer zu extrazellulärer Konzentration freier Ca^{2+}-Ionen beträgt bei einer nicht-erregten Zelle gewöhnlich etwa

(A) über 1000
(B) 10
(C) 1
(D) 0,1
(E) unter 0,001

1.2 Osmose

1.2 – 3/92.1

Der osmotische Druck einer physiologischen Kochsalzlösung beträgt ungefähr

(A) 3 kPa (ca. 30 cmH_2O)
(B) 13 kPa (ca. 100 mm Hg)
(C) 100 kPa (ca. 1 atm)
(D) 700 kPa (ca. 7 atm)
(E) 2 200 kPa (ca. 22 atm)

1.2 – 8/86.1

In 1 l Wasser befinden sich 50 mmol Kochsalz und 200 mmol Glucose. Die Osmolarität der Lösung liegt am nächsten bei

(A) 50 mosm/l
(B) 225 mosm/l
(C) 250 mosm/l
(D) 300 mosm/l
(E) 500 mosm/l

1.3 Stofftransport

1.3 – 3/97.1

Welche Aussagen treffen für einen passiven Carrier-vermittelten Transport zu? Er

(1) kann gegen einen elektrochemischen Gradienten erfolgen.
(2) zeigt Sättigungscharakteristik.
(3) ist spezifisch für eine Substanz oder Substanzgruppe.

(A) nur 2 ist richtig
(B) nur 3 ist richtig
(C) nur 1 und 2 sind richtig
(D) nur 2 und 3 sind richtig
(E) 1 – 3 = alle sind richtig

1.3 – 8/96.1

Für die zelluläre Glucoseaufnahme kommen je nach Zelltyp folgende Mechanismen in Frage:

(1) freie Diffusion durch die Lipidphase der Plasmamembran im zentralen Nervensystem
(2) Carrier-vermittelte Diffusion (erleichterte Diffusion) in der Leber
(3) sekundär aktiver, Carrier-vermittelter Transport im Intestinaltrakt
(4) Aufnahme durch Pinozytose in Erythrozyten

(A) nur 1 und 3 sind richtig
(B) nur 2 und 3 sind richtig
(C) nur 1, 2 und 4 sind richtig
(D) nur 2, 3 und 4 sind richtig
(E) 1 – 4 = alle sind richtig

1.3 – 8/94.1

Welches der fünf Diagramme gibt die Abhängigkeit der pro Zeiteinheit durch eine Membran transportierten Menge einer Substanz X (M_x, Ordinate) von ihrer Konzentrationsdifferenz über die Membran ($\Delta[X]$; Abszisse) am ehesten wieder, wenn dieser Transport durch Diffusion (Ficksches Gesetz) erfolgt?
(Koordinaten linear geteilt)

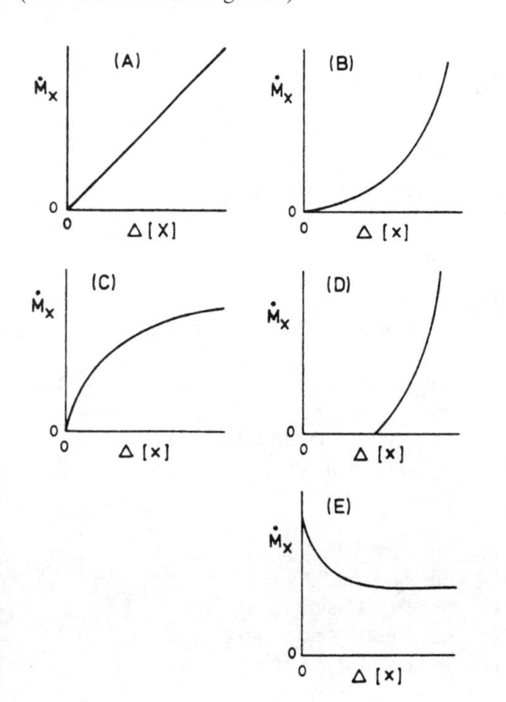

1.3 – 3/94.1

Welches der fünf Diagramme beschreibt am ehesten die Abhängigkeit der pro Zeiteinheit durch eine Membran transportierten Menge einer Substanz (M_X, Ordinate) von ihrer Konzentrationsdifferenz über die Membran ($\Delta[X]$; Abszisse), wenn dieser Transport durch einen Carrier vermittelt ist?
(Koordinaten linear geteilt)

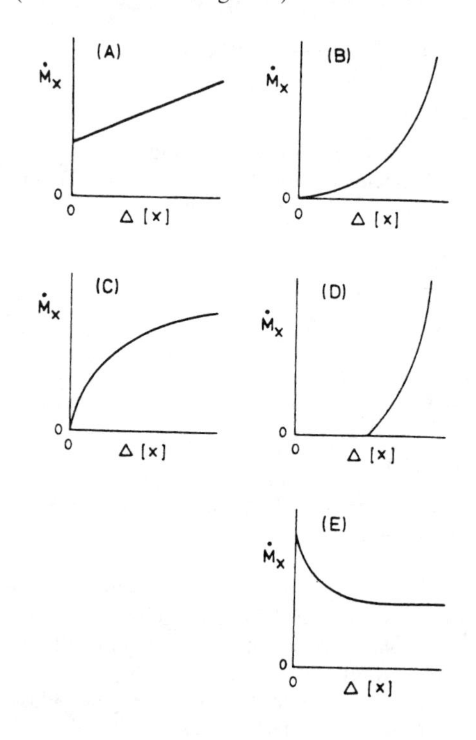

1.3 – 3/93.1

Glucose wird in einem Symport-System „bergauf“ transportiert:

(1) vom Darmlumen über die Bürstensaummembran in den Enterozyten (Mukosazelle)
(2) aus den Enterozyten über die serolaterale Plasmamembran in das Blut
(3) aus dem Pfortaderblut in den Hepatozyten
(4) durch die Erythrozytenmembran
(5) aus dem Ultrafiltrat (Primärharn) in die proximale Tubuluszelle

(A) nur 1 und 3 sind richtig
(B) nur 1 und 5 sind richtig
(C) nur 2 und 4 sind richtig
(D) nur 1, 3 und 5 sind richtig
(E) nur 2, 4 und 5 sind richtig

1.3 – 3/92.1

Zwei wäßrige Lösungen A und B mit den Konzentrationen $c_A > c_B$ werden durch eine semipermeable Membran S getrennt (s. Skizze)

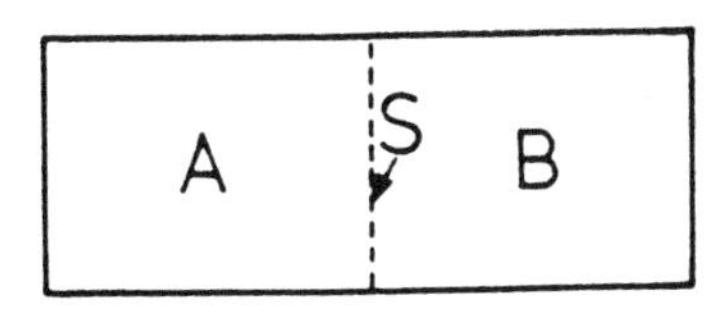

Welche Aussagen treffen zu?

(1) Der osmotische Druck in der Lösung B ist höher als der osmotische Druck in der Lösung A.
(2) Infolge der unterschiedlichen osmotischen Drücke diffundieren Wassermoleküle von B durch S nach A.
(3) Infolge der unterschiedlichen osmotischen Drücke diffundieren Moleküle der gelösten Substanz von A durch S nach B.

(A) nur 1 ist richtig
(B) nur 2 ist richtig
(C) nur 3 ist richtig
(D) nur 1 und 2 sind richtig
(E) nur 1 und 3 sind richtig

1.3 – 8/91.1

Welcher der folgenden Stoffe verläßt die intakte Zelle gewöhnlich nicht per Exozytose?

(A) Thyreoglobulin
(B) Trypsinogen
(C) Glucose
(D) Immunglobulin
(E) Adiuretin

1.3 – 3/90.1

Welches Charakteristikum haben aktiver Transport und sog. erleichterte Diffusion **nicht** gemeinsam?

(A) Transport gegen einen elektrochemischen Gradienten
(B) kompetitive Hemmbarkeit
(C) Beteiligung eines Carriers
(D) Sättigungskinetik
(E) Spezifität für eine begrenzte Gruppe von Substraten

1.4 Zellorganisation

Bisher keine Fragen.

1.5 Elektrische Phänomene an Zellen

1.5 – 3/97.1

Das Membranpotential einer Zelle betrage -90 mV, die Na^+-Aktivität extrazellulär 130 mmol/kg H_2O und intrazellulär 13 mmol/kg H_2O.
Von welcher elektrochemischen Potentialdifferenz wird Na^+ bei 37 °C in die Zelle hineingetrieben?

(A) 30 mV
(B) 60 mV
(C) 90 mV
(D) 120 mV
(E) 150 mV

1.5 – 3/96.1

Wenn die Na^+-Konzentration extrazellulär 140 und intrazellulär 14 mmol/kg H_2O beträgt, so errechnet sich bei 37 °(C) ein Na^+-Gleichgewichtspotential (innen gegen außen) von etwa

(A) -122 mV
(B) -61 mV
(C) 0 mV
(D) +61 mV
(E) +122 mV

1.5 – 3/96.2

Die typische Na^+/K^+-ATPase arbeitet elektrogen,
weil
die typische Na^+/K^+-ATPase mehr Na^+ als K^+ pumpt.

1.5 – 8/95.1

Wie groß ist etwa das nach der Nernst-Gleichung errechnete Natrium-Gleichgewichts-Potential, wenn bei einer Temperatur von 37 °C die intrazelluläre Natriumkonzentration 1/10 der extrazellulären Natriumkonzentration beträgt?

(A) 10 mV
(B) 20 mV
(C) 30 mV
(D) 60 mV
(E) 120 mV

1.5 – 8/94.1

Für die Leitfähigkeit der Zellmembran für K^+-Ionen (g_K) gilt:
(wobei I_K = K^+-Stromstärke/Membranfläche,
E_K = K^+-Gleichgewichtspotential,
E_M = Membranpotential)

(A) $g_K = I_K / (E_K + E_M)$
(B) $g_K = I_K / (E_M - E_K)$
(C) $g_K = I_K \cdot (E_M - E_K)$
(D) $g_K = I_K / E_M$
(E) $g_K = I_K / E_K$

1.5 – 8/94.2

Eine Zelle wird bei 37 °C von einer Ringer-Lösung mit 110 mmol/l Cl^- umspült und besitzt ein Membranpotential von -61 mV. Intrazellulär wird eine Konzentration freier Cl^--Ionen von 33 mmol/l gemessen.

Daraus ist zu schließen, daß

(A) der intrazelluläre pH-Wert dieser Zelle etwa 8,2 beträgt.
(B) die K^+-Kanäle der Zellmembran alle geschlossen sind.
(C) der Energiestoffwechsel dieser Zelle völlig blockiert ist.
(D) Cl^- aktiv in diese Zelle transportiert wird.
(E) 70% des intrazellulären Chlorids an Proteine gebunden sind.

1.5 – 3/93.1

Bei einer intrazellulären Na^+-Aktivität von 14 mmol/kg H_2O, einer extrazellulären Na^+-Aktivität von 140 mmol/kg H_2O und einem Membranpotential von 60 mV (Zellinneres negativ) beträgt das elektrochemische Na^+-Potential über der Zellmembran bei 37 °C ca.

(A) 0 mV
(B) 6 mV
(C) 60 mV
(D) 90 mV
(E) 120 mV

1.5 – 8/90.1

Die Plasmamembran einer Zelle sei praktisch ausschließlich für K^+-Ionen permeabel.
Wie hoch ist etwa die intrazelluläre K^+-Aktivität (in mmol/kg H_2O), wenn die extrazelluläre K^+-Aktivität 5 mmol/kg H_2O und das Membranpotential der Zelle (bei 37 °C) -61 mV betragen?

(A) 0,5
(B) 5
(C) 50
(D) 150
(E) 305

1.6 Informationsübermittlung

1.6 – 3/96.1

Welche der folgenden Substanzen wirkt nicht als second messenger in der zellulären Signaltransduktion?

(A) Diacylglycerol (DAG)
(B) zyklisches GMP (cGMP)
(C) Glutathion (GSH)
(D) Inositoltrisphosphat (IP_3)
(E) Calcium-Ionen (Ca^{2+})

1.7 Regelung und Steuerung

Dieser Komplex wird anhand von Beispielen in den Kapiteln 4. Blutkreislauf, 9. Wasser und Elektrolythaushalt, Nierenfunktion und 10. Hormonelle Regulation behandelt.

1.8 Energetik

Die Grundlagen werden in der Biochemie kommentiert. Bitte beachten Sie noch Kapitel 8 Energie- und Wärmehaushalt.

2 Blut und Immunsystem

2

2.1 Blut

Bislang keine Fragen

2.2 Erythrozyten

2.2 – 3/97.1

Welche Aussage zum Blut beim Erwachsenen trifft zu?

(A) Das Gewicht des Blutes beträgt etwa 20 % des Körpergewichtes.
(B) Der Anteil der Blutzellen am Blutvolumen beträgt beim Mann normalerweise 0,55.
(C) Nach Höhenanpassung ist der Hämatokrit-Wert in der Regel vermindert.
(D) Das mittlere Volumen eines Erythrozyten (=MCV) kann aus Hämatokrit-Wert und Erythrozytenzahl pro ml Blut berechnet werden.
(E) Der kolloidosmotische Druck des Blutplasmas wird überwiegend durch die Konzentration der Globuline bestimmt.

2.2 – 3/97.2

Ein Tieflandbewohner begibt sich in eine Höhe über 4000 m. Nach mehreren Wochen in dieser Höhe ist gegenüber der Zeit vor seinem Aufstieg vermindert:

(A) die Zahl der Erythrozyten
(B) der Hämatokrit
(C) der artrielle pH-Wert
(D) die Hämoglobinkonzentration
(E) der arterielle CO_2-Partialdruck

2.2 – 8/96.1

Für das Hämoglobin gilt:

(1) 100 ml Blut enthalten (gemessen in g) wesentlich mehr Hämoglobin als Plasmaproteine.
(2) Der Beitrag des Hämoglobins zur Pufferkapazität des Blutes ist größer als der Beitrag der Plasmaproteine.
(3) Die Bildung von Carbamino-Hämoglobin wird durch die Carboanhydrase katalysiert.

(A) nur 1 ist richtig
(B) nur 2 ist richtig
(C) nur 3 ist richtig
(D) nur 1 und 2 sind richtig
(E) 1 – 3 = alle sind richtig

2.2 – 3/96.1

Hämolyse in einer Blutprobe verändert in dieser **nicht**

(1) den Hämatokrit
(2) die Hämoglobinkonzentration im Blut
(3) die Erythrozytenzahl/Volumen

(A) nur 1 ist richtig
(B) nur 2 ist richtig
(C) nur 3 ist richtig
(D) nur 1 und 2 sind richtig
(E) nur 1 und 3 sind richtig

2.2 – 3/96.2

Welche Aussage zum Eisenstoffwechsel trifft **nicht** zu?

(A) Mehr als die Hälfte des Körpereisens befindet sich im Hämoglobin.
(B) Die enterale Eisenresorption wird durch Phosphat gehemmt.
(C) Beim Transport im Blut ist Eisen an Transferrin gebunden.
(D) Für die Eisenfreisetzung aus Ferritin muß Fe^{3+} zu Fe^{2+} reduziert werden.
(E) Das durch den Abbau von Erythrozyten freiwerdende Eisen wird vorwiegend mit den Fäzes ausgeschieden.

2.2 – 8/95.1

Erythrozyten

(A) benötigen freie Fettsäuren als Energiequelle.
(B) besitzen eine Na^+/K^+-ATPase.
(C) haben eine mittlere Lebenszeit von 12 Tagen.
(D) machen etwa ¾ des Blutzell-Volumens aus.
(E) machen etwa ¼ des Blutvolumens aus.

2.2 – 8/95.2

In welcher Form werden Eisen-Ionen im Blut transportiert?

(A) Als freies Ion im Plasma.
(B) Proteingebunden an Ferritin.
(C) Proteingebunden an Transferrin.
(D) Proteingebunden an Hämosiderin.
(E) Proteingebunden an Cäruloplasmin.

2.2 – 3/95.1

Welche der nachfolgenden Funktionen des Blutes sind wesentlich an das Vorhandensein der Erythrozyten gebunden?

(1) Infekt-Abwehr
(2) Transport von CO_2
(3) Pufferung
(4) Gerinnung

(A) nur 3 ist richtig
(B) nur 1 und 2 sind richtig
(C) nur 2 und 3 sind richtig
(D) nur 3 und 4 sind richtig
(E) 1 – 4 = alle sind richtig

2.2 – 3/95.2

Welche Aussagen zum Eisenstoffwechsel treffen zu?

(1) Im gesunden Körper ist der überwiegende Teil des Eisens im Hämoglobin gebunden.
(2) Eisen kann vom Organismus als Ferritin gespeichert werden.
(3) Im Plasma wird Eisen an Transferrin gebunden transportiert.
(4) Das beim Hämabbau freigesetzte Eisen wird im Urin ausgeschieden.

(A) nur 3 ist richtig
(B) nur 2 und 3 sind richtig
(C) nur 1, 2 und 3 sind richtig
(D) nur 1, 2 und 4 sind richtig
(E) 1 – 4 = alle sind richtig

2.2 – 3/95.3

Bei der Sichelzellanämie

(1) ist der Transport von Eisen gestört.
(2) liegt eine Unfähigkeit zur Synthese der α-Ketten des Hämoglobins vor.
(3) ist die Aminosäureresequenz der β-Ketten des Hämoglobins verändert.
(4) ist die Löslichkeit des Desoxyhämoglobins herabgesetzt.

(A) nur 3 ist richtig
(B) nur 1 und 2 sind richtig
(C) nur 1 und 4 sind richtig
(D) nur 3 und 4 sind richtig
(E) nur 1, 3 und 4 sind richtig

2.2 – 3/95.4

Hämoglobin F besitzt eine höhere Sauerstoffaffinität als Hämoglobin A,
weil
Hämoglobin F 2,3-Bisphosphoglycerat schwächer bindet als Hämoglobin A.

2.2 – 3/95.5

Welche Gase können an das Häm im Hämoglobin angelagert werden?

(1) O_2
(2) CO_2
(3) CO

(A) nur 1 ist richtig
(B) nur 1 und 2 sind richtig
(C) nur 1 und 3 sind richtig
(D) nur 2 und 3 sind richtig
(E) 1 – 3 = alle sind richtig

2.2 – 8/94.1

Am Transport von Eisen aus dem Ferritinspeicher der Milz zum Ort der Hämsynthese in den Erythroblasten sind beteiligt:

(1) Caeruloplasmin (Ferrioxidase I)
(2) Hämosiderin
(3) Transferrin-Rezeptor
(4) Haptoglobin

(A) nur 1 und 2 sind richtig
(B) nur 1 und 3 sind richtig
(C) nur 2 und 3 sind richtig
(D) nur 1, 2 und 3 sind richtig
(E) nur 1, 3 und 4 sind richtig

2.2 – 8/94.2

Das Hämoglobin

(A) wirkt als Carboanhydrase.
(B) wirkt als Puffer.
(C) bindet CO_2 an seine Fe-Atome.
(D) macht etwa 5% des Erythrozytenvolumens aus.
(E) eines Erythrozyten hat eine Masse (MHC) von ca. 60 – 80 pg.

2.2 – 3/94.1

Wird das Plasma des Blutes durch plasmaisoosmolale Harnstofflösung ersetzt, so ändert sich das Erythrozytenvolumen praktisch nicht,
weil
die Erythrozytenmembran für Harnstoff praktisch undurchlässig ist.

2.2 – 8/93.1

Werden Erythrozyten in destilliertes Wasser gegeben, so wird eine osmotische Druckdifferenz wirksam von etwa

(A) 3 kPa (~ 30 cm H_2O)
(B) 13 kPa (~ 100 mmHg)
(C) 100 kPa (~ 1 atm)
(D) 700 kPa (~ 7 atm)
(E) 2200 kPa (~ 22 atm)

2.2 – 8/93.2

Bei einem Erwachsenen werden folgende Werte im Blut gemessen:

Hämoglobinkonzentration	100 g/l
Erythrozytenkonzentration	$2{,}4 \cdot 10^{12}$/l
Leukozytenkonzentration	$6 \cdot 10^{9}$/l

Es besteht eine

(A) normochrome Anämie (MHC normal)
(B) hypochrome Anämie (MHC erniedrigt)
(C) hyperchrome Anämie (MHC erhöht)
(D) Leukozytose
(E) Leukopenie

2.2 – 3/93.1

Welche Aussage trifft **nicht** zu?
Transferrin

(A) ist ein Glykoprotein.
(B) wird in der Leber gebildet.
(C) speichert etwa 30% des menschlichen Körpereisens.
(D) bindet Eisen nur in dreiwertiger Form.
(E) wird nach Bindung an spezifischen Membranrezeptoren von den Erythroblasten aufgenommen.

2.2 – 3/93.2

In welcher der folgenden Lösungen nimmt das Volumen der in ihr suspendierten Erythrozyten am raschesten zu?

(A) 0,9 molare NaCl-Lösung
(B) 0,3 molare NaCl-Lösung
(C) 0,3 molare Harnstofflösung
(D) eine Salzlösung, die 0,2 mol/l freie Na^+-Ionen enthält
(E) Plasma ohne Plasmaproteine (Kolloidosmotischer Druck = Null)

2.2 – 8/92.1

Zu welcher der folgenden Aufgaben des Blutes leistet Hämoglobin einen größeren Beitrag als die Plasmaproteine?

(A) Nährfunktion
(B) Transport von Steroidhormonen
(C) Flüssigkeitsaustausch in den Kapillaren
(D) Abwehrfunktion
(E) Pufferung

2.2 – 8/92.2

Bei Höhenakklimatisation steigt **nicht** an

(A) die Erythrozytenzahl
(B) der Hämatokrit
(C) der Hämoglobingehalt des Blutes
(D) die Erythropoetin-Konzentration des Blutes
(E) der arterielle CO_2-Partialdruck

2.2 – 8/91.1

Man bezeichnet als Hämatokrit

(A) das kritische Blutvolumen zur Aufrechterhaltung des Kreislaufs.
(B) den Anteil der Erythrozytenzahl an der gesamten Blutkörperchenzahl.
(C) den Volumenanteil der Erythrozyten am Blutvolumen.
(D) die Hämoglobinkonzentration im Blut.
(E) die Hämoglobinkonzentration im Einzelerythrozyten.

2.2 – 8/90.1

Welches der folgenden Merkmale liegt für Erythrozyten im Blut **außerhalb** des Normbereiches?

(A) Konzentration: $5 \cdot 10^6$ pro Mikroliter
(B) Durchmesser: 7,5 mm
(C) mittlere Lebensdauer: 120 Tage
(D) Hämoglobinmasse pro Erythrozytenvolumen (MCHC): $160 \text{ g} \cdot \text{l}^{-1}$
(E) Hämoglobinmasse im einzelnen Erythrozyten (MCH): 30 pg

2.3 Blutplasma

3.2 – 3/97.1

Antiproteasen im Blutplasma (z.B. α_1-Antitrypsin)

(1) werden in der Leber synthetisiert.
(2) sind spezifische Antikörper gegen Proteasen.
(3) dienen vor allem dem Schutz vor den ins Blut übergetretenen Verdauungsenzymen des Pankreas.
(4) gehören zu den sog. Akute-Phase-Proteinen.

(A) nur 1 und 3 sind richtig
(B) nur 1 und 4 sind richtig
(C) nur 2 und 3 sind richtig
(D) nur 1,2 und 3 sind richtig
(E) nur 1, 2 und 4 sind richtig

2.3 – 8/95.1

Haptoglobin ist

(A) ein pathologisches Hämoglobin.
(B) ein spezifischer Antikörper.
(C) eine Komponente des Blutgerinnungssystems.
(D) ein Transportprotein für Hämoglobin.
(E) ein Rezeptor für Immunglobuline auf Mastzellen.

2.3 – 3/95.1

Welcher der folgenden Stoffe wird im Blut prozentual **am wenigsten** an Proteine des Plasmas gebunden?

(A) Harnstoff
(B) Cobalamine
(C) Eisen
(D) langkettige Fettsäuren
(E) Cortisol

2.3 – 3/94.1

Welche Aussage trifft **nicht** zu?
Die Viskosität des Blutes im Gefäßsystem

(A) ist temperaturabhängig.
(B) ist bei laminarer Strömung bei einem Hämatokrit von 40% in größeren Arterien etwa doppelt so hoch wie die Viskosität des Plasmas.
(C) steigt bei Abnahme der Strömungsgeschwindigkeit.
(D) ist in Gefäßen mit einem Radius unter 250 mm größer als in Gefäßen mit einem Radius über 250 mm (Fåhraeus-Lindqvist-Effekt).
(E) wird von der Zusammensetzung des Plasmas beeinflußt.

2.3 – 8/92.1

Welche Aussagen zur Osmolalität des Plasmas treffen zu?

(1) Die Osmolalität setzt sich aus den osmotisch aktiven Einzelkomponenten des Plasmas zusammen.
(2) Eine gebräuchliche Methode zur Messung der Osmolalität des Plasmas beruht auf dem Prinzip der Gefrierpunktserniedrigung.
(3) Den größten Anteil an der Gesamtosmolalität des Plasmas haben die Proteine.
(4) Hyperglykämie kann zu einer Hyperosmolalität des Plasmas führen.

(A) nur 2 und 3 sind richtig
(B) nur 1, 2 und 3 sind richtig
(C) nur 1, 2 und 4 sind richtig
(D) nur 1, 3 und 4 sind richtig
(E) 1 – 4 = alle sind richtig

2.3 – 3/92.1

Die Viskosität des Blutes

(1) ist gleich dem Quotienten Schubspannung (Scherkraft) zu Scherung (Geschwindigkeitsgradient zwischen den einzelnen Schichten).
(2) steigt in den Arterien bei Zunahme des Hämatokrit.
(3) sinkt in Gefäßen unter 300 mm Durchmesser fast auf Werte des Plasmas.

(A) nur 1 ist richtig
(B) nur 2 ist richtig
(C) nur 3 ist richtig
(D) nur 1 und 3 sind richtig
(E) 1 – 3 = alle sind richtig

2.3 – 3/92.2

Albumin dient als Transportprotein für

(1) Kalzium
(2) freie Fettsäuren
(3) Bilirubin

(A) nur 2 ist richtig
(B) nur 1 und 2 ist richtig
(C) nur 1 und 3 sind richtig
(D) nur 2 und 3 sind richtig
(E) 1 – 3 = alle sind richtig

2.3 – 3/92.3

Einem 70 kg schweren gesunden Probanden wird 1 mmol radioaktiv markiertes Serumalbumin intravenös appliziert. Nach 15 Min. wird ihm eine Blutprobe entnommen und darin dieser Indikator bestimmt.
Wie groß ist etwa die hierbei gefundene Indikator-Konzentration im Blut?

(A) 25 mmol/1
(B) 40 mmol/1
(C) 70 mmol/1
(D) 150 mmol/1
(E) 200 mmol/1

2.3 – 8/87.1

Welche Aussage trifft **nicht** zu?
Für Plasmaproteine gilt:

(A) Sie erzeugen den kolloidosmotischen Druck.
(B) Sie wirken bei der Bildung der ABO-Blutgruppenantigene mit.
(C) Sie dienen dem Transport (Vehikelfunktion).
(D) Sie sind an der Säure-Basen-Pufferung beteiligt.
(E) Sie sind Träger der humoralen Immunität.

2.4 Hämostase und Fibrinolyse

2.4 – 3/97.1

Mit welcher der folgenden Substanzen kann man die Blutgerinnung in vitro hemmen?

(1) Natriumoxalat
(2) Heparin
(3) Natriumcitrat
(4) Vitamin-K-Antagonisten

(A) nur 4 ist richtig
(B) nur 1 und 3 sind richtig
(C) nur 2 und 4 sind richtig
(D) nur 1, 2 und 3 sind richtig
(E) 1 – 4 = alle sind richtig

2.4 – 3/97.2

Antithrombin III wirkt gerinnungshemmend, weil es

(A) CA^{2+} bindet.
(B) Vitamin K bei der Synthese von Prothrombin und anderen Gerinnungsfaktoren verdrängt.
(C) Thrombin und einige andere Gerinnungsfaktoren durch Komplexbildung hemmt.
(D) Plasminogen aktiviert.
(E) die Heparinfreisetzung aktiviert.

2.4 – 3/97.3

Eine kaskadenartige Aktivierung durch eine Sequenz von Reaktionen findet man

(1) bei der Blutgerinnung.
(2) beim Komplementsystem.
(3) bei der Regulation des Glykogen-Stoffwechsels durch Glukagon.
(4) bei der Anpassung der Glykolyse an den ATP-Bedarf der Muskelzelle.
(5) bei der Enyzminduktion durch Steroidhormone.

(A) nur 1 und 3 sind richtig
(B) nur 2 und 5 sind richtig
(C) nur 1, 2 und 3 sind richtig
(D) nur 1, 3 und 4 sind richtig
(E) nur 2, 3 und 5 sind richtig

2.4 – 8/96.1

Welche Aussage trifft **nicht** zu?
Zur gemeinsamen Endstrecke der Blutgerinnungskaskaden des extrinsischen (exogenen) und intrinsischen (endogenen) Systems gehören:

(A) Kontaktaktivierung des Hagemann-Faktors (XII → XIIa)
(B) Aktivierung des Stuart-Prower-Faktors (X → Xa)
(C) Aktivierung des Prothrombins zu Thrombin (II → IIa)
(D) Abspaltung der Fibrinopeptide vom Fibrinogen
(E) Aktivierung einer Transpeptidase (XIII → XIIIa)

2.4 – 8/96.2

Die Synthese von welchem der folgenden Gerinnungsfaktoren ist **nicht** Vitamin K-abhängig?

(A) Prothrombin (Faktor II)
(B) Faktor VII
(C) Faktor VIII
(D) Faktor IX
(E) Faktor X

2.4 – 8/96.3

Welche Aussagen über Prostazyklin (PGI_2) treffen zu?
PGI_2

(1) wird von Endothelzellen gebildet.
(2) wirkt vasodilatierend.
(3) hemmt die Thrombozytenaggregation.
(4) wird aus aktivierten Nozizeptoren freigesetzt.

(A) nur 1 und 2 sind richtig
(B) nur 2 und 3 sind richtig
(C) nur 3 und 4 sind richtig
(D) nur 1, 2 und 3 sind richtig
(E) 1 – 4 = alle sind richtig

2.4 – 3/96.1

Welche Aussage über Thrombozyten trifft **nicht** zu?
Thrombozyten

(A) entstehen aus Megakaryozyten.
(B) werden u.a. in der Milz abgebaut.
(C) haben eine Lebensdauer von ca. 100 Tagen.
(D) sind kernlos.
(E) haben an ihrer Oberfläche Bindungsstellen für Thrombin.

2.4 – 3/95.1

Welche Aussage zur Blutgerinnung und Fibrinolyse trifft **nicht** zu?

(A) Antithrombin III verhindert die Bildung von Fibrin.
(B) Heparin steigert die Affinität von Antithrombin III von Thrombin.
(C) Urokinase aktiviert Plasminogen zu Plasmin.
(D) Plasmin löst das entstandene Fibrin auf.
(E) Heparin und Urokinase wirken bei einer fibrinolytischen Therapie antagonistisch.

2.4 – 3/94.1

Welcher der folgenden Vorgänge gehört **nicht** zur primären Hämostase?

(A) Reversible Thrombozytenaggregation
(B) Vasokonstriktion
(C) Bindung von Thrombozyten an den von-Willebrand-Faktor
(D) Fibrinretraktion
(E) Serotoninfreisetzung

2.4 – 8/93.1

Blutplättchen

(A) emigrieren aus intakten Gefäßen ins Gewebe.
(B) werden in der Milz gebildet.
(C) haben eine mittlere Verweildauer im Blut von 50 bis 60 Tagen.
(D) kommen in geringerer Zahl im Blut vor als Leukozyten.
(E) können durch ADP aktiviert werden.

2.4 – 8/93.2

Welche Aussagen zu Prostaglandinen treffen zu?

(1) Sie werden aus einer mehrfach ungesättigten Fettsäure gebildet.
(2) Sie beeinflussen die Thrombozytenaggregation.
(3) Sie sind Vorstufen der Leukotriene.
(4) Ihre Bildung wird durch die Hypophyse gesteuert.

(A) nur 1 ist richtig
(B) nur 1 und 2 sind richtig
(C) nur 2 und 3 sind richtig
(D) nur 1, 2 und 3 sind richtig
(E) nur 2, 3 und 4 sind richtig

2.4 – 8/93.3

Antithrombin III hemmt **nicht** die Wirkung von

(A) Faktor III
(B) Faktor IXa
(C) Faktor Xa
(D) Faktor XIa
(E) Faktor XIIa

2.4 – 3/93.1

Welche Aussage trifft **nicht** zu?
Vitamin K ist beteiligt an der Biosynthese von

(A) Faktor I (Fibrinogen)
(B) Faktor II (Prothrombin)
(C) Faktor VII (Proconvertin)
(D) Faktor IX (antihämophiler Faktor B)
(E) Faktor X (Stuart-Prower-Faktor)

2.4 – 3/93.2

Thrombozyten werden aktiviert durch

(1) ADP
(2) Kollagen
(3) Thrombin

(A) nur 1 ist richtig
(B) nur 1 und 2 sind richtig
(C) nur 1 und 3 sind richtig
(D) nur 2 und 3 sind richtig
(E) 1 – 3 = alle sind richtig

2.4 – 8/92.1

Blut wurde durch Heparinzusatz ungerinnbar gemacht.
Welche Blutuntersuchung liefert hierdurch wesentlich veränderte Werte?

(A) Hämoglobinbestimmung
(B) mikroskopische Erythrozytenzählung
(C) Bestimmung der osmotischen Resistenzbreite
(D) Quick-Test
(E) Blutgruppenbestimmung

2.4 – 3/92.1

Blut wurde durch Zusatz von Heparin ungerinnbar gemacht.
Das hieraus gewonnene Plasma kann einen normalen Quickwert aufweisen,
weil
bei der Bestimmung des Quickwertes Ca^{2+}-Ionen im Überschuß zugesetzt werden.

2.4 – 8/91.1

Welche der folgenden Substanzen lassen sich therapeutisch zur Hemmung der Blutgerinnung einsetzen?

(1) Oxalat
(2) Heparin
(3) Zitrat
(4) Vitamin-K-Antagonisten

(A) nur 4 ist richtig
(B) nur 1 und 2 sind richtig
(C) nur 2 und 4 sind richtig
(D) nur 1, 2 und 3 sind richtig
(E) 1 – 4 = alle sind richtig

2.4 – 8/89.1

Ca^{2+} wird bei der intravasalen Blutgerinnung benötigt,
weil
bestimmte Vitamin-K-abhängige Gerinnungsfaktoren ohne Ca^{2+} nicht mit Phospholipiden komplexieren können.

2.4 – 8/89.2

Plasminogen-aktivierende Enzyme können, intravenös verabreicht, zur Auflösung von Blutgerinnseln eingesetzt werden,
weil
das aus Plasminogen entstehende Plasmin eine Freisetzung des fibrinolytisch wirksamen Heparins auslöst.

2.4 – 3/88.1

Bei einer Thrombozytenkonzentration von 10000/ml Blut

(1) ist die Blutungszeit verkürzt.
(2) liegt eine Thrombozytopenie vor.
(3) spricht man von einer Thrombozytopathie.
(4) ist die Gefahr des Auftretens spontaner Blutungen gegeben.

(A) nur 1 ist richtig
(B) nur 2 ist richtig
(C) nur 3 ist richtig
(D) nur 1 und 3 sind richtig
(E) nur 2 und 4 sind richtig

2.4 – 8/86.1

Ein Mangel an Blutgerinnungsaktivität des Antihämophilen Globulins A (Faktor VIII) bewirkt eine

(1) Störung im Extrinsic-System der Blutgerinnung.
(2) Störung im Intrinsic-System der Blutgerinnung.
(3) Verlängerung der Blutungszeit (übliche Bestimmung nach Duke).

(A) nur 1 ist richtig
(B) nur 2 ist richtig
(C) nur 1 und 2 sind richtig
(D) nur 1 und 3 sind richtig
(E) 1 – 3 = alle sind richtig

2.5 Abwehrsysteme und zelluläre Immunität

2.5 – 3/97.1 **W!**

Ein Kind habe die Blutgruppe AB, Rh-positiv, seine Mutter A, rh-negativ. Welche der folgenden Blutgruppen kann der Vater des Kindes haben?

(1) B, rh-negativ
(2) AB, rh negativ
(3) B, Rh-positiv
(4) AB, Rh-positiv

(A) nur 4 ist richtig
(B) nur 1 und 3 sind richtig
(C) nur 2 und 4 sind richtig
(D) nur 3 und 4 sind richtig
(E) 1 – 4 = alle sind richtig

2.5 – 3/96.1

Welche Aussage trifft **nicht** zu?
Makrophagen

(A) aktivieren T-Helferzellen durch Interleukin-1 (IL-1).
(B) nehmen große Antigene durch Phagozytose auf und präsentieren Abbauprodukte an der Zelloberfläche.
(C) binden den F_c-Anteil von IgG an Plasmamembran-Rezeptoren.
(D) werden durch Interleukin-2 (IL-2) in ihrer Profliferation gehemmt.
(E) besitzen Rezeptoren für Komplementfaktoren.

2.5 – 3/96.2

Welche der folgenden Blutgruppen kann ein Kind haben, dessen Mutter die Blutgruppe A und dessen Vater die Blutgruppe B besitzt?

(1) A
(2) B
(3) AB
(4) 0

(A) nur 3 ist richtig
(B) nur 4 ist richtig
(C) nur 1 und 2 sind richtig
(D) nur 3 und 4 sind richtig
(E) 1 – 4 = alle sind richtig

2.5 – 8/95.1

Immunglobuline werden gebildet von

(A) Monozyten
(B) Hepatozyten
(C) T-Lymphozyten
(D) Plasmazellen
(E) Makrophagen

2.5 – 8/95.2

Ein isoliertes Hapten reicht zur Induktion einer spezifischen Immunantwort nicht aus,
weil
ein Hapten zu klein ist, um eine Antikörperproduktion auszulösen.

2.5 – 3/95.1

Weder Isohämagglutinine Anti-A oder Anti-B noch die Blutgruppenantigen A oder B sind enthalten in

(A) Blut der Blutgruppe AB
(B) Blut der Blutgruppe 0
(C) Plasma der Blutgruppe AB
(D) Plasma der Blutgruppe 0
(E) Keiner der unter (A) – (D) genannten Proben

2.5 – 3/95.2

Lymphozyten erhalten ihre Immunkompetenz (Prägung) in den folgenden Organen:

(1) Knochenmark
(2) Milz
(3) Thymus
(4) Lymphknoten

(A) nur 1 ist richtig
(B) nur 1 und 3 sind richtig
(C) nur 2 und 4 sind richtig
(D) nur 1, 2 und 3 sind richtig
(E) 1 – 4 = alle sind richtig

2.5 – 3/95.3

Die von einem B-Lymphozyten-Klon in der Früh- und Spätphase gebildeten IgM bzw. IgG erkennen die gleiche antigene Determinante,
weil
die von einem Klon synthetisierten IgM und IgG in den schweren und den leichten Ketten jeweils N-Terminal die gleiche Aminosäuresequenz haben.

2.5 – 3/95.4

MHC (= major histocompatibility complex)-Proteine (Gewebeverträglichkeitsproteine)

(1) der Klasse II sind für die Antigenpräsentation der Makrophagen essentiell.
(2) der Klasse I kommen praktisch auf allen kernhaltigen Zellen vor.
(3) sind typische Sekretproteine der Makrophagen.
(4) werden nach der klonalen Selektionstheorie gebildet.
(5) der Klasse II werden zusammen mit einer antigenen Determinante vom T-Zell-Rezeptor erkannt.

(A) nur 1 und 4 sind richtig
(B) nur 2 und 5 sind richtig
(C) nur 1, 2 und 4 sind richtig
(D) nur 1, 2 und 5 sind richtig
(E) nur 1, 2, 3 und 5 sind richtig

2.5 – 3/95.5

Zu den Charakteristika von Retroviren gehören:

(1) die Mureinstruktur der Virushülle.
(2) Zellkern.
(3) RNA als Virusgenom.
(4) die Nutzung eines alternativen genetischen Codes.

(A) nur 1 ist richtig
(B) nur 3 ist richtig
(C) nur 2 und 3 sind richtig
(D) nur 2 und 4 sind richtig
(E) nur 3 und 4 sind richtig

2.5 – 3/95.6

Blutplasma enthält etwa wieviel γ-Globuline?

(A) 1,2 mg/l
(B) 12 mg/l
(C) 120 mg/l
(D) 1,2 g/l
(E) 12 g/l

2.5 – 8/94.1

Welche Aussage zur Wirkung des Komplementsystems und seiner Komponenten treffen zu?

(1) Es kann durch Antigen-Antikörper-Komplexe aktiviert werden.
(2) Es kann durch Erreger direkt aktiviert werden.
(3) Es ist bei der Opsonisierung beteiligt.
(4) Es führt zur Zytolyse von Bakterienzellen.

(A) nur 1 und 3 sind richtig
(B) nur 2 und 4 sind richtig
(C) nur 3 und 4 sind richtig
(D) nur 1, 2 und 4 sind richtig
(E) 1 – 4 = alle sind richtig

2.5 – 8/94.2

Bei der passiven Immunisierung

(1) werden abgetötete Krankheitserreger als Antigen injiziert.
(2) wird eine rasche, rein humorale Immunität erzeugt.

3) ist die Immunität gegen den Krankheitserreger nach der Zweitinjektion wesentlich stärker als nach der Erstinjektion.

(A) nur 1 ist richtig
(B) nur 2 ist richtig
(C) nur 1 und 3 sind richtig
(D) nur 2 und 3 sind richtig
(E) 1 – 3 = alle sind richtig

2.5 – 8/94.3

Welche Aussage trifft **nicht** zu?
B-Lymphozyten

(A) sind zytotoxisch.
(B) können Immunglobulin M produzieren.
(C) reagieren auf bestimmte Interleukine mit Proliferation.
(D) können Antigene präsentieren.
(E) besitzen Antigen-spezifische Rezeptoren.

2.5 – 8/94.4

Makrophagen

(1) sezernieren Interleukin-2 (IL-2).
(2) besitzen an ihrer Oberfläche MHC-Proteine (Transplantationsantigene) der Klasse II.
(3) präsentieren den Lymphozyten Antigen-Fragmente.
(4) sind in der Lage, Antigen-Antikörper-Komplexe aufzunehmen.

(A) nur 1 und 4 sind richtig
(B) nur 2 und 3 sind richtig
(C) nur 1, 2 und 4 sind richtig
(D) nur 2, 3 und 4 sind richtig
(E) 1 – 4 = alle sind richtig

2.5 – 8/94.5

Durch welchen Immunglobulin (Ig)-Typ wird die Abwehrfunktion hauptsächlich auf Schleimhautoberflächen wahrgenommen?

(A) IgA
(B) IgD
(C) IgE
(D) IgG
(E) IgM

2.5 – 8/94.6

Die Bildung eines Antigen-Antikörper-Komplexes

(1) ist reversibel.
(2) gehorcht dem Massenwirkungsgesetz.
(3) ist spezifisch.
(4) erfolgt u. a. durch hydrophobe Wechselwirkungen.

(A) nur 1 und 2 sind richtig
(B) nur 1 und 3 sind richtig
(C) nur 1, 2 und 3 sind richtig
(D) nur 2, 3 und 4 sind richtig
(E) 1 – 4 = alle sind richtig

2.5 – 8/94.7

Welche Aussage trifft **nicht** zu?
MHC-Proteine (MHC = Major Histocompatibility Complex)

(A) besitzen konstante Regionen.
(B) besitzen variable Regionen.
(C) zeigen einen hohen genetischen Polymorphismus.
(D) sind integrale Membranproteine.
(E) werden erst dann gebildet, wenn auch Immunglobuline gebildet werden.

2.5 – 3/94.1

Welche Aussage zum Interleukin-2 (IL-2) trifft **nicht** zu?

(A) IL-2 wird von T-Lymphozyten freigesetzt.
(B) IL-2 aktiviert B-Lymphozyten.
(C) IL-2 wird aus IL-1 gebildet.
(D) Die IL-2-Synthese wird durch Glukokortikoide gehemmt.
(E) IL-2 benötigt für seine Wirkung einen spezifischen Zellrezeptor.

2.5 – 3/94.2

Antigene Determinanten werden spezifisch erkannt von

(1) Antikörpern.
(2) dem Komplex T-Zell-Rezeptor/MHC-Klasse-II-Proteine.
(3) der Komplementkomponenten C1.
(4) polymorphkernigen Leukozyten.

(A) nur 1 ist richtig
(B) nur 1 und 2 sind richtig
(C) nur 2 und 4 sind richtig
(D) nur 1, 2 und 3 sind richtig
(E) nur 1, 2 und 4 sind richtig

2.5 – 3/94.3

Welche Aussage trifft **nicht** zu?
Antikörper vom Typ IgM

(A) kommen in gelöster und in Membran-ständiger Form vor.
(B) sind Antikörper der primären Immunreaktion.
(C) können das Komplementsystem aktivieren.
(D) binden maximal 5 antigene Determinanten pro Pentamer.
(E) unterscheiden sich von Antikörpern der anderen Klassen durch den konstanten Teil der H-Ketten.

2.5 – 8/93.1

Monoklonale Antikörper

(1) sind nur gegen eine bestimmte antigene Determinante gerichtet.
(2) werden von einem Klon genetisch identischer Plasmazellen gebildet.
(3) entstehen durch Umwandlung des variablen n_{γ}- in einen weiteren konstanten c_{γ}-Bereich.
(4) werden auch als Bence-Jones-Proteine bezeichnet.

(A) nur 2 ist richtig
(B) nur 1 und 2 sind richtig
(C) nur 1 und 3 sind richtig
(D) nur 1, 2 und 3 sind richtig
(E) nur 2, 3 und 4 sind richtig

2.5 – 3/93.1

Ein Antigen ist für eine immunkompetente Zelle ein Immunogen,
weil
das Antigen mit dem F_{ab}-Teil eines Immunglobulins einen Komplex bildet.

2.5 – 3/93.2

Welche Aussagen zur Immunantwort treffen zu?

(1) Die Bindung des Antigens an den Antikörper folgt dem Massenwirkungsgesetz.
(2) MHC-Proteine (Transplantationsantigene) der Klasse II sind erforderlich, damit ein vom Makrophagen präsentiertes Antigen vom T-Zell-Rezeptor erkannt werden kann.
(3) Interleukin-2 stimuliert die Proliferation von B-Zellen.
(4) Bei hohem Antikörperüberschuß präzipitiert der Antigen-Antikörper-Komplex.

(A) nur 1 und 2 sind richtig
(B) nur 1, 2 und 3 sind richtig
(C) nur 1, 3 und 4 sind richtig
(D) nur 2, 3 und 4 sind richtig
(E) 1 – 4 = alle sind richtig

2.5 – 8/92.1

Zu den Funktionen von T-Lymphozyten gehört:

(A) Lysozymbildung
(B) Bildung von Lymphokinen
(C) Antikörperbildung
(D) Komplementaktivierung
(E) Opsonisierung

2.5 – 8/92.2

Welche Aussage über Makrophagen trifft **nicht** zu?
Sie

(A) bilden Immunglobulin G.
(B) bilden O_2-Radikale.
(C) phagozytieren Krankheitserreger.
(D) greifen Tumorzellen an.
(E) werden durch T-Lymphozyten aktiviert.

2.5 – 3/92.1

Erythrozyten werden gemischt mit Seren der Blutgruppen 0, A, B und AB. (+) bedeutet Auftreten einer Agglutination, (–) bedeutet keine Agglutination.
Welche der aufgeführten Kombinationen kann **nicht** zutreffen?

	Serum der Blutgruppe			
	0	A	B	AB
(A)	–	–	–	–
(B)	+	–	+	–
(C)	+	+	–	–
(D)	+	+	+	–
(E)	–	+	+	+

2.5 – 8/91.1

Welche Aussage über Immunglobuline der Klasse G trifft **nicht** zu?

(A) Sie bestehen aus je 2 leichten und 2 schweren Ketten.
(B) Ihre Translation beginnt mit der Synthese eines Signalpeptids.
(C) Sie werden von T-Lymphozyten sezerniert.
(D) Auf dem F_c-Teil ist die Bindungsstelle für den Komplementfaktor C_1 lokalisiert.
(E) Ihre Antigenbindungsstellen befinden sich in den N-terminalen Bereichen der leichten und schweren Ketten.

2.5 – 8/91.2

Monoklonale Antikörper

(A) sind Antikörper, die nur eine Bindungsstelle für Antigene haben.
(B) sind Antikörper, die alle Epitope eines bestimmten Proteins erkennen.
(C) sind Produkte klonierter Hybridomzellen.
(D) werden aus monospezifischen Kaninchen-, Maus- oder Schafantiseren gewonnen.
(E) binden Antigene kovalent.

2.5 – 8/89.1

Welche Aussagen über Antikörper treffen zu?

(1) Antikörper werden von Plasmazellen gebildet.
(2) Antikörper können aufgrund ihrer spezifischen Bindung an das Antigen nachgewiesen werden.
(3) Antikörper sind Bestandteil der spezifischen humoralen Abwehr.
(4) Antikörper bilden mit dem korrespondierenden Antigen den Antigen-Antikörperkomplex.
(5) Antikörper bestehen aus H- und L-Ketten.

(A) nur 1, 2 und 4 sind richtig
(B) nur 1, 2, 3 und 5 sind richtig
(C) nur 1, 3, 4 und 5 sind richtig
(D) nur 2, 3, 4 und 5 sind richtig
(E) 1 – 5 = alle sind richtig

2.5 – 8/88.1

Welches der folgenden Charakteristika ist für neutrophile Granulozyten **nicht** typisch?

(A) Phagozytosefähigkeit
(B) Immunglobulinproduktion
(C) Besitz lysosomaler Enzyme
(D) Bindungsstellen für opsonierte Erreger
(E) Produktion oxydierender O_2-Radikale

2.5 – 8/88.2

Welche Aussage trifft **nicht** zu?
Für das AB0-Blutgruppensystem gilt:

(A) Die Allele A und B sind gegenüber dem Allel 0 dominant.
(B) Die Allele A und B sind untereinander kodominant.
(C) Die Blutgruppe 0 tritt phänotypisch nur in homozygoter Form auf.
(D) Dem Phänotypus A und B können jeweils verschiedene Genotypen zugrunde liegen.
(E) Das Blut Neugeborener der Blutgruppe 0 enthält in der Regel die Blutgruppenantikörper Anti-A und Anti-B.

2.5 – 8/88.3

Welche Aussage trifft für IgG zu?

(A) Wichtigstes Ig für immunologischen Schutz von Schleimhautoberflächen (z. B. Magen-Darm, Bronchien, Bindehaut).
(B) Ist unter den Ig am besten plazentagängig.
(C) Bindet sich vorwiegend an Mastzellen und basophilen Granulozyten.
(D) Molekularmasse ca. 900000 Dalton.
(E) Keine der Aussagen (A) – (D) trifft zu.

2.5 – 8/88.4

Was geschieht bei der passiven Immunisierung?

(A) Zufuhr abgetöteter Krankheitserreger.
(B) Gewollte Infektion mit harmloser Abart eines Krankheitserregers.
(C) Injektion von Immunglobulinen, die zuvor in einem anderen Organismus gebildet worden sind.
(D) Allgemeine Stärkung der unspezifischen Abwehr.
(E) Der Organismus wird bei einem Erreger-Erstkontakt immun, ohne daß dabei merkliche Krankheitssymptome auftreten.

3 Herz

3

3.1 Elektrophysiologie des Herzens

3.1 – 3/97.1 **W!**

Welche Aussage trifft für das Erregungsbildungs- und -leitungssystem des Herzens zu?

(A) Es sind Fasern des vegetativen Nervensystems.
(B) Die Amplitude des Aktionspotentials ist in allen Abschnitten gleich.
(C) Die Erregungsleitgeschwindigkeit ist in allen Abschnitten gleich.
(D) Die Depolarisationsgeschwindigkeit des Aktionspotentials ist im Sinusknoten geringer als in den Purkinje-Fasern.
(E) Noradrenalin verlangsamt die diastolische Spontan-Depolarisation im Sinusknoten.

3.1 – 3/97.2

Am Herzmuskel ist die zytosolische Konzentration freier Ca^{2+}-Ionen während der Diastole um etwa wieviel mal geringer als die extrazelluläre?

(A) 2 mal
(B) 10 mal
(C) 100 mal
(D) 1000 mal
(E) 10000 mal

3.1 – 3/97.3

Ein Axon werde während seiner relativen Refraktärphase durch einen elektrischen Reiz überschwellig erregt. Verglichen zur Reizauslösung in der Kontrollsituation (außerhalb jeder Refraktärphase) sind die Amplitude des Aktionspotentials und die zu seiner Auslösung benötigte Reizspannung wie folgt verändert:

	Amplitude AP	**Reizspannung**
(A)	kleiner	unverändert
(B)	kleiner	größer
(C)	unverändert	größer
(D)	größer	unverändert
(E)	größer	größer

3.1 – 8/96.1

Welche Aussage über die Zellmembran des Sinusknotens des Herzens trifft **nicht** zu?

(A) Während der Repolarisationsphase des Aktionspotentials steigt die Kalium-Leitfähigkeit.
(B) Das Aktionspotential beruht vor allem auf einer Änderung der Calcium-Leitfähigkeit.
(C) Während der diastolischen Spontandepolarisation sinkt die Kalium-Leitfähigkeit.
(D) Adrenalin beschleunigt durch Inaktivierung spannungsabhängiger Natrium-Kanäle die diastolische Spontandepolarisation.
(E) Acetylcholin öffnet Kalium-Kanäle.

3.1 – 8/96.2

Der Na^+/Ca^{2+}-Austauscher der Herzmuskelzellmembran

(A) ist ein primär aktives Transportsystem.
(B) ist elektroneutral.
(C) transportiert in der Diastole Ca^{2+} ins Zellinnere und Na^+ nach außen.
(D) wird direkt durch Strophantin (einem Digitalisglykosid) blockiert.
(E) wird vom elektrochemischen Natrium-Gradienten angetrieben.

3.1 – 3/96.1

Die Erregungsausbreitung zwischen benachbarten Herzmuskelzellen erfolgt über

(A) motorische Endplatten
(B) Ausschüttung von Transmittern
(C) sympathische Herznerven
(D) parasympathische Herznerven
(E) Gap junctions

3.1 – 3/96.2

Welche der Angabe trifft normalerweise für das EKG (Indifferenztyp) **nicht** zu;

(A) Die Erregungsleitung durch den AV-Knoten ist gleich der Dauer des PQ-Intervalls (PQ-Dauer).
(B) Die Höhe der R-Zacke der Ableitung II beträgt etwa 1 mV.
(C) Die Erregungsrückbildung der Ventrikel ruft die T-Welle hervor.
(D) Während der ST-Strecke sind die Ventrikel gleichmäßig und maximal erregt.
(E) Der QRS-Komplex dauert weniger als 100 ms.

3.1 – 8/95.1

Welche Spannung hat etwa der QRS-Ausschlag in der Ableitung II des EKGs beim Indifferenztyp der Herzlage?

(A) 0,1 mV
(B) 1 mV
(C) 10 mV
(D) 50 mV
(E) 100 mV

3.1 – 8/95.2

Am Herzen versteht man unter elektromechanischer Entkoppelung?

(A) das Aufhören der mechanischen Herztätigkeit infolge fehlender Erregungsbildung.
(B) das Entleeren der intrazellulären Calciumspeicher durch Acetylcholin.
(C) das Fehlen von Myokardkontraktionen bei erhaltenen Aktionspotentialen.
(D) eine Herztätigkeit ohne entsprechende EKG-Ausschläge.
(E) die Unerregbarkeit des Myokards während der absoluten Refraktärphase.

3.1 – 3/95.1

In welcher Extremitätenableitung des EKG (Positionstyp des Herzens 45°) ist der Hauptausschlag im QRS-Komplex stark negativ?

(A) aVR
(B) aVF
(C) I
(D) II
(E) III

3.1 – 3/95.2

Welchen Einfluß hat die Atmung auf das Herz (Indifferenztyp)?
Während der Inspiration

(1) kann es als Ausdruck einer respiratorischen Arrhythmie zu einer Bradykardie kommen.
(2) vermindert sich die Amplitude des QRS-Komplexes in Ableitung I.
(3) dreht sich die elektrische Herzachse nach links.

(A) nur 1 ist richtig
(B) nur 2 ist richtig
(C) nur 3 ist richtig
(D) nur 1 und 2 sind richtig
(E) 1 – 3 = alle sind richtig

3.1 – 3/95.3

Welche Registrierung entspricht am ehesten dem Aktionspotential einer Ventrikelmyokardzelle in körperlicher Ruhe?

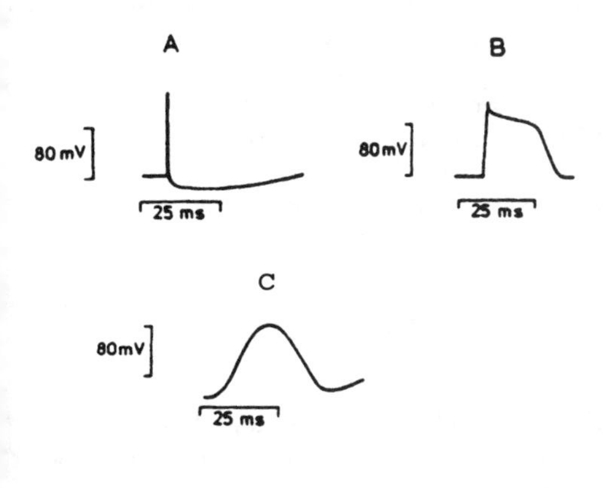

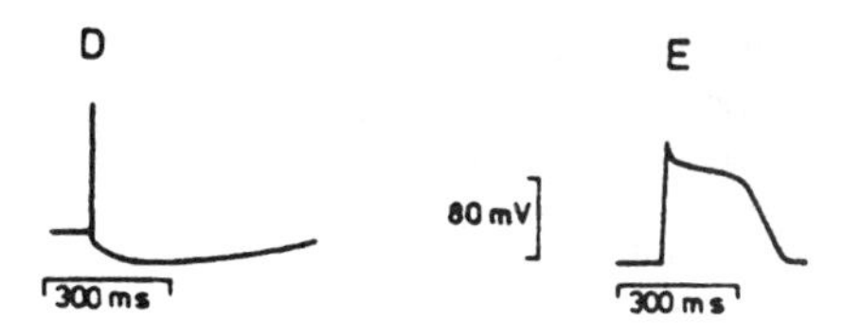

3.1 – 8/94.1

Das dargestellte Aktionspotential ist typisch für eine Zelle aus dem/den

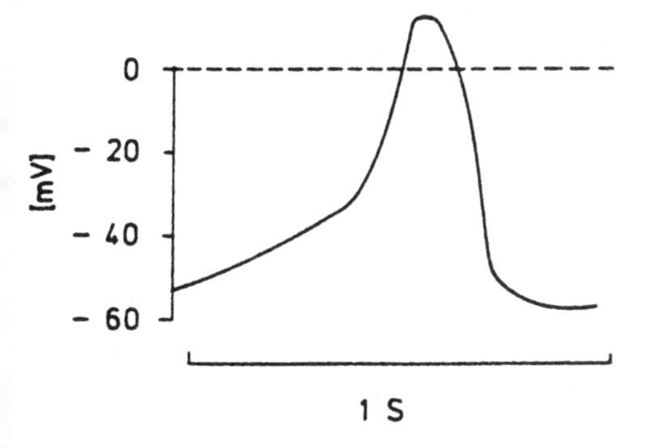

(A) Sinusknoten.
(B) Vorhofmyokard.
(C) His-Bündel.
(D) Purkinje-Fasern.
(E) Ventrikelmyokard.

3.1 – 8/94.2

Vergleicht man die Extremitätenableitungen (nach Einthoven und Goldberger) im EKG und ist die Amplitude des QRS-Komplexes in Ableitung aVF am größten, so ergibt sich die kleinste Amplitude in Ableitung.

(A) I
(B) II
(C) III
(D) aVR
(E) aVL

3.1 – 8/94.3

Der Na^+/Ca^{2+}-Austausch-Carrier einer Herzventrikelzelle transportiert

(1) in der Diastole Ca^{2+} in den Extrazellularraum.
(2) elektroneutral.
(3) Ca^{2+} abhängig von der Höhe der intrazellulären Na^+-Konzentration.
(4) ein Na^+- gegen ein Ca^{2+}-Ion.

(A) nur 1 ist richtig
(B) nur 1 und 3 sind richtig
(C) nur 2 und 4 sind richtig
(D) nur 1, 3 und 4 sind richtig
(E) 1 – 4 = alle sind richtig

3.1 – 3/94.1

Welche Befundkombination beschreibt im EKG einen **Rechtstyp** von + 120°?

(1) größte Amplitude des QRS-Komplexes in Ableitung III
(2) größte Amplitude des QRS-Komplexes in Ableitung aVR
(3) vorwiegend negativer QRS-Komplex in Ableitung I

(A) nur 1 ist richtig
(B) nur 2 ist richtig
(C) nur 3 ist richtig
(D) nur 1 und 2 sind richtig
(E) nur 1 und 3 sind richtig

3.1 – 3/94.2

Die Abbildungen A – E stellen Aktionspotentiale dar, die bei gleicher Herzfrequenz aus verschiedenen Abschnitten des Herzmuskels abgeleitet wurden.
Auf welcher Abbildung ist das Aktionspotential des Arbeitsmyokards aus dem Vorhof dargestellt?

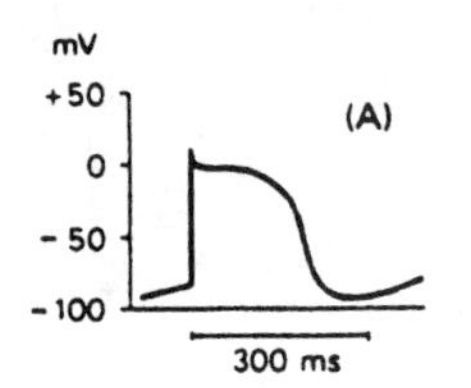

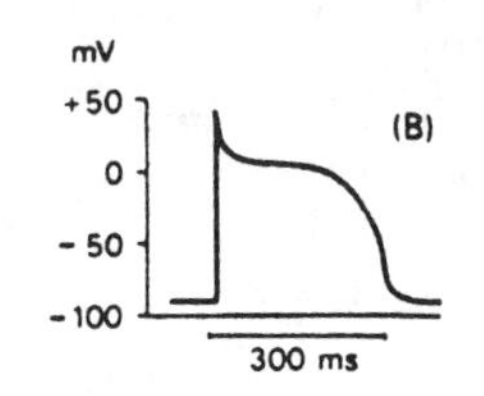

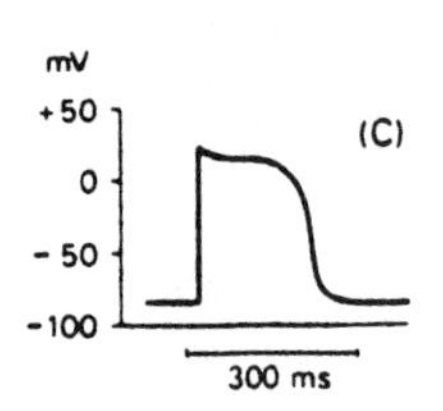

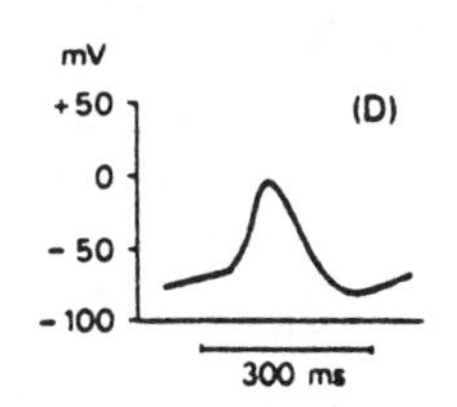

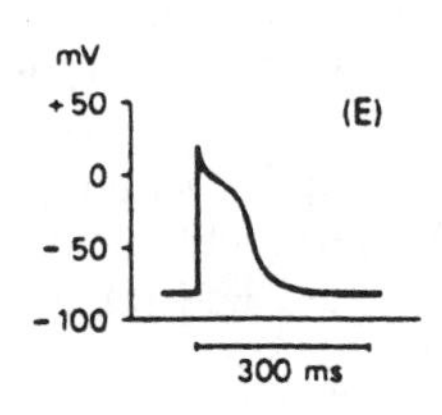

3.1 – 8/93.1

In welcher der folgenden Strukturen im Herzen ist die Dauer des Aktionspotentials bei einer Herzfrequenz von ca. 60 pro Minute am längsten?

(A) Sinusknoten
(B) Vorhofmyokard
(C) AV-Knoten
(D) Purkinje-Fasern
(E) Kammermyokard

3.1 – 8/93.2

Während der ST-Strecke im Elektrokardiogramm

(A) ist das Herz nicht erregt.
(B) breitet sich die Erregung nur im Erregungsleitungssystem aus.
(C) wird die Erregungsausbreitung im AV-Knoten verzögert.
(D) sind alle Teile der Ventrikel etwa gleichmäßig erregt.
(E) bildet sich die Erregung in apikobasaler Richtung zurück.

3.1 – 8/93.3

Bei vorbestehendem Indifferenztyp wird eine Rechtsdrehung der elektrischen Herzachse hervorgerufen durch

(A) tiefe Exspiration
(B) chronische Erhöhung des Widerstandes im kleinen Kreislauf
(C) Schwangerschaft
(D) arteriellen Bluthochdruck
(E) Adipositas

3.1 – 8/93.4

Die Geschwindigkeit, mit der Aktionspotentiale im Herzen fortgeleitet werden, ist in welcher Struktur am niedrigsten?

(A) Vorhofmuskulatur
(B) AV-Knoten
(C) His-Bündel
(D) Purkinje-Fasern
(E) Ventrikelmuskulatur

3.1 – 3/93.1

Bei einem Steiltyp im EKG

(1) hat die elektrische Herzachse zur Horizontalen einen Winkel zwischen 60° und 90°.
(2) ist die Amplitude des QRS-Komplexes in aVF größer als in Ableitung I.
(3) tritt eine negative R-Zacke in Ableitung II auf.

(A) nur 1 ist richtig
(B) nur 2 ist richtig
(C) nur 3 ist richtig
(D) nur 1 und 2 sind richtig
(E) 1 – 3 = alle sind richtig

3.1 – 8/92.1

Welche der folgenden Zuordnungen trifft am besten zu?

(A) P-Welle: Erregungsbildung im Sinusknoten
(B) PQ-Strecke: Rückbildung der Vorhoferregung
(C) QRS-Komplex: atrioventrikuläre Überleitung
(D) ST-Strecke: Ausbreitung der Kammererregung
(E) T-Welle: Rückbildung der Kammererregung

3.1 – 8/92.2

Die Erregungsleitung vom Sinusknoten zum AV-Knoten des Herzens benötigt etwa

(A) 0,5 ms
(B) 5 ms
(C) 50 ms
(D) 500 ms
(E) 5000 ms

3.1 – 8/92.3

Welche Aussage trifft **nicht** zu?
Aus den Standard-EKG-Ableitungen kann man Rückschlüsse ziehen auf

(A) den Ort der Erregungsbildung im Herzen.
(B) den Verlauf der Erregungsausbreitung im Herzen.
(C) die Lage der elektrischen Herzachse.
(D) die Art von Herzrhythmusstörungen.
(E) die Inotropie des Herzens.

3.1 – 8/92.4

Welche Aussage trifft **nicht** zu?
Spannungsgesteuerte Na^+-Kanäle der Herz-Ventrikel-Zelle

(A) sind während aller Phasen des Aktionspotentials aktivierbar.
(B) werden erst bei der Repolarisation der Membran wieder aktivierbar.
(C) sind bei einem Ruhemembranpotential von -70 mV nur unvollständig aktivierbar.
(D) sind nach anhaltender Depolarisation auf Werte positiver als -30 mV inaktiviert.
(E) sind in ihrer Aktivierbarkeit von der Höhe der extrazellulären Ca^{2+}-Konzentration abhängig.

3.1 – 8/92.5

Wird der AV-Knoten anstelle des Sinusknotens zum Schrittmacher des Herzens, so kommt es unter Ruhebedingungen

(1) zu einer Tachykardie.
(2) zu einer starken Negativität im QRS-Kammerkomplex der Extremitätenableitung I.
(3) zu einer Zunahme des Schlagvolumens des Herzens.

(A) nur 1 ist richtig
(B) nur 2 ist richtig
(C) nur 3 ist richtig
(D) nur 2 und 3 sind richtig
(E) 1 – 3 = alle sind richtig

3.1 – 3/92.1

Das Schwellenpotential des Sinusknotens

(1) ist weniger negativ als das Schwellenpotential der Ventrikelzelle.
(2) ist gleich dem maximalen diastolischen Potential des Sinusknotens.
(3) beträgt ca. -10 mV.

(A) nur 1 ist richtig
(B) nur 3 ist richtig
(C) nur 1 und 2 sind richtig
(D) nur 2 und 3 sind richtig
(E) 1 – 3 = alle sind richtig

3.1 – 3/92.2

Mit dem Ende der absoluten Refraktärperiode der Ventrikelmuskulatur

(A) sind wieder schnelle Natriumkanäle aktivierbar.
(B) erreicht die Membranleitfähigkeit für Kaliumionen den niedrigsten Wert.
(C) erreicht die Membranleitfähigkeit für Kalziumionen (langsamer Kalziumeinwärtsstrom) den Maximalwert.
(D) erreicht das Membranpotential den Wert des Ruhepotentials.
(E) beginnt die spontane diastolische Depolarisation.

3.1 – 8/91.1

Welche Aussage trifft **nicht** zu?
Der AV-Knoten

(A) ist potentieller Schrittmacher mit einer Frequenz um 50/min.
(B) wird mehr durch Fasern des linken N. vagus als durch Fasern des rechten N. vagus innerviert.
(C) bewirkt durch Verzögerung der Erregungsleitung eine gleichzeitige Kontraktion von Vorhof und Kammer.
(D) leitet die Erregung langsamer als das Kammermyokard.
(E) wird während der PQ-Strecke des EKG erregt.

3.1 – 8/91.2

Auf überschwellige Reizung antwortet der Herzventrikel unabhängig vom Reizort mit der Erregung aller Fasern,
weil
die Zellgrenzen zwischen den Myokardfasern kein Hindernis für die Erregungsfortleitung darstellen.

3.1 – 8/91.3

Wie lautet die richtige Bezeichnung der Ausschläge der QRS-Gruppe des abgebildeten EKG?

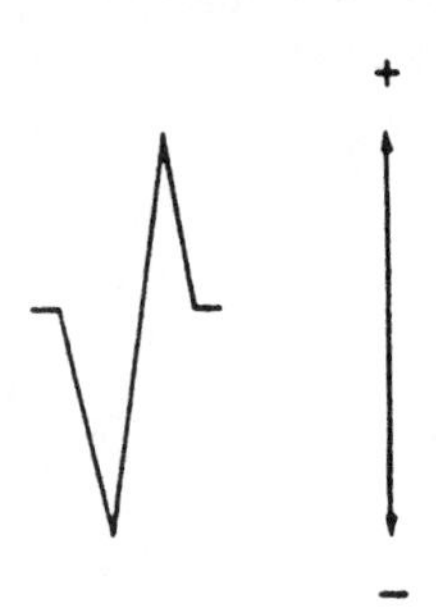

	1. (neg.) Zacke	2. (pos.) Zacke
(A)	R-Zacke	S-Zacke
(B)	Q-Zacke	R-Zacke
(C)	S-Zacke	R'-Zacke
(D)	Q-Zacke	S-Zacke
(E)	R-Zacke	R'-Zacke

3.1 – 8/90.1

Die absolute Refraktärphase am Herzen

(A) beruht auf der Inaktivierung potentialabhängiger Na^+-Kanäle.
(B) fördert die Entstehung kreisender Erregungen.
(C) ist im Erregungsleitungssystem nicht nachweisbar.
(D) ist unabhängig von der Dauer des Aktionspotentials.
(E) beruht auf einer Inaktivierung von K^+-Kanälen.

3.1 – 8/89.1

Die Na^+/K^+-ATPase der Herzmuskelzelle ist eine elektrogene Pumpe,
weil
die Na^+/K^+-ATPase der Herzmuskelzelle mehr Na^+ aus der Zelle als gleichzeitig K^+ hinein transportiert.

3.1 – 8/89.2

Die respiratorische Arrhythmie

(1) ist durch eine inspiratorische Bradykardie gekennzeichnet.
(2) entsteht durch atemsynchrone ventrikuläre Extrasystolen.
(3) ist eine atemsynchrone Beeinflussung des Sinusrhythmus.

(A) nur 1 ist richtig
(B) nur 2 ist richtig
(C) nur 3 ist richtig
(D) nur 1 und 3 sind richtig
(E) 1 – 3 = alle sind richtig

3.1 – 3/87.1

Das Aktionspotential einer Zelle aus dem Arbeitsmyokard des Ventrikels unterscheidet sich von dem einer Skelettmuskelfaser durch

(A) eine diastolische Spontandepolarisation.
(B) einen fehlenden Overshoot.
(C) eine erhebliche Verkürzung mit zunehmender Erregungsfrequenz.
(D) eine schnellere Inaktivierung der Na^+-Leitfähigkeit.
(E) einen früheren Anstieg der K^+-Leitfähigkeit.

3.1 – 3/87.2

Welche der Aussagen über Elektrolytwirkungen am Herzen trifft **nicht** zu?

(A) Eine mäßige Hypokaliämie wirkt positiv chronotrop.
(B) Bei geringgradiger Hyperkaliämie ist das maximale diastolische Potential weniger negativ.
(C) Eine Hyperkalzämie verlängert das Aktionspotential.
(D) Bei starker Hyperkaliämie entsteht ein negativ chronotroper Effekt.
(E) Ein vermehrter Calciumstrom in die Zelle hat eine positive inotrope Wirkung.

3.1 – 8/86.1

Normalerweise startet jede Erregungswelle des Herzens im Sinusknoten,
weil
der Sinusknoten sympathisch und parasympathisch innerviert ist.

3.2 Herzmechanik

3.2 – 3/97.1

Im Druck-Volumen-Diagramm des Herzens sind die Arbeitsdiagramme für zwei unterschiedliche Herzzyklen 1 und 2 dargestellt.

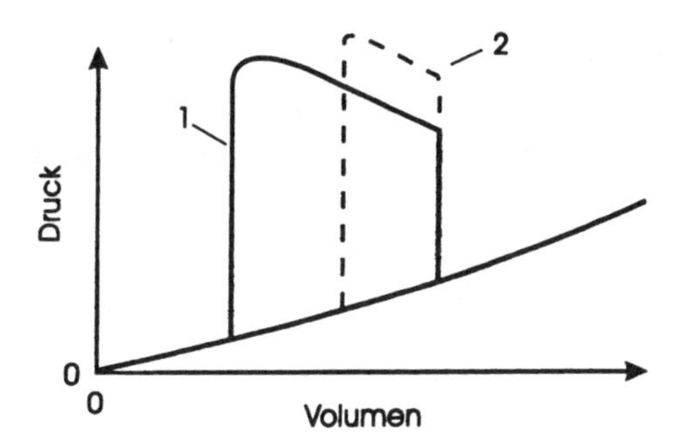

Im Vergleich zu 1 ist beim Herzzyklus 2

(1) das enddiastolische Volumen gleich
(2) das endsystolische Volumen größer
(3) der diastolische Aortendruck größer
(4) die Druck-Volumen-Arbeit größer

(A) nur 1 und 2 sind richtig
(B) nur 2 und 3 sind richtig
(C) nur 3 und 4 sind richtig
(D) nur 1, 2 und 3 sind richtig
(E) 1 – 4 = alle sind richtig

3.2 – 3/97.2

Wenn die Koronardurchblutung bei konstanter arterio-koronar-venöser O_2-Konzentrationsdifferenz um 100 % gestiegen ist, dann

(A) ist der myokardiale O_2-Verbrauch um 150 % gestiegen.
(B) hat bei konstantem Strömungswiderstand der mittlere Aortendruck um 50 % zugenommen.
(C) ist die Koronarreserve ausgeschöpft.
(D) ist bei konstantem mittleren Aortendruck der koronare Strömungswiderstand auf die Hälfte gesunken.
(E) kann das O_2-Angebot nicht mehr dem O_2-Bedarf des Herzens entsprechen.

3.2 – 8/96.1

Welche Aussage trifft **nicht** zu?
Während der isovolumetrischen Entspannungsphase des Herzzyklus

(A) sind alle Herzklappen geschlossen.
(B) beträgt der Druck im rechten Ventrikel weniger als 30 mmHg.
(C) ist der Druck in der Aorta höher als im linken Ventrikel.
(D) fällt die Durchblutung der linken Koronararterie auf ein Minimum ab.
(E) ist das Blutvolumen im linken Ventrikel typischerweise höchstens halb so groß wie in der Anspannungsphase.

3.2 – 3/96.1

Was trägt zur Füllung der Herzventrikel in der frühen Diastole am meisten bei?

(A) die Vorhofkontraktion
(B) das weite Öffnen der Segelklappen durch Kontraktion der Papillarmuskeln
(C) die diastolische Mehrdurchblutung des Koronarkreislaufs
(D) die Bewegung der Ventilebene
(E) die Druckbedingungen während der c-Welle im zentralen Venenpuls

3.2 – 3/96.2

Welche Aussage zur Herzarbeit trifft nicht zu?

(A) Die Arbeit des rechten Ventrikels ist deutlich kleiner als die Arbeit des linken Ventrikels.
(B) Die Druck-Volumen-Arbeit ist deutlich geringer als Beschleunigungsarbeit.
(C) Vermehrte Füllung steigert die Herzarbeit.
(D) Vermehrte Druckbelastung steigert die Herzarbeit.
(E) Sympathikusaktivierung steigert die Herzarbeit.

3.2 – 3/96.3

Die Taschenklappen des Herzens sind geschlossen in der

(1) Anspannungsphase
(2) Austreibungsphase
(3) Entspannungsphase
(4) Füllungsphase
(5) gesamten Systole

(A) nur 1 und 3 sind richtig
(B) nur 2 und 4 sind richtig
(C) nur 1,2 und 3 sind richtig
(D) nur 1, 2 und 5 sind richtig
(E) nur 1, 3 und 4 sind richtig

3.2 – 8/95.1

Wenn sich der venöse Rückstrom zum rechten Herzen bei konstanter Herzfrequenz akut erhöht, so steigt

(1) das Schlagvolumen des rechten Ventrikels.
(2) die Druck-Volumen-Arbeit des rechten Ventrikels.
(3) das enddiastolische Volumen des rechten Ventrikels.

(A) nur 1 ist richtig
(B) nur 2 ist richtig
(C) nur 1 und 3 sind richtig
(D) nur 2 und 3 sind richtig
(E) 1 – 3 = alle sind richtig

3.2 – 3/95.1

Durch welche der folgenden Verfahren kann das Herz-Zeit-Volumen gemessen werden?
Durch die Messung der

(1) O_2-Aufnahme in der Lunge und der O_2-Konzentrationsdifferenz zwischen arteriellem und gemischt-venösem Blut.
(2) Konzentrationsänderung eines Teststoffes in einer Arterie nach rascher Injektion einer bestimmten Teststoffmenge in eine zentrale Vene.
(3) Temperaturänderung in einer größeren Arterie nach rascher Injektion von 10 ml einer 0,9%igen NaCl-Lösung mit 20°C Temperatur in eine zentrale Vene.

(A) nur 1 ist richtig
(B) nur 3 ist richtig
(C) nur 1 und 3 sind richtig
(D) nur 2 und 2 sind richtig
(E) 1 – 3 = alle sind richtig

3.2 – 3/95.2

Welche Aussage über die Herzphasen trifft **nicht** zu?

(A) Zu Beginn der Systole werden die Segelklappen geschlossen.
(B) Der Schluß der Taschenklappen markiert den Beginn der Diastole.
(C) Die Diastole beginnt mit der Füllungsphase.
(D) Bei Frequenzerhöhung verkürzt sich die Diastole stärker als die Systole.
(E) Die Öffnung der Taschenklappen markiert den Beginn der Auswurfsphase.

3.2 – 3/95.3

Bei Änderung der Druck-Volumen-Schleife des linken Ventrikels von 1 nach 2 ist der folgende Parameter angestiegen:

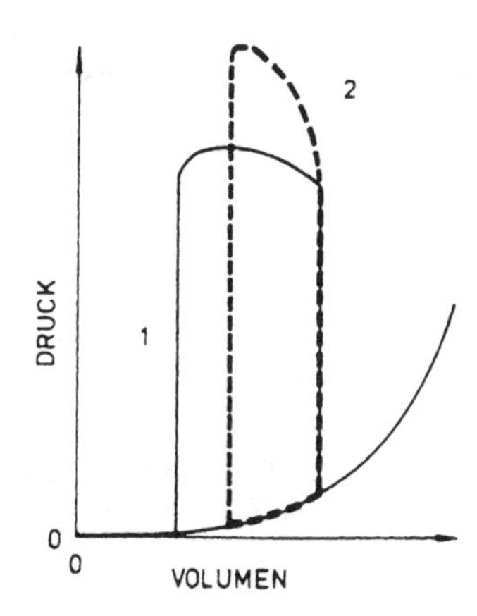

(A) die Ejektionsfraktion
(B) der enddiastolische Druck
(C) das Schlagvolumen
(D) die frühdiastolische Compliance des Ventrikels
(E) die Nachlast

3.2 – 3/95.4

Dargestellt ist das Arbeitsdiagramm des Herzens.

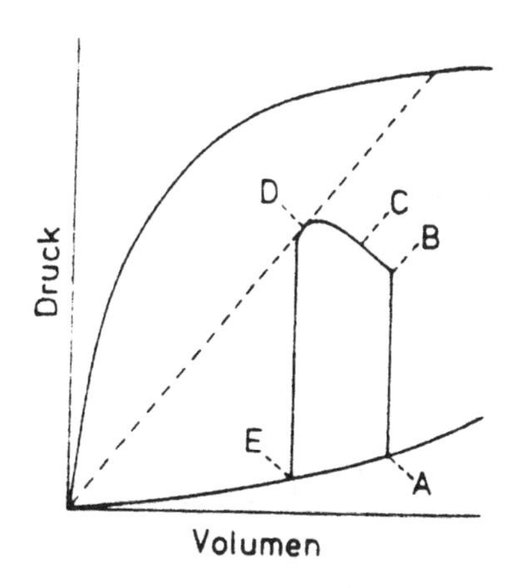

Welcher der Punkte A bis E ist am ehesten zeitgleich mit der R-Zacke im EKG?

3.2 – 8/94.1

Dargestellt ist die Änderung des Blutvolumens im linken Ventrikel während der Herzaktion.

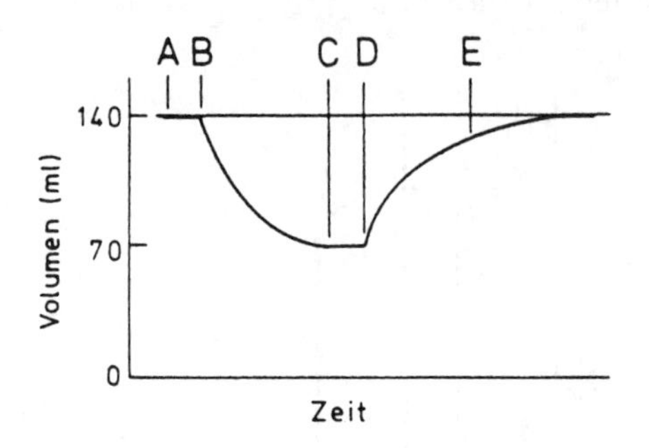

Mit welchem der mit A – E markierten Zeitpunkte fällt am ehesten die R-Zacke im EKG zusammen?

3.2 – 8/94.2

Die Austreibungszeit des Herzens ist gleich der Dauer von

(A) Beginn der Q-Zacke bis Beginn des II. Herztones.
(B) Beginn des II. Herztones bis Inzisurminimum im Puls der Aorta ascendens.
(C) Beginn des Druckanstieges bis Inzisurminimum im Puls der Aorta ascendens.
(D) Beginn der Q-Zacke bis Beginn des I. Herztones.
(E) Beginn der Q-Zacke bis Ende der T-Zacke.

3.2 – 8/94.3

Die Abbildung zeigt zwei Druck-Volumen-Schleifen des linken Ventrikels.

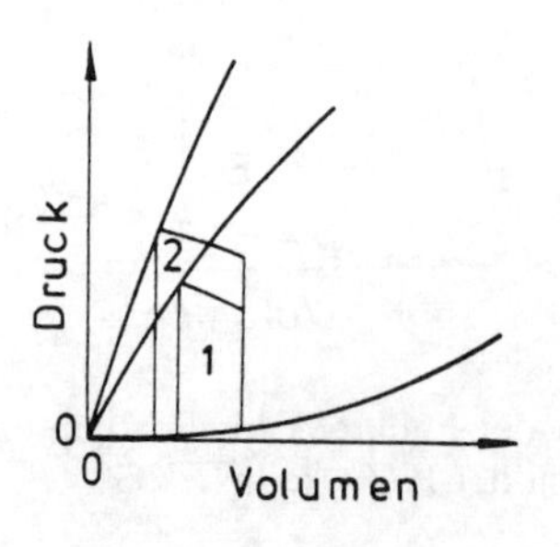

Eine Änderung von
(A) 1 nach 2 bedeutet eine Abnahme der Nachlast (afterload).
(B) 2 nach 1 bedeutet eine Abnahme der Vorlast (preload).
(C) 1 nach 2 bedeutet eine Abnahme des Schlagvolumens.
(D) 1 nach 2 ist bei erhöhtem Sympathikustonus zu erwarten.
(E) 2 nach 1 bedeutet eine Abnahme des endsystolischen Volumens.

3.2 – 3/94.1

In körperlicher Ruhe beträgt beim jungen Erwachsenen der Anteil der Beschleunigungsarbeit an der Gesamtarbeit des linken Ventrikels etwa

(A) 1 – 2%
(B) 5 – 8%
(C) 10 – 12%
(D) 15 – 18%
(E) 20 – 25%

3.2 – 3/94.2

Welcher der angegebenen Werte weicht erheblich vom Normalwert für ruhende Menschen ab?

(A) enddiastolisches Volumen des linken Ventrikels 140 ml
(B) Mitteldruck in der Aorta 100 mmHg
(C) systolischer Maximaldruck im linken Ventrikel 120 mmHg
(D) systolischer Druck der Pulmonalarterie 50 mmHg
(E) Auswurffraktion des linken Ventrikels 55%

3.2 – 3/93.1

Die rasche Füllungsphase des linken Ventrikels beginnt etwa bei

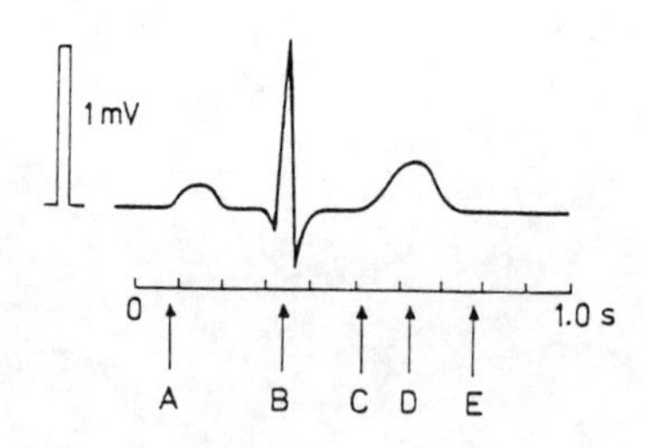

3.2 – 3/93.2

Die dargestellten Änderungen von koronarvenösem O_2-Partialdruck und Koronardurchblutung sind zu erwarten bei:

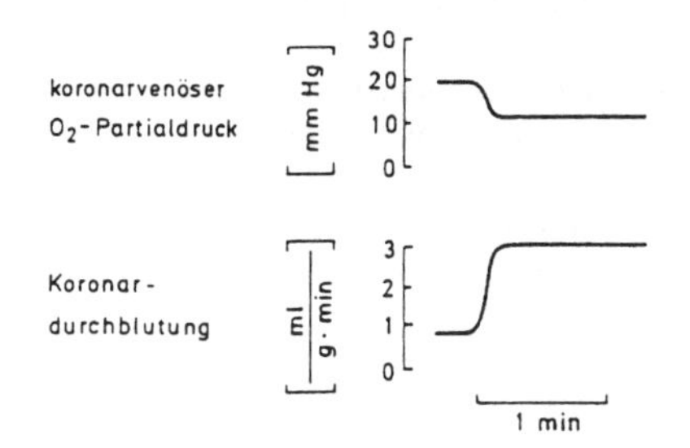

(A) Erhöhung der inspiratorischen O_2-Konzentration auf 30 Vol%
(B) Injektion eines Pharmakons, das die Koronargefäße dilatiert, den myokardialen O_2-Verbrauch jedoch konstant läßt
(C) Beginn von Kammerflimmern
(D) Blockierung der α-Rezeptoren in den Koronargefäßen
(E) Aufnahme körperlicher Arbeit

3.2 – 3/93.3

Bei einer Verlagerung der Druck-Volumen-Beziehung des linken Ventrikels von 1 nach 2 hat welcher Parameter zugenommen?

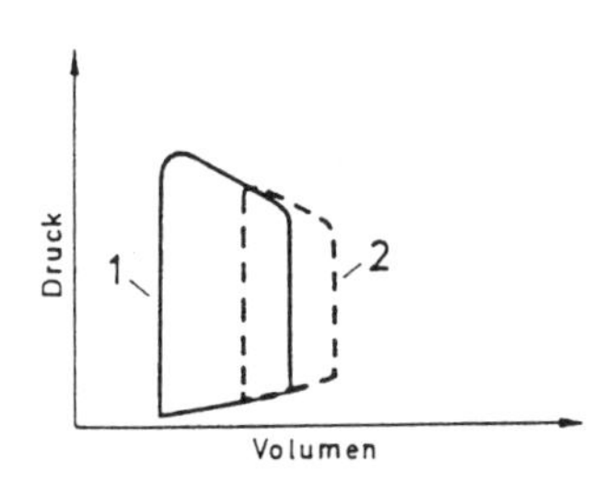

(A) Schlagvolumen
(B) systolischer Aortendruck
(C) Arbeit pro Systole
(D) Ejektionsfraktion
(E) Druck im linken Vorhof am Ende der Ventrikeldiastole

3.2 – 3/93.4

In körperlicher Ruhe wird das Maximum der Geschwindigkeit des Druckanstiegs (dP/dt max) im linken Ventrikel erreicht

(A) beim Schließen der Mitralklappe
(B) während der isovolumetrischen Anspannungsphase
(C) zeitgleich mit dem Druckmaximum des linken Ventrikels
(D) zeitgleich mit dem Druckmaximum in der Aorta ascendens
(E) während des letzten Drittels der Austreibungsphase

3.2 – 3/93.5

Die Bewegung der Ventilebene in Richtung Herzspitze während der Systole

(A) findet bei offenen Segelklappen statt.
(B) saugt Blut in die Vorhöfe an.
(C) ruft die a-Welle im zentralen Venenpuls hervor.
(D) tritt während des QRS-Komplexes im EKG auf.
(E) verursacht den ersten Herzton.

3.2 – 3/93.6

Welche Aussage über die Koronardurchblutung trifft **nicht** zu?

(A) Die Durchblutung der linken Koronararterie ist in der Regel höher als die der rechten Koronararterie.
(B) Der Blutfluß im Sinus coronarius wird durch die Systole gefördert.
(C) Der Einstrom in die linke Koronararterie kann während der Systole auf Null sinken.
(D) Bei körperlicher Arbeit steigt die arteriokoronarvenöse Sauerstoffdifferenz an.
(E) Die Koronarreserve beträgt normalerweise etwa 150%.

3.2 – 3/92.1

Welche Aussage trifft **nicht** zu?
Die Koronardurchblutung

(A) ist in der linken Koronararterie während der Diastole höher als während der Systole.
(B) beträgt in körperlicher Ruhe ca. 5% des Herzzeitvolumens.
(C) zeigt bei Änderung des Perfusionsdruckes das Phänomen der Autoregulation.
(D) kann bei körperlicher Arbeit auf das 10-fache des Wertes in Ruhe ansteigen.
(E) wird durch Adenosin gesteigert.

3.2 – 3/92.2

Der O_2-Verbrauch des Herzens

(A) beträgt in körperlicher Ruhe etwa 25% des Gesamt-O_2-Verbrauchs.
(B) ist für den rechten und linken Ventrikel etwa gleich hoch.
(C) steigt bei einer 30%-igen Zunahme des HZV.
(D) sinkt sofort auf Null, wenn ein Herz ins Kammerflimmern gerät.
(E) kann bei körperlicher Arbeit maximal auf das Doppelte ansteigen.

3.2 – 3/92.3

Die Austreibungszeit des Herzens

(1) beträgt etwa 80 ms.
(2) reicht vom Beginn der Q-Zacke des EKG bis zur Inzisur der Pulskurve in der Aorta ascendens.
(3) reicht vom Beginn der größten Druckwelle bis zur Inzisur der Pulskurve in der Aorta ascendens.

(A) nur 1 ist richtig
(B) nur 2 ist richtig
(C) nur 3 ist richtig
(D) nur 1 und 2 sind richtig
(E) nur 1 und 3 sind richtig

3.2 – 3/92.4

Bei einem linken Ventrikel nimmt das endsystolische Volumen bei konstanter Vorlast (preload) und erhöhter Nachlast (afterload) ab.
Als Ursache dafür kommt am ehesten in Frage:

(A) Zunahme des Blutvolumens
(B) positiv inotrope Wirkung
(C) periphere Vasokonstriktion
(D) Stimulation des Nervus vagus
(E) beginnende Herzinsuffizienz

3.2 – 8/91.1

Bei körperlicher Arbeit nimmt die arterio-koronarvenöse O_2-Konzentrationsdifferenz ab,
weil
bei körperlicher Arbeit die Koronardurchblutung prozentual sehr viel stärker ansteigt als der myokardiale Sauerstoffverbrauch.

3.2 – 8/91.2

Für welche Phase der mechanischen Herzaktion (linke Spalte) ist die Form der Kontraktion bzw. Relaxation (rechte Spalte) zutreffend wiedergegeben?

(A) Anspannungsphase – isotonisch
(B) Austreibungsphase – isotonisch
(C) Entspannungsphase – isovolumetrisch
(D) Füllungsphase – isovolumetrisch
(E) Anspannungsphase – auxotonisch

3.2 – 3/90.1

Der Frank-Starling-Mechanismus
(A) ist nur am isolierten Herzen nachweisbar.
(B) beschreibt die Kraft-Geschwindigkeitsrelation der Herzventrikel.
(C) beschreibt den Wirkungsgrad des Herzens.
(D) gilt nur im unteren Bereich der Herzfrequenz.
(E) ist auch nach Blockade der β_1-Rezeptoren wirksam.

3.2 – 3/88.1

Bei einem Probanden wurden Ventilation sowie O_2-Partialdruck und O_2-Gehalt im arteriellen Blut gemessen. Welche der folgenden Größen werden zur Bestimmung des Herzzeitvolumens (Fick-Prinzip) noch benötigt?

(1) O_2-Gehalt im gemischt-venösen Blut
(2) Totraumventilation
(3) O_2-Konzentration in gemischt-exspiratorischer Luft
(4) O_2-Partialdruck im gemischt-venösen Blut

(A) nur 1 ist richtig
(B) nur 1 und 3 sind richtig
(C) nur 1, 2 und 3 sind richtig
(D) nur 1, 2 und 4 sind richtig
(E) nur 2, 3 und 4 sind richtig

3.2 – 8/86.1

Bei Steigerung der Herzarbeit bleibt die Myokarddurchblutung nahezu unverändert,
weil
der gesteigerte O_2-Bedarf des Herzens bei erheblicher Steigerung der Herzarbeit in weiten Grenzen durch erhöhte O_2-Ausschöpfung aus dem Blut gedeckt werden kann.

3.3 Nervale und humorale Steuerung der Herztätigkeit

3.3 – 3/97.1

Die hyperpolarisierende Wirkung von Acetylcholin am Vorhofmyokard

(A) steigert dort die Erregbarkeit.
(B) beschleunigt die Spontandepolarisation des Schrittmachers.
(C) verlängert die Aktionspotentialdauer.
(D) entsteht durch Zunahme der K^+-Permeabilität.
(E) entsteht durch Aktivierung von nicotinischen Cholinozeptoren.

3.3 – 8/96.1

Die vermehrte Freisetzung von Noradrenalin steigert in Herz-Ventrikel-Zellen die

(1) Offenwahrscheinlichkeit der Ca^{2+}-Kanäle der Zellmembran.
(2) Amplitude des Einzelkanalstroms von Ca^{2+}-Kanälen der Zellmembran.
(3) Aktivität der Ca^{2+}-Pumpen des sarkoplasmatischen Retikulums.

(A) nur 1 ist richtig
(B) nur 1 und 2 sind richtig
(C) nur 1 und 3 sind richtig
(D) nur 2 und 3 sind richtig
(E) 1 – 3 = alle sind richtig

3.3 – 3/96.1

Welche Aussage zur Wirkung des Sympathikus am Herzen trifft **nicht** zu?

(A) Er erhöht während des Aktionspotentials die Ca^{2+}-Leitfähigkeit der Zellmembran im Vorhof.
(B) Er wirkt nur am Vorhofmyokard.
(C) Er verkürzt die Zeit zwischen Vorhof- und Kammererregung.
(D) Er erhöht die Steilheit der Spontandepolarisation der Zellen des Sinusknotens.
(E) Er führt zu einer Verkürzung der Kontraktionsdauer der Myokardfaser.

3.3 – 8/95.1

Welche Aussage trifft für die vegetative Innervation des menschlichen Herzens **nicht** zu?

(A) Vagusreiz erhöht in den Zellen des Sinusknotens die Membranpermeabilität für K^+.
(B) Sympathikusreiz hemmt den langsamen Ca^{2+}-Einstrom.
(C) Verstärkung des Sympathikustonus wirkt positiv inotrop.
(D) Aktivierung der β_1-Rezeptoren wirkt positiv chronotrop.
(E) Unter Ruhebedingungen wirken sowohl Sympathikus als auch Parasympathikus auf das Herz ein.

3.3 – 3/94.1

Welche Aussage über die elektrophysiologische Wirkung von Noradrenalin (NA) und Acetylcholin (ACh) auf das Herz trifft **nicht** zu?

(A) NA beschleunigt die diastolische Spontan-Depolarisation im Sinusknoten.
(B) NA läßt die Aktionspotentialdauer des Vorhofarbeitsmyokards praktisch unverändert.
(C) NA beschleunigt die Erregungsleitung im AV-Knoten.
(D) ACh verlängert die Dauer des Aktionspotentials des Vorhofarbeitsmyokards.
(E) ACh steigert die K^+-Leitfähigkeit im Sinusknoten.

3.3 – 8/92.1

Welche Aussage trifft für die efferente vegetative Innervation des Herzens **nicht** zu?

(A) Sympathikusaktivierung hemmt den langsamen CA^{2+}-Einstrom.
(B) Vagusreiz erhöht im Sinusknoten die Zellmembranpermeabilität für K^+.
(C) Verstärkung des Sympathikustonus wirkt positiv chronotrop und positiv inotrop.
(D) Die β-Adrenozeptoren vermitteln eine positiv chronotrope Sympathikuswirkung.
(E) Unter Ruhebedingungen wirken sowohl Sympathikus als auch Parasympathikus auf den Sinusknoten ein.

3.4 Pathophysiologie

3.4 – 8/93.1

Der klassische Auskultationsort für die Aortenklappe liegt im (ICR = Intercostalraum)

(A) V. ICR rechts vom Sternum
(B) V. ICR auf dem Sternum
(C) V. ICR links vom Sternum
(D) II. ICR rechts vom Sternum
(E) II. ICR links vom Sternum

3.4 – 8/93.2

Ein systolisches Geräusch über dem Herzen

(A) tritt zwischen dem II. und dem darauf folgenden I. Herzton auf.
(B) kann auf eine Stenose der Segelklappen hinweisen.
(C) kann durch Polyglobulie (Anstieg des Hämatokrit) bedingt sein.
(D) tritt typischerweise zeitlich im Anschluß an die Inzisur des zentralen Pulses auf.
(E) entsteht durch Turbulenzen in der Blutströmung.

3.4 – 3/91.1

Die Taschenklappen des Herzens

(1) sind während der gesamten Herzsystole geöffnet.
(2) werden mit zunehmender Blutströmungsgeschwindigkeit immer weiter geöffnet.
(3) sind am Entstehen des II. Herztones beteiligt.

(A) nur 1 ist richtig
(B) nur 2 ist richtig
(C) nur 3 ist richtig
(D) nur 1 und 3 sind richtig
(E) 1 – 3 = alle sind richtig

3.4 – 3/89.1

Welche Zuordnung trifft **nicht** zu?

(A) Aortenklappeninsuffizienz – diastolisches Geräusch
(B) Tricuspidalklappenstenose – diastolisches Geräusch
(C) Mitralklappeninsuffizienz – systolisches Geräusch
(D) Taschenklappenstenose – diastolisches Geräusch
(E) Pulmonalklappeninsuffizienz – diastolisches Geräusch

3.4 – 8/86.1

Welche andauernde Herzrhythmusstörung ist mit dem Leben nicht vereinbar?

(A) absolute Arrhythmie
(B) Vorhofflattern
(C) Kammerflimmern
(D) Linksschenkelblock
(E) totaler AV-Block

3.4 – 8/86.2

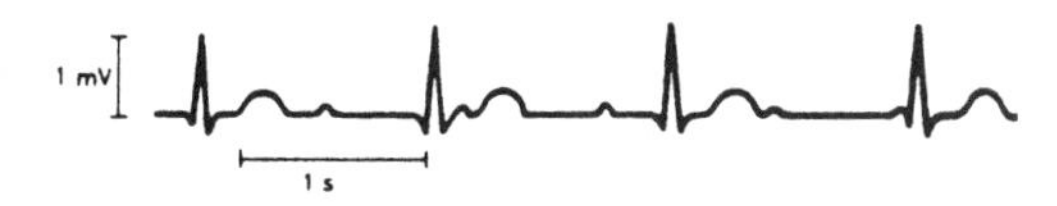

Im oben dargestellten Elektrokardiogramm findet sich folgende pathologische Veränderung:

(A) partieller Atrioventrikular-Block
(B) totaler Atrioventrikular-Block
(C) ventrikuläre Extrasystole
(D) Senkung der ST-Strecke
(E) Tachykardie

4 Blutkreislauf

4

4.1 Allgemeine Grundlagen

4.1 – 3/96.1

Im folgenden Histogramm ist die Größe eines Parameters in der Strombahn des Körperkreislaufs angegeben (A = Arterien, A' = terminale Arterien und Arteriolen, K = Kapillaren, V' = Venolen, V = Venen):

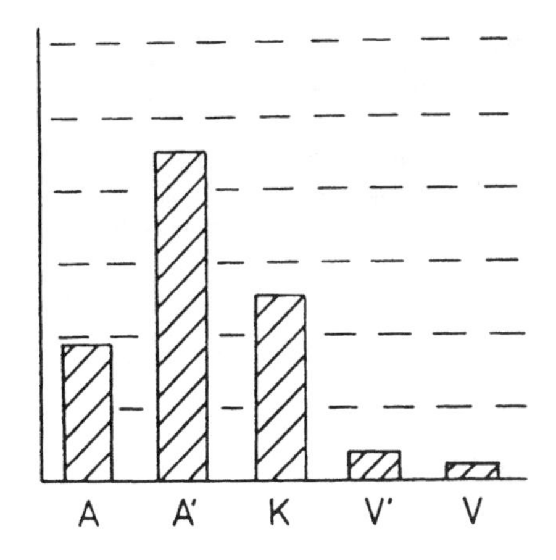

Welcher Parameter ist es?

(A) Blutvolumen
(B) Strömungsgeschwindigkeit
(C) Strömungswiderstand
(D) Gefäßoberfläche
(E) Blutdruckamplitude

4.1 – 8/95.1 W!

Im folgenden Histogramm ist die Größe eines Parameters in verschiedenen Abschnitten des Körperkreislaufs angegeben (A = Arterien, A' = terminale Arterien und Arteriolen, K = Kapillaren, V' = Venolen, V = Venen):

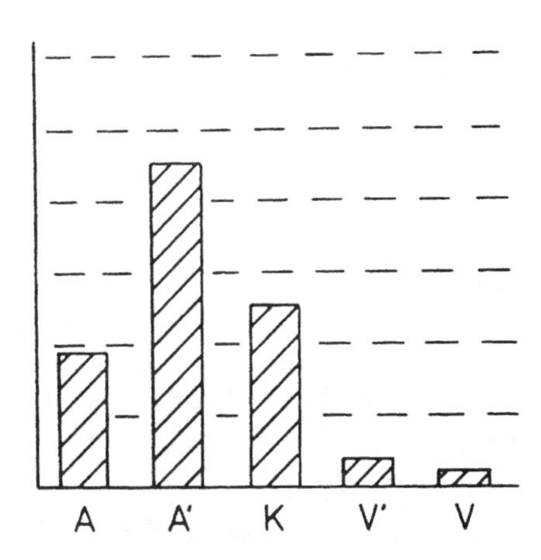

Um welchen Parameter handelt es sich?

(A) Blutvolumen
(B) Strömungsgeschwindigkeit
(C) Strömungswiderstand
(D) Gefäßoberfläche
(E) Blutdruckamplitude

4.1 – 8/95.2

Beim liegenden Menschen sinkt der mittlere Blutdruck in den Arterien des großen Kreislaufs mit zunehmender Entfernung vom Herzen,
weil
der Gesamtquerschnitt der arteriellen Strombahn mit zunehmender Entfernung vom Herzen zunimmt.

4.1 – 3/95.1

Nach Erhöhung des peripheren Kreislaufwiderstands durch Sympathikusaktivierung nimmt das intravasale Blutvolumen akut zu,
weil
bei Erhöhung des Arteriolentonus der effektive Filtrationsdruck in den nachgeschalteten Kapillaren abnimmt.

4.1 – 8/93.1

In welchem der folgenden Teilbereiche des Herz-Kreislauf-Systems befindet sich der größte Anteil des Blutvolumens?

(A) arterieller Windkessel
(B) Lungengefäße
(C) Herzventrikel während der Diastole
(D) Kapillaren
(E) Venolen und kleine Venen

4.1 – 8/93.2

Eine laminare Blutströmung kann durch den Anstieg der folgenden Parameter turbulent werden, wenn die anderen Parameter jeweils konstant bleiben:

(1) Gefäßdurchmesser
(2) mittlere Strömungsgeschwindigkeit
(3) Viskosität

(A) nur 1 ist richtig
(B) nur 2 ist richtig
(C) nur 1 und 2 sind richtig
(D) nur 1 und 3 sind richtig
(E) 1 – 3 = alle sind richtig

4.1 – 3/93.1

Um etwa wieviel sinkt die Durchblutung einer Arterie, wenn ihr Innendurchmesser von 10 mm ringsum durch eine Wandablagerung von 0,5 mm Dicke eingeengt wird?
(Die treibende Druckdifferenz bleibt unverändert).

(A) 5%
(B) 10%
(C) 20%
(D) 30%
(E) 35%

4.1 – 3/93.2

Der statische Blutdruck

(A) ist definiert als der zentrale Venendruck im Stehen.
(B) wird von der Höhe des Herzzeitvolumens und des totalen peripheren Strömungswiderstands bestimmt.
(C) bestimmt die Höhe des kritischen Verschlußdrucks.
(D) beträgt 20 bis 30 mmHg.
(E) ist eine Funktion von Blutvolumen und Gefäßkapazität.

4.1 – 8/92.1

Turbulente Strömung in Arterien

(1) hat zur Folge, daß dort ein höherer Druckgradient nötig ist, um die gleiche Durchblutung aufrecht zu erhalten wie bei laminarer Strömung.
(2) kommt in körperlicher Ruhe nicht vor.
(3) ist bei erhöhter Blutviskosität zu erwarten.
(4) tritt bei Abnahme der Strömungsgeschwindigkeit auf.

(A) nur 1 ist richtig
(B) nur 1 und 2 sind richtig
(C) nur 3 und 4 sind richtig
(D) nur 1, 3 und 4 sind richtig
(E) 1 – 4 = alle sind richtig

4.1 – 8/92.2

Welcher Abschnitt des Gefäßsystems hat den größten Anteil am totalen peripheren Widerstand?

(A) Arterien
(B) terminale Arterien + Arteriolen
(C) Kapillaren
(D) Venolen
(E) Venen

4.1 - 8/91.1

Welche Aussage über den Volumenelastizitäts-Koeffizienten (E' = DP/DV) der Aorta trifft **nicht** zu?

Der E' der Aorta

(A) ist bei einem Blutdruck von 120 mmHg bei 10jährigen größer als bei 30jährigen.
(B) ist bei einem Blutdruck von 120 mmHg bei 80jährigen größer als bei 30jährigen.
(C) nimmt bei steigendem Blutdruck zu.
(D) ist der reziproke Wert der Weitbarkeit der Aorta.
(E) ist kleiner als der E' des venösen Systems.

4.1 - 8/90.1

Zwei Arterien gleicher Länge werden bei gleicher treibender Druckdifferenz laminar mit Blut durchströmt. Gefäß 1 hat einen doppelt so großen Radius wie Gefäß 2.
Wieviel mal größer ist im Gefäß 1 die Stromstärke (z. B. ml · min^{-1}) bzw. die Strömungsgeschwindigkeit (z. B. cm · min^{-1}) als im Gefäß 2?

	Stromstärke	Strömungsgeschwindigkeit
(A)	2	4
(B)	4	4
(C)	4	16
(D)	16	4
(E)	16	16

4.1 - 3/87.1

Der basale Tonus eines Blutgefäßes

(A) ist der Tonus eines Blutgefäßes unter Ruhebedingungen.
(B) wird durch Erregung der parasympathischen Gefäßinnervation vermindert.
(C) wird durch Erregung der α-adrenergen Gefäßinnervation verstärkt.
(D) bleibt nach Ausschalten der Gefäßinnervation wirksam.
(E) wird durch Kalziumantagonisten erhöht.

4.2 Hochdrucksystem

4.2 - 3/97.1

Welche Aussage trifft **nicht** zu?
Wenn der mittlere Blutdruck akut von 100 mmHg auf 70 mmHg abfällt, so

(A) wird vermehrt Angiotensin II gebildet.
(B) sinkt die glomeruläre Filtrationsrate.
(C) steigt die Herzfrequenz.
(D) steigt die Adiuretin-Ausschüttung.
(E) erhöht sich die Parasympathikus-Aktivität.

4.2 - 8/96.1

Kreislaufzeiten (Arm-Ohr-Zeit: Indikator-Injektion in die Armvene und Messung am Ohrläppchen) sind am ehesten verlängert bei

(A) Hyperthyreose
(B) Anämien
(C) Rechts-Links-Shunt
(D) Fieber
(E) dekompensierter Herzinsuffizienz

4.2 - 8/96.2

Wenn die Volumendehnbarkeit (DV/DP) des kapazitiven Systems 200mal so groß ist wie die des arteriellen Systems und wenn nach einer Infusion von 500 ml Blut der Druck in beiden Systemen um den gleichen Betrag ansteigt, dann hat das Blutvolumen im arteriellen System zugenommen um ca.

(A) 2,5 ml
(B) 25 ml
(C) 50 ml
(D) 100 ml
(E) 250 ml

4.2 – 3/96.1

Der zeitliche Abstand vom Beginn des II. Herztones bis zur Inzisur im Puls der A. carotis

(1) beträgt etwa 300 ms.
(2) entsteht durch die Pulswellenleitung vom Herzen zur Meßstelle an der A. carotis.
(3) entsteht durch die Zeitdifferenz zwischen Öffnen und Schließen der Aortenklappe.

(A) nur 1 ist richtig
(B) nur 2 ist richtig
(C) nur 3 ist richtig
(D) nur 1 und 2 sind richtig
(E) 1 – 3 = alle sind richtig

4.2 – 3/96.2

Welche Aussage über die arterielle Pulswelle (Druckpuls) trifft **nicht** zu?

(A) Ihre Amplitude hängt vom Schlagvolumen ab.
(B) Ihre Amplitude hängt von der Steifheit der Arterienwand ab.
(C) Ihre Amplitude wird vom Herzen zu den peripheren Artrien hin stetig kleiner.
(D) Sie enthält Anteile reflektierender Druckwellen.
(E) Sie ist schneller als die Blutströmung.

4.2 – 3/95.1

Welche Aussagen über die Pulswellengeschwindigkeit in der Aorta treffen zu?

(1) Sie ist bei erhöhtem Blutdruck höher als bei normalem Blutdruck.
(2) Sie ist niedriger als in peripheren Arterien.
(3) Sie ist größer als die Blutströmungsgeschwindigkeit in der Aorta.

(A) nur 1 ist richtig
(B) nur 2 ist richtig
(C) nur 3 ist richtig
(D) nur 1 und 2 sind richtig
(E) 1 – 3 = alle sind richtig

4.2 – 3/95.2

Die Spitzengeschwindigkeit des Strompulses nimmt im arteriellen System peripherwärts zu,
weil
die Dehnbarkeit der Gefäße im arteriellen System peripherwärts abnimmt.

4.2 – 8/94.1

An welchem der folgenden Orte im Kreislauf ist die Blutdruckamplitude in körperlicher Ruhe am niedrigsten?

(A) rechter Ventrikel
(B) Arteria pulmonalis
(C) Aorta
(D) Arteria carotis
(E) Arteria femoralis

4.2 – 8/94.2

Im Vergleich zum Puls in der Aorta gilt beim liegenden Menschen für den Puls in der A. femoralis:

(1) Sein Druckanstieg erfolgt später.
(2) Sein Druckmaximum ist höher.
(3) Sein Druckminimum ist niedriger.
(4) Sein Mitteldruck ist höher.

(A) nur 1 ist richtig
(B) nur 1 und 2 sind richtig
(C) nur 1, 2 und 3 sind richtig
(D) nur 2, 3 und 4 sind richtig
(E) 1 – 4 = alle sind richtig

4.2 – 8/94.3

Zur Erhöhung der Pulswellengeschwindigkeit im arteriellen Gefäßsystem führen:

(1) Zunahme der Dehnbarkeit der Arterienwand
(2) Zunahme des Blutdruckes.
(3) Erhöhung des Vasokonstriktorentonus.
(4) Zunahme des Füllungsvolumens der Arterien.

(A) nur 1 ist richtig
(B) nur 1 und 2 sind richtig
(C) nur 1 und 4 sind richtig
(D) nur 2 und 3 sind richtig
(E) nur 2, 3 und 4 sind richtig

4.2 – 3/94.1

Welche Zeitangabe kommt dem zeitlichen Abstand vom Beginn des Druckanstiegs bis zu Inzisur der Pulskurve der Aorta (Herzfrequenz 60/min) am nächsten?

(A) 8 ms
(B) 80 ms
(C) 280 ms
(D) 600 ms
(E) 800 ms

4.2 – 3/94.2

Die mittlere Strömungsgeschwindigkeit (m/s) in den Kapillaren des Körperkreislaufs ist im Liegen kleiner als die in der Aorta,
weil
im Liegen der mittlere Blutdruck in den Kapillaren des Körperkreislaufs niedriger ist als der in der Aorta.

4.2 – 3/93.1

Die mittlere Strömungsgeschwindigkeit und die Pulswellengeschwindigkeit der Aorta stehen bei 20 – 30jährigen in körperlicher Ruhe in einer Relation von ca.

(A) 2 : 1
(B) 1 : 1
(C) 1 : 2
(D) 1 : 5
(E) 1 : 25

4.2 – 8/92.1

Bei langsamer intravenöser Infusion von 500 ml Blut kommt es zum Anstieg des

(1) Blutvolumens im arteriellen System um 100 ml.
(2) zentralen Venendrucks.
(3) Herzschlagvolumens.
(4) interstitiellen Flüssigkeitsvolumens.

(A) nur 1 und 2 sind richtig
(B) nur 2 und 3 sind richtig
(C) nur 1, 2 und 3 sind richtig
(D) nur 2, 3 und 4 sind richtig
(E) 1 – 4 = alle sind richtig

4.2 – 3/92.1

Entlang der Arterien des Körperkreislaufs nimmt beim liegenden Menschen der systolische Blutdruckwert ab,
weil
der Gesamtquerschnitt der arteriellen Strombahn mit zunehmender Entfernung vom Herzen zunimmt.

4.2 – 3/92.2

Welche Veränderungen des arteriellen Blutdrucks treten bei einer Zunahme des Schlagvolumens um etwa 40% bei konstanter Herzfrequenz auf?

(1) Systolischer und diastolischer Druck steigen etwa um den gleichen Betrag.
(2) Der systolische Druck steigt mehr als der diastolische Druck.
(3) Der diastolische Druck steigt mehr als der systolische Druck.
(4) Der arterielle Mitteldruck steigt, die Blutdruckamplitude sinkt.
(5) Arterieller Mitteldruck und Blutdruckamplitude steigen.

(A) nur 1 ist richtig
(B) nur 2 und 4 sind richtig
(C) nur 2 und 5 sind richtig
(D) nur 3 und 4 sind richtig
(E) nur 3 und 5 sind richtig

4.2 – 8/91.1

Wo ist die Blutdruckamplitude am größten?

(A) in der Aorta
(B) in der Arteria femoralis
(C) im rechten Ventrikel
(D) im Sinus coronarius
(E) in der Vena cava inferior

4.3 Niederdrucksystem

4.3 – 3/97.1

Welcher Paramter nimmt beim Übergang vom Liegen zum Stehen **nicht** zu?

(A) Herzfrequenz
(B) totaler peripherer Widerstand
(C) Schlagvolumen
(D) Tonus der Kapazitätsgefäße
(E) Beinvolumen

4.3 – 3/97.2

Beim Stehenden bestehen subatmosphärische Drücke in dem/der

(1) Sinus sagittalis uperior
(2) hydrostatischen Indifferenzebene
(3) Pleuraspalt

(A) nur 1 ist richtig
(B) nur 2 ist richtig
(C) nur 3 ist richtig
(D) nur 1 und 3 sind richtig
(E) nur 2 und 3 sind richtig

4.3 – 8/96.1

Welche der folgenden Ereignisse führen zur Verminderung des zentralen Venendruckes?

(1) Abnahme der Kraft der Kontraktion des rechten Ventrikels
(2) Abnahme der Kraft der Kontraktion des linken Ventrikels
(3) Abnahme des Blutvolumens

(A) nur 1 ist richtig
(B) nur 3 ist richtig
(C) nur 1 und 2 sind richtig
(D) nur 2 und 3 sind richtig
(E) 1 – 3 = alle sind richtig

4.3 – 8/96.2

Die a-Welle im Jugularvenenpuls

(A) entsteht durch die Vorhofkontraktion.
(B) entsteht durch das Öffnen der Trikuspidalklappe.
(C) entsteht durch die Ventilebenenbewegung in Richtung Herzspitze.
(D) wird durch Druckübertragung vom Puls einer benachbarten Arterie hervorgerufen.
(E) läuft mit dem Blutstrom herzwärts.

4.3 – 3/96.1

Der zentrale Venendruck

(1) ist beim liegenden Menschen stets subatmosphärisch.
(2) zeigt pulsatorische Schwankungen.
(3) steigt bei einer Vergrößerung des Blutvolumens.
(4) sinkt bei einer forcierten Inspiration.

(A) nur 1 ist richtig
(B) nur 1 und 3 sind richtig
(C) nur 2 und 3 sind richtig
(D) nur 2, 3 und 4 sind richtig
(E) 1 – 4 = alle sind richtig

4.2 – 3/96.2

2 – 3 Minuten nach dem Aufstehen aus liegender Position ist angestiegen:

(A) Schlagvolumen
(B) Herzzeitvolumen
(C) Darmdurchblutung
(D) zentraler Venendruck
(E) Herzfrequenz

4.3 – 8/95.1 **W!**

Als zentralen Venendruck bezeichnet man den Druck

(A) in den venösen Sinus des Schädels
(B) in den Pulmonalvenen
(C) in der Vena cava inferior in Höhe der hydrostatischen Indifferenzebene
(D) im rechten Vorhof
(E) in der V. cubitalis bei Zentralisation des Kreislaufs.

4.3 – 3/95.1

Der mittlere venöse Druck am hydrostatischen Indifferenzpunkt

(A) steigt bei Orthostase
(B) nimmt beim Hinlegen ab
(C) sinkt beim Valsalva-Versuch ab
(D) sinkt bei Zunahme des Blutvolumens
(E) sinkt beim orthostatischen Kollaps

4.3 – 3/95.2

Die Abbildung zeigt den Venenpuls mit seinen Wellen (a, c und v) und Senken (X und Y).

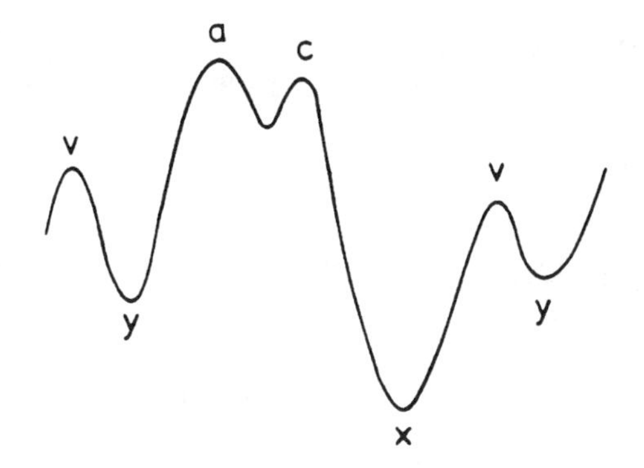

Welche der folgenden Aussagen zu diesem Venenpuls trifft zu?

(A) Er kommt durch Fortleitung des Arterienpulses durch die Kapillaren zustande.
(B) Die c-Welle ist durch das Schließen der Taschenklappen bedingt.
(C) Die x-Senke entsteht durch Verlagerung der Ventilebene.
(D) Die a-Welle entsteht durch die Ventrikelkontraktion.
(E) Er ist nur in peripheren Venen zu messen.

4.3 – 8/94.1

Die pulssynchronen Schwankungen des Druckes in den herznahen großen Venen werden hauptsächlich verursacht durch

(A) den arteriellen Puls, der sich über die Kapillaren ins Venensystem fortpflanzt.
(B) den arteriellen Puls, der sich über die Arterienwand auf die benachbarten großen Venen überträgt.
(C) die Druckschwankungen im rechten Vorhof.
(D) herzsynchrone Schwankungen des Pleuradruckes.
(E) herzsynchrone Aktivitätsschwankungen der sympathischen Innervation der Venen.

4.3 – 8/94.2

Das Bild zeigt die Pulskurve der V. jugularis.
Welche der Druckschwankungen wird durch den Einstrom des Blutes aus dem rechten Vorhof in die rechte Kammer verursacht?

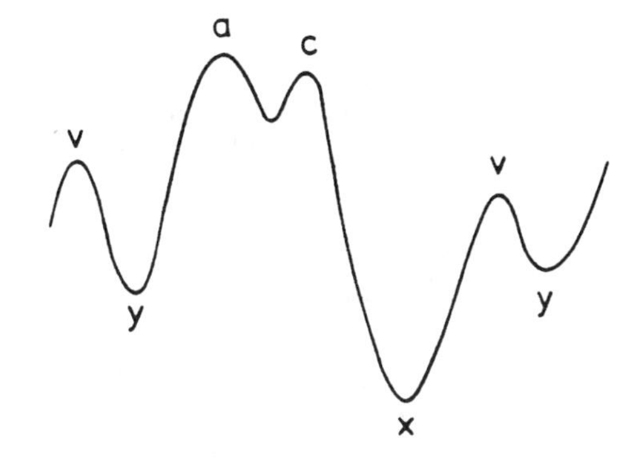

(A) a-Welle
(B) v-Welle
(C) c-Welle
(D) Senkung von c nach x
(E) Senkung von v nach y

4.3 – 3/94.1

Welche Aussage trifft **nicht** zu?
Bei aufrechter Körperhaltung und ruhigem Stand

(A) nimmt der mittlere intravasale Druck im Verlauf der Aorta descendens ab.
(B) kann der Venendruck im Fußbereich mehr als 60 mmHg betragen.
(C) kann der intravasale Druck der V. subclavia negativ sein.
(D) ist das Blutvolumen in den Beinvenen größer als beim liegenden Menschen.
(E) ist die Blutdruckamplitude in der A. radialis größer als in der Aorta ascendens.

4.3 – 8/93.2

Welche Aussage zu den hämodynamischen Auswirkungen der Atmung trifft **nicht** zu?
Im Vergleich zur Exspiration ist bei der Inspiration

(A) der venöse Rückstrom zum rechten Vorhof erhöht.
(B) der zentrale Venendruck erniedrigt.
(C) der Druck im rechten Vorhof erniedrigt.
(D) das intrathorakale Blutvolumen erniedrigt.
(E) das Schlagvolumen des rechten Ventrikels erhöht.

4.3 – 8/93.3

Das Bild zeigt die Pulskurve der V. jugularis mit ihren Druckwellen (a, c, v) und Drucksenkungen (x, y).

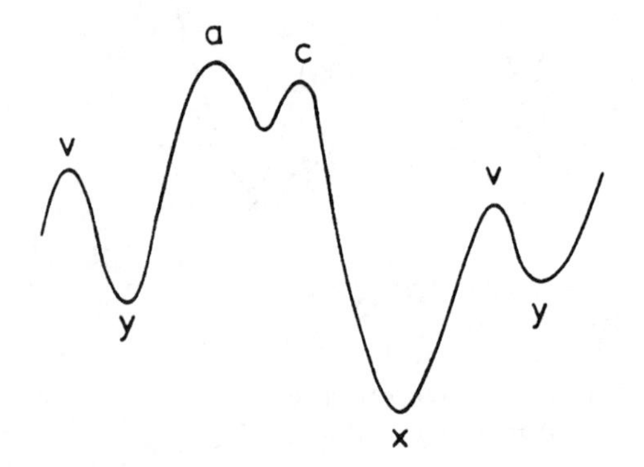

Welche dieser Druckschwankungen wird durch den frühdiastolischen venösen Rückstrom bewirkt?

(A) a-Welle
(B) c-Welle
(C) Anstieg von x nach v
(D) x-Senkung
(E) y-Senkung

4.3 – 3/93.1

Welche Aussage trifft **nicht** zu?
Nach dem Hinlegen aus stehender Position steigt:

(A) Schlagvolumen
(B) Herzzeitvolumen
(C) Darmdurchblutung
(D) zentrales Blutvolumen
(E) Herzfrequenz

4.3 – 3/93.2

Welche Aussage trifft für den zentralen Venendruck **nicht** zu?
Er

(A) zeigt respiratorische Schwankungen.
(B) kann beim Preßdruckversuch nach Valsalva auf Werte über 100 mmHg ansteigen.
(C) steigt beim Übergang vom Liegen zum Stehen.
(D) steigt bei Rechtsherzinsuffizienz an.
(E) wird von Änderungen des Blutvolumens beeinflußt.

4.3 – 8/91.1

Die Venenklappen

(A) sind wesentlich für die Wirkung der „Muskelpumpe".
(B) liegen an der Einmündung der Venen in die Vorhöfe des Herzens.
(C) befinden sich vor allem in den Hohlvenen.
(D) sind am Entstehen des 1. Herztones beteiligt.
(E) sind rudimentär und haben keine physiologische Bedeutung.

4.3 – 8/90.1

Welche der folgenden Aussagen über den Valsalva-Versuch (= maximale exspiratorische Anstrengung gegen die geschlossene Glottis) trifft **nicht** zu?

(A) Dabei wird ein positiver Pleuradruck erzeugt.
(B) Der Alveolardruck ist dabei stets höher als der Pleuradruck.
(C) Das intrathorakale Blutvolumen nimmt ab.
(D) Der venöse Rückstrom zum Herzen wird vermindert.
(E) Der arterielle Blutdruck bleibt unverändert.

4.3 – 3/86.1

Der hydrostatische Indifferenzpunkt

(A) ist definiert als der Ort im Kapillarbett, an dem der hydrostatische Druck durch den entgegengesetzten kolloidosmotischen Druck gerade aufgehoben wird.
(B) liegt im rechten Vorhof (beim gesunden Erwachsenen).
(C) ist definiert als der Ort, dessen arterieller Druck in der Systole gleich dem arteriellen Druck in der Diastole ist.
(D) liegt in der Vena cava inferior 5 – 10 cm kaudal vom Zwerchfell.
(E) dient als Bezugspunkt für die Messung des zentralen Venendrucks.

4.4 Gewebsdurchblutung

4.4 – 3/96.1

Bei Arbeit wird die gesteigerte Durchblutung des Muskels hauptsächlich aufrechterhalten durch

(A) Aktivierung dilatatorisch wirkender β_2-Adrenozeptoren in den Widerstandsgefäßen.
(B) spinale Hemmung der sympathischen Efferenzen.
(C) lokal-chemische Vasodilatation.
(D) parasympathisch verursachte Vasodilatation
(E) Mitinnervation der Gefäßmuskulatur über die Motoneurone.

4.4 – 8/95.1

Eine vermehrte Erregung arterieller Pressorezeptoren bewirkt eine Senkung des arteriellen Blutdrucks,
weil
die von den arteriellen Pressorezeptoren kommenden Afferenzen in der Medulla oblongata blutdrucksenkende Neurone aktivieren.

4.4 – 3/93.1

Welche Aussage trifft **nicht** zu?
Eine Aktivitätszunahme der Barorezeptoren des Carotissinus

(A) kann durch Änderung der Körperstellung hervorgerufen werden.
(B) kann durch manuelle Kompression der Teilungsstelle der Carotis hervorgerufen werden.
(C) erzeugt eine reflektorische Vasodilatation.
(D) erzeugt eine reflektorische Tachykardie.
(E) hemmt die Ventilation.

4.4 – 8/92.1

Die Frequenz der afferenten Impulse aus Pressorzezeptoren wird beeinflußt durch

(1) den mittleren arteriellen Blutdruck.
(2) die arterielle Blutdruckamplitude.
(3) die Steilheit des arteriellen Druckanstiegs.
(4) die Herzfrequenz.

(A) nur 1 ist richtig
(B) nur 1 und 2 sind richtig
(C) nur 2 und 4 sind richtig
(D) nur 1, 2 und 3 sind richtig
(E) 1 – 4 = alle sind richtig

4.4 – 3/92.1

Der endothelial gebildete relaxierende Faktor (EDRF)

(1) wird vermehrt freigesetzt bei Steigerung der Scherkräfte am Endothel durch erhöhten Blutfluß.
(2) dilatiert die Koronargefäße.
(3) wird durch Acetylcholin freigesetzt.

(A) nur 1 ist richtig
(B) nur 2 ist richtig
(C) nur 1 und 3 sind richtig
(D) nur 2 und 3 sind richtig
(E) 1 – 3 = alle sind richtig

4.4 – 8/91.1

Eine gesteigerte Erregung der arteriellen Pressorezeptoren

(1) erhöht den arteriellen Blutdruck.
(2) senkt die Herzfrequenz.
(3) steigert den Sympathikustonus.
(4) steigert den Vagustonus.
(5) erhöht den peripheren Strömungswiderstand.

(A) nur 4 ist richtig
(B) nur 1 und 3 sind richtig
(C) nur 1 und 5 sind richtig
(D) nur 2 und 4 sind richtig
(E) nur 1, 3 und 5 sind richtig

4.5 Organkreisläufe

4.5 – 3/97.1

Welche lokale Veränderung trägt zur Durchblutungszunahme bei der reaktiven Hyperämie der Muskelstrombahn bei?

(A) Abfall des pCO_2
(B) Anstieg des pH-Wertes
(C) Abfall der ADP-Konzentration
(D) Anstieg der Adenosin-Konzentration
(E) Abfall der AMP-Konzentration

4.5 – 8/96.1

Welche Aussage über die Lungengefäße (Pulmonalkreislauf) trifft zu?

(A) Sie enthalten muskelstarke Arteriolen.
(B) Sie werden hauptsächlich von parasympathischen Fasern innerviert.
(C) Der Strömungswiderstand der Lungenstrombahn fällt bei körperlicher Arbeit.
(D) Der Mitteldruck in der A. pulmonalis beträgt ca. 30 mmHg.
(E) Sie dilatieren bei niedrigen O_2-Partialdrücken in den angrenzenden Alveolen.

4.5 – 8/96.2

Welcher Wert für die Ruhedurchblutung des jeweils genannten Organs eines 70 kg schweren Mannes weicht um mehr als 100% vom richtigen Wert ab?

(A) Skelettmuskulatur 1,2 l/min
(B) Gehirn 0,7 l/min
(C) Nieren 1,1 l/min
(D) Herzmuskel 0,8 l/min
(E) Leber (nur Pfortader) 1,2 l/min

4.5 – 3/96.1

In welchem Organ ist der O_2-Verbrauch pro Gramm Gewebe und Minute in körperlicher Ruhe am niedrigsten?

(A) Gehirn
(B) Herz
(C) Leber
(D) Niere
(E) Skelettmuskel

4.5 – 8/95.1

Die Gefäße der Haut dilatieren bei der Einwirkung von

(A) Adrenalin
(B) Noradrenalin
(C) Bradykinin
(D) Vasopressin
(E) Oxytocin

4.5 – 8/95.2

Welches Organ hat in körperlicher Ruhe bezogen auf 1 g Organgewicht die höchste Durchblutung?

(A) Haut
(B) Nieren
(C) Gehirn
(D) Skelettmuskel
(E) Herzmuskel

4.5 – 8/95.3

In welchem der genannten Organe kommen die höchsten Werte des Blutdrucks in den Kapillaren vor?

(A) Pankreas
(B) Leber
(C) Gehirn
(D) Niere
(E) Darm

4.5 – 8/93.1

Eine Steigerung des normalen Perfusionsdruckes um ca. 5 mmHg in körperlicher Ruhe bedingt eine andauernde Abnahme des Strömungswiderstandes in den präkapillären Gefäßen des

(A) Nierenkreislaufs
(B) Skelettmuskelkreislaufs
(C) Magen-Darm-Kreislaufs
(D) Gehirnkreislaufs
(E) Pulmonalkreislaufs

4.5 – 3/93.1

Durch welches Organ fließt in körperlicher Ruhe der geringste Anteil des Herzzeitvolumens?

(A) Herzmuskel
(B) Gehirn
(C) Leber
(D) Niere
(E) Skelettmuskulatur

4.5 – 8/92.1

Die reaktive Hyperämie nach einer 1 – 2-minütigen vollständigen Unterbrechung der Skelettmuskeldurchblutung

(A) beruht hauptsächlich auf einem Anstieg des zentralen arteriellen Blutdrucks.
(B) wird nach Blockade der β-Rezeptoren nicht mehr beobachtet.
(C) wird vor allem durch lokale metabolische Faktoren ausgelöst.
(D) wird in der Strombahn isolierter Muskeln nicht beobachtet.
(E) dauert 20 – 40 min.

4.5 – 8/91.1

In welchem Organ ist die Ruhedurchblutung bezogen auf das Organgewicht (spezifische Durchblutung) am größten?

(A) Gehirn
(B) Herzmuskel
(C) Niere
(D) Magen-Darm-Trakt
(E) Haut

4.5 – 3/89.1

Die organvenösen O_2-Partialdrücke (pO_2) verhalten sich unter Normalbedingungen im Gehirn (G), am Herzen (H) und in der Niere (N) wie folgt zueinander:

(A) $pO_2G = pO_2H = pO_2N$
(B) $pO_2G > pO_2H > pO_2N$
(C) $pO_2N > pO_2G > pO_2H$
(D) $pO_2H > pO_2N > pO_2G$
(E) $pO_2N > pO_2H > pO_2G$

4.5 – 8/87.1

Die Durchblutung der Leber

(A) deckt den O_2-Bedarf in Ruhe vorwiegend über die A. hepatica.
(B) beträgt 10 – 15% des Herzzeitvolumens.
(C) kann bei schwerer körperlicher Arbeit unter die Hälfte des Ruhewertes sinken.
(D) beträgt unter Ruhebedingungen 10 – 30 ml/min pro 100 g.
(E) wird über den Strömungswiderstand der Lebersinusoide geregelt.

4.5 – 8/87.2

Eine deutlich erhöhte Durchblutung des Gehirns ist am ehesten zu erwarten infolge von

(A) geistiger Anspannung
(B) Hyperkapnie (arterieller pCO_2 = 6,4 kPa, ca. 48 mmHg)
(C) Anstieg des arteriellen Mitteldrucks auf 130 mmHg
(D) i.v.-Gabe von Alpharezeptorenblockern
(E) Abfall des arteriellen pO_2 auf 9,3 kPA (70 mm Hg)

4.5 – 8/86.1

Bei Erhöhung der Blut-Adrenalinkonzentration im physiologischen Bereich kommt es zu einer Steigerung der Skelettdurchblutung,
weil
Adrenalin über α-Rezeptoren einen direkt dilatierenden Effekt auf die Blutgefäße des Skelettmuskels ausübt.

4.6 Fetaler und plazentarer Kreislauf

4.6 – 8/93.1

Welche Aussage über den Fetalkreislauf trifft zu?

(A) Etwa die Hälfte des von beiden Ventrikeln geförderten Blutstromes fließt durch die Plazenta.
(B) Der mittlere arterielle Blutdruck beträgt ca. 90 mmHg.
(C) Die Herzfrequenz beträgt 60 – 80 pro Minute.
(D) Die Durchblutung der Lunge ist höher als die des Ductus arteriosus Botalli.
(E) Die O_2-Sättigung des Blutes in der Vena umbilicalis beträgt ca. 90%.

4.6 – 3/92.1

Der Sauerstoffpartialdruck im Blut der V. umbilicalis des Feten ist praktisch gleich dem Sauerstoffpartialdruck des mütterlichen arteriellen Blutes,
weil
während der Blutpassage durch die Plazenta sich die Sauerstoffpartialdrücke des fetalen und mütterlichen Blutes weitgehend angleichen.

4.6 – 8/89.1

Für den Kreislauf eines acht Monate alten Feten gilt:

(A) Das Hämoglobin wird in der Plazenta nahezu vollständig mit O_2 gesättigt.
(B) Die Herzfrequenz beträgt 70 – 90 min^{-1}.
(C) Etwa die Hälfte des vom Herzen geförderten Volumens fließt durch die Plazenta.
(D) Der mittlere arterielle Blutdruck beträgt ca. 13 kPa (100 mmHg).
(E) Der Blutfluß in der Aorta ascendens ist höher als der Blutfluß in der Aorta descendens.

4.6 – 3/86.1

Welche Aussage trifft **nicht** zu?
Für die Umstellung des kindlichen Kreislaufs nach der Geburt gilt:

(A) Der Lungengefäßwiderstand nimmt ab.
(B) Der periphere Kreislaufwiderstand steigt an.
(C) Ein Druckgefälle vom linken zum rechten Vorhof führt zum Verschluß des Foramen ovale.
(D) Die Strömungsrichtung in den Vv. hepaticae kehrt sich um.
(E) Der im Ductus arteriosus in den ersten Tagen noch vorhandene Blutstrom fließt von der Aorta in die A. pulmonalis.

5 Atmung

5

5.1 Grundlagen

5.1 - 3/96.1 W!

Wie lauten die STPD-Bedingungen (standard temperature, pressure, dry)?

	Temperatur	Druck	Wasserdampfdruck
(A)	20°C	101 kPa (760 mmHg)	0 kPa (0 mmHg)
(B)	0°C	101 kPa (760 mmHg)	0 kPa (0 mmHg)
(C)	0°C	101 kPa (760 mmHg)	5,3 kPa (40 mmHg)
(D)	37°C	Barometerdruck	6,3 kPa (47 mmHg)
(E)	37°C	Barometerdruck	0 kPa (0 mmHg)

5.1 - 3/91.1

Die diffundierende Gasmenge steht nach dem 1. Fickschen Diffusionsgesetz in reziproker Beziehung zu

(A) dem Diffusionskoeffizienten nach Krogh
(B) der Diffusionsfläche
(C) der Partialdruckdifferenz
(D) der Kontaktzeit bzw. Diffusionszeit
(E) der Diffusionsstrecke

5.2 Atemmechanik

5.2 - 3/97.1

Welche Aussage zur Funktion der Alveolar-Epithelzellen vom Typ II trifft zu?
Sie

(A) bilden die Blut-Gas-Barriere.
(B) entfernen Fremdkörper aus dem Alveolarraum (Phagozytose).
(C) bilden und sezernieren Surfactant.
(D) sezernieren Antikörper (IgA).
(E) stellen eine Vorstufe der Alveolarmakrophagen dar.

5.2 - 3/97.2

Welche der folgenden Veränderungen in der Lunge führen zur Erhöhung ihrer Retraktionskraft?

(A) Verminderung der Zahl der elastischen Fasern
(B) Verminderung der Zahl der kollagenen Fasern
(C) Verminderung des Lungenvolumens
(D) Verminderung der Konzentration des Surfactant in den Alveolen
(E) Verminderung des transmuralen Druckes der Lunge (Differenz zwischen intrapulmonalen und intrapleuralem Druck)

5.2 - 8/96.1

Bei 25jährigen Männern beträgt der Anteil der funktionellen Residualkapazität an der Totalkapazität der Lunge etwa

(A) 5%
(B) 25%
(C) 45%
(D) 65%
(E) 85%

5.2 - 8/96.2

Wird bei unveränderter CO_2-Produktion die Atemfrequenz erhöht, das Atemzeitvolumen aber unverändert gelassen, so erhöht sich

(1) das Atemzugvolumen.
(2) die Totraumventilation.
(3) der alveoläre CO_2-Partialdruck.

(A) nur 2 ist richtig
(B) nur 3 ist richtig
(C) nur 1 und 2 sind richtig
(D) nur 2 und 3 sind richtig
(E) 1 – 3 = alle sind richtig

5.2. – 3/96.1

Welche Aussage trifft für den Surfactant der Lunge **nicht** zu?

(A) Er ist ein Gemisch oberflächenaktiver Substanzen auf dem Alveolarepithel.
(B) Er erhöht die Oberflächenspannung in den Alveolen.
(C) Er wird von Alveolarzellen produziert.
(D) Er trägt zur Verhütung von Atelektasen bei.
(E) Er enthält Lipide.

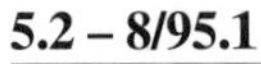

5.2 – 8/95.1

Beim Aufrichten aus dem Liegen wird die Atemruhelage in Richtung Inspiration verschoben,
weil
beim Aufrichten aus dem Liegen Baucheingeweide und Zwerchfell der Schwerkraft folgend stärker nach kaudal gezogen werden.

5.2 – 8/95.2

Welches der folgenden Lungenvolumina kann **nicht** allein mit dem Spirometer bestimmt werden?

(A) Atemzugvolumen
(B) inspiratorisches Reservevolumen
(C) exspiratorisches Reservevolumen
(D) funktionelle Residualkapazität
(E) Vitalkapazität

5.2 – 8/95.3

Die durchgezogene Kurve stellt den normalen Verlauf des Lungenvolumens während des Tiffeneau-Tests dar (= forcierte maximale Exspiration nach maximaler Inspiration).
Welche der folgenden Aussagen trifft für den Patienten zu, dessen Kurvenverlauf beim Tiffeneau-Test der gestrichelten Kurve entspricht?

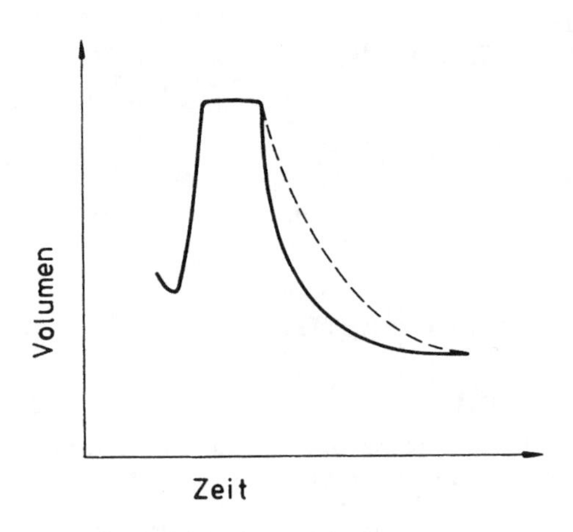

(A) Compliance der Lunge erhöht
(B) Vitalkapazität erniedrigt
(C) Atemwegswiderstand erhöht
(D) Einsekundenkapazität erhöht
(E) maximale Atemstromstärke erhöht

5.2 – 8/94.1

In der Abbildung ist die Ruhedehnungskurve des Atemapparates (Lunge + Thorax) dargestellt.

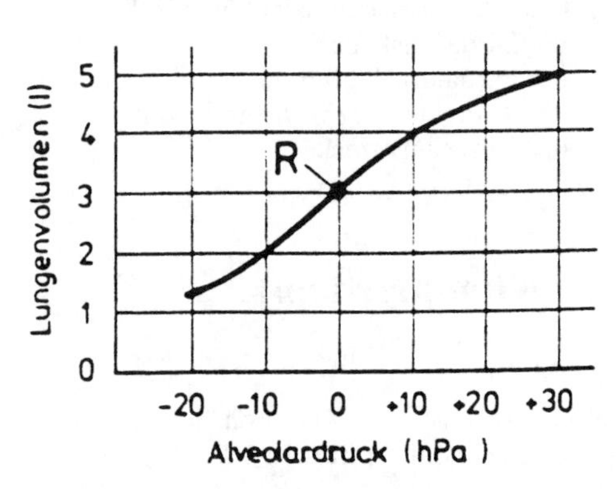

Wie groß ist etwa die Compliance des Atemapparates im Punkt R?

(A) $10 \text{ hPa} \cdot l^{-1}$
(B) $1 \text{ hPa} \cdot l^{-1}$
(C) $1 \text{ l} \cdot \text{hPa}^{-1}$
(D) $0{,}1 \text{ l} \cdot \text{hPa}^{-1}$
(E) kann aus dem Diagramm nicht abgeschätzt werden.

5.2 – 8/94.2

Ein Proband hat in ein Spirometer 0,5 l ausgeatmet (Spirometertemperatur 20 °C).
Wie groß ist ungefähr das ausgeatmete Volumen (V) bei Körperbedingungen (BTPS) bzw. bei Normalbedingungen (STPD)?

	$V(l_{BTPS})$	$V(l_{STPD})$
(A)	0,45	0,55
(B)	0,45	0,40
(C)	0,55	0,50
(D)	0,55	0,45
(E)	0,60	0,55

5.2 – 8/94.3

Während der normalen Inspiration des Menschen

(A) kann der intrapleurale Druck positive Werte annehmen.
(B) wird der intrapleurale Raum durch die Thoraxerweiterung deutlich vergrößert.
(C) sinkt der Alveolardruck immer auf negative Werte ab.
(D) werden die Lungendehnungsrezeptoren gehemmt.
(E) nimmt die Compliance der Lunge zu.

5.2 – 3/94.1

Ausgehend von normaler Atemruhelage werden 0,5 Liter eingeatmet.
Dann ist im Vergleich zu den Verhältnissen in Atemruhelage

(1) die Lunge stärker gedehnt.
(2) der intrapleurale Druck stärker negativ.
(3) das Residualvolumen vergrößert.

(A) nur 1 ist richtig
(B) nur 1 und 2 sind richtig
(C) nur 1 und 3 sind richtig
(D) nur 2 und 3 sind richtig
(E) 1 – 3 = alle sind richtig

5.2 – 3/94.2

Welches der Diagramme stellt den Zeitverlauf des intraalveolären Drucks (P_A) während Inspiration und Exspiration am ehesten dar?

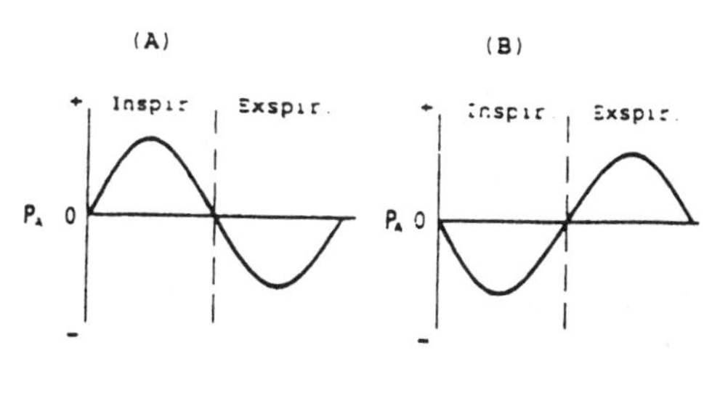

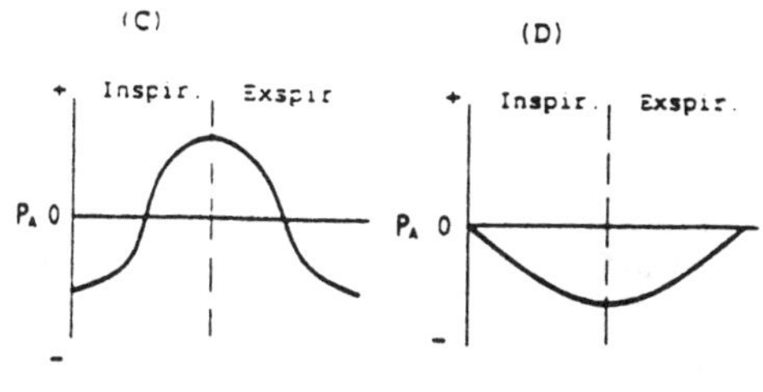

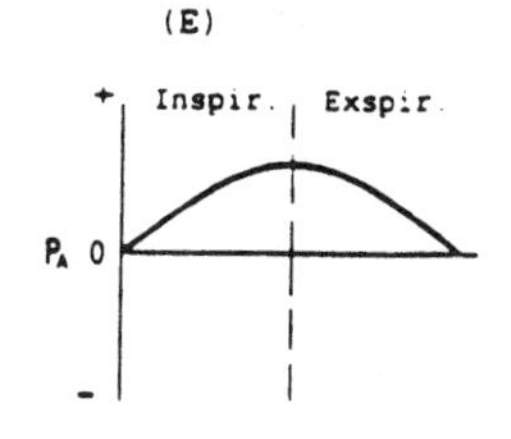

5.2 – 8/93.1

Welche der folgenden Größen läßt sich **nicht** allein aus dem forcierten Exspirogramm bestimmen?

(A) (absolute) Sekundenkapazität
(B) relative Sekundenkapazität
(C) maximale Ausatemstromstärke
(D) Vitalkapazität
(E) Atemwegswiderstand

5.2 – 8/93.2

In Atemruhelage sei der Druck im Alveolarraum PALV = 0 und im Pleuraspalt PPL = -0,5 kPa.
Welche Werte sind beim Atemhalten nach tiefer Inspiration und offener Glottis möglich?

	PALV (kPa)	PPL (kPa)
(A)	- 0,5	- 1
(B)	0	0
(C)	0	- 1
(D)	+ 0,5	0
(E)	+ 0,5	-1

5.2 – 8/93.3

Kurve 1 stellt den Zeitverlauf des Lungenvolumens während eines Atemzyklus bei normaler Ruheatmung dar (Ausschlag nach oben = Volumenanstieg).
Welcher gleichzeitig gemessene Druckverlauf (Ausschlag nach oben = Druckanstieg) entspricht der Kurve 2?

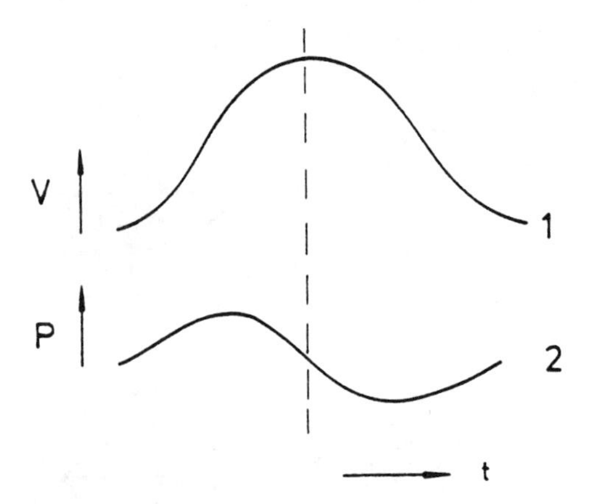

(A) Alveolardruck
(B) Pleuradruck (= intrapleuraler Druck)
(C) Differenz Alveolardruck minus Pleuradruck
(D) Druck in den oberen Atemwegen (Totraum)
(E) Keine der Aussagen (A) – (D) trifft zu.

5.2 – 8/93.4

Welche Aussage trifft **nicht** zu?
Surfactant der Lunge

(A) wird von den Alveolarepithelzellen Typ II produziert.
(B) setzt die Oberflächenspannung der Alveolarwand im Vergleich zu Wasser herab.
(C) vermindert die für die Lungenventilation notwendige Druck/Volumen-Arbeit.
(D) wird vor der 30. Embryonalwoche nur in unzureichender Menge produziert.
(E) vermindert die Compliance der Lunge.

5.2 – 3/93.1

Kurve I stellt den Zeitverlauf des Lungenvolumens in einem Atemzyklus bei normaler Ruheatmung dar (Ausschlag nach oben = Volumenanstieg).

Welcher gleichzeitig gemessene Druckverlauf (Ausschlag nach unten = Druckabfall) entspricht am ehesten der Kurve 2?

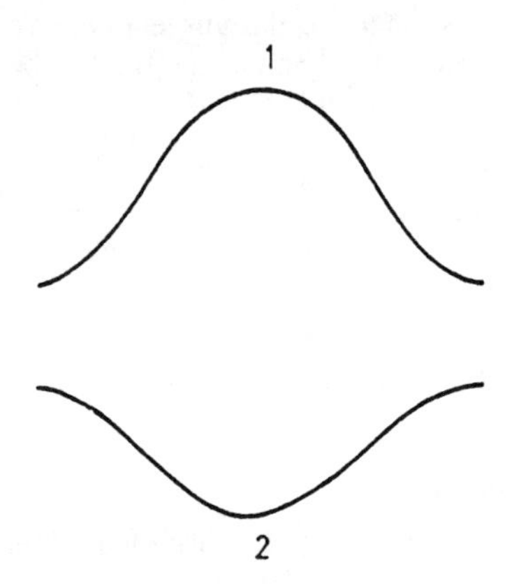

(A) Alveolardruck
(B) Pleuradruck (= intrapleuraler Druck)
(C) Differenz Alveolardruck minus Pleuradruck
(D) Druck im Bauchraum
(E) Druck in den oberen Atemwegen (Totraum)

5.2 – 3/93.2

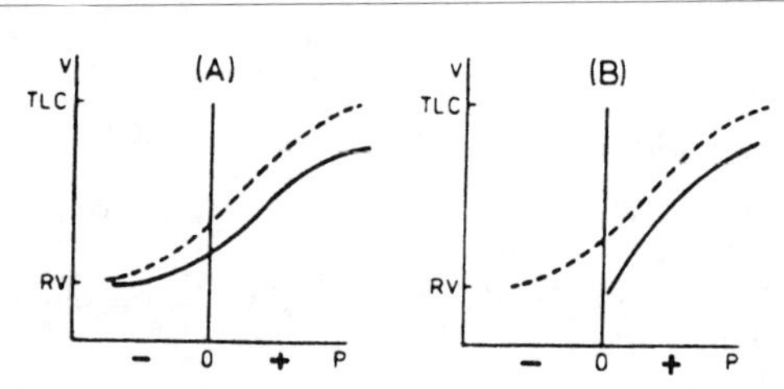

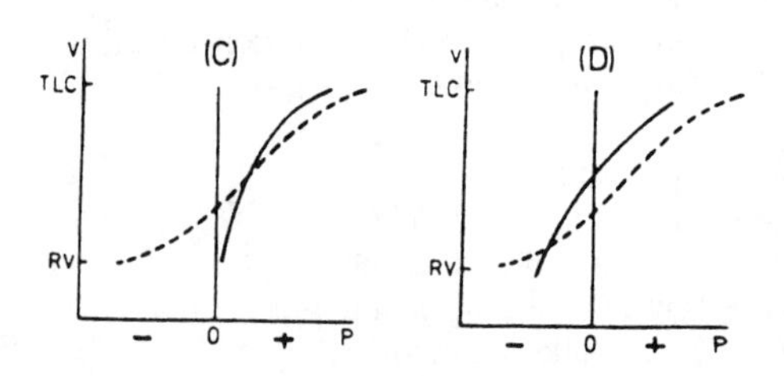

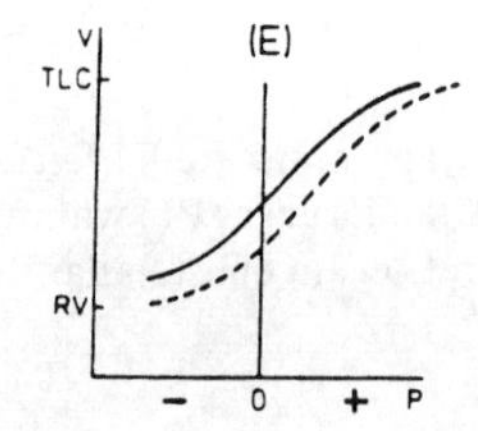

In jedem der Diagramme ist die Ruhedehnungskurve des Atemapparates (Thorax und Lunge) als gestrichelte Linie vom Residualvolumen (RV) bis zur Totalen Lungenkapazität (TLC) angegeben. In welchem Diagramm stellt die durchgezogene Linie am ehesten die Ruhedehnungskurve der Lunge (ohne Thorax) dar? (V = Lungenvolumen, P = transmuraler Druck von Lunge und Thorax bzw. Lunge allein)

5.2 – 3/93.3

Beim Preßdruckversuch nach Valsalva

(1) bleibt der Pleuradruck negativ.
(2) kann der Alveolardruck +100 kPa (+750 mmHg) betragen.
(3) beträgt der Unterschied zwischen Alveolardruck und Pleuradruck weniger als 10 kPa (100 cm H_2O = 75 mmHg).

(A) nur 1 ist richtig
(B) nur 2 ist richtig
(C) nur 3 ist richtig
(D) nur 1 und 2 sind richtig
(E) 1 – 3 = alle sind richtig

5.2 – 3/93.4

Welcher Wert entspricht am ehesten dem Atemwegswiderstand (Resistance) bei ruhiger Mundatmung?

(A) 0,02 kPa · s · l^{-1} (0,2 cm H_2O · s · l^{-1})
(B) 0,02 kPa · s · l^{-1} (2 cm H_2O · s · l^{-1})
(C) 2 kPa · s · l^{-1} (20 cm H_2O · s · l^{-1})
(D) 1 l/kPa (0,1 l/cm H_2O)
(E) 2 l/kPa (0,2 l/cm H_2O)

5.2 – 3/92.1

Dargestellt ist im Druck-Stromstärke-Diagramm die Beziehung zwischen Alveolardruck (intrapulmonaler Druck P) und Atemstromstärke ($\dot{V}$).

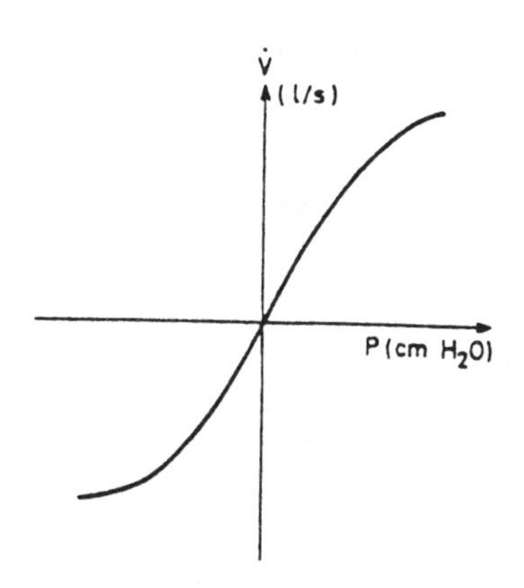

Die Steilheit der Kurve ändert sich bei einer

(1) Änderung der Lungencompliance
(2) Änderung des Atemwegswiderstandes
(3) restriktiven Ventilationsstörung

(A) nur 1 ist richtig
(B) nur 2 ist richtig
(C) nur 3 ist richtig
(D) nur 1 und 3 sind richtig
(E) 1 – 3 = alle sind richtig

5.2 – 3/92.2

Der intrapulmonale Druck (= alveolärer Druck) ist am Ende einer normalen Inspiration bei offener Glottis

(1) niedriger als während der Inspiration
(2) etwa gleich groß wie in Atemruhelage
(3) positiver als der intrapleurale Druck

(A) nur 1 ist richtig
(B) nur 2 ist richtig
(C) nur 3 ist richtig
(D) nur 2 und 3 sind richtig
(E) 1 – 3 = alle sind richtig

5.2 – 3/89.1

Welche Parameter der Lungenfunktion liegen im Bereich der Norm für einen jungen Mann von 1,8 m Körpergröße?

(1) maximale exspiratorische Atemstromstärke = 10 l/s
(2) Einsekundenkapazität = 60% der Vitalkapazität
(3) Atemgrenzwert 80 l/min
(4) Totalkapazität 7 l

(A) nur 3 ist richtig
(B) nur 1 und 4 sind richtig
(C) nur 2 und 4 sind richtig
(D) nur 1, 2 und 3 sind richtig
(E) 1 - 4 = alle sind richtig

5.2 – 8/88.1

Welche Aussagen über intrapulmonalen und intrapleuralen Druck (relativ zum Umgebungsdruck) treffen zu?

(1) Am Ende einer vertieften Ausatmung wird der intrapleurale Druck positiv.
(2) Änderungen des Intrapleuraldrucks lassen sich mit einem Ballonkatheter im mittleren Bereich des Ösophagus messen.
(3) Unter sonst gleichen Bedingungen ist der intrapleurale Druck bei Einatmung um so stärker negativ, je höher der Atemwiderstand ist.
(4) Die Differenz zwischen intrapleuralem und intrapulmonalem Druck wird überwiegend durch die Elastizität der Lunge bestimmt.

(A) nur 2 und 3 sind richtig
(B) nur 2 und 4 sind richtig
(C) nur 1, 3 und 4 sind richtig
(D) nur 2, 3 und 4 sind richtig
(E) 1 – 4 = alle sind richtig.

5.2 – 8/87.1

Nach einer normalen Ausatmung wurde ein Proband für einige Minuten an ein geschlossenes Spirometersystem mit einem Volumen von 4,0 l (auch am Ende der Messung 4,0 l !) angeschlossen, das anfänglich (außer 3,2 l Sauerstoff) Helium in einer Konzentration von 0,20 l/l enthielt. Die Heliumendkonzentration betrug 0,10 l/l.

Wie groß war die funktionelle Residualkapazität des Probanden?
(Meßtechnische Probleme bleiben unberücksichtigt.)

(A) 2,0 l
(B) 3,6 l
(C) 4,0 l
(D) 6,0 l
(E) 8,0 l

5.2 – 8/86.1

Beim gesunden Erwachsenen betrage die Compliance des Thorax 2 l/kPa, die Compliance der Lunge belaufe sich auf ebenfalls 2 l/kPa.
Die Compliance von Lunge und Thorax gemeinsam beträgt dann

(A) 0,25 l/kPa
(B) 1 l/kPa
(C) 2 l/kPa
(D) 4 l/kPa
(E) theoretisch-rechnerisch 0

5.3 Gasaustausch

5.3 – 8/96.1

Wenn bei konstanter CO_2-Produktion im Organismus die alveoläre Ventilation ($\dot{V}_A$) erhöht wird, ändert sich der alveoläre CO_2-Partialdruck (P_ACO_2) gemäß welchem Diagramm?
(Abszisse und Ordinate jeweils linear geteilt)

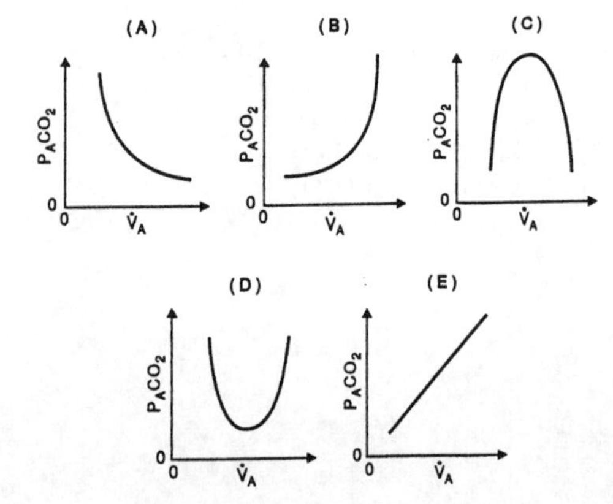

5.3 – 3/96.1

Bei einer alveolären Ventilation von 5,0 l · min^{-1} betrage der alveoläre pCO_2 5,0 kPa.
Welchen Wert hat der alveoläre pCO_2, wenn bei körperlicher Arbeit die alveoläre Ventilation und die CO_2-Produktion verdoppelt werden?

(A) 6,0 kPa
(B) 5,5 kPa
(C) 5,0 kPa
(D) 4,5 kPa
(E) 4,0 kPa

5.3 – 3/95.1

Welche der folgenden Symptome weisen auf eine obstruktive Ventilationsstörung hin?

(1) erhöhte Vitalkapazität
(2) erhöhte Compliance
(3) erhöhte Einsekundenkapazität
(4) vermehrte Aktivität exspiratorischer Muskeln in körperlicher Ruhe
(5) erhöhte Atemarbeit

(A) nur 5 ist richtig
(B) nur 4 und 5 sind richtig
(C) nur 1, 2 und 3 sind richtig
(D) nur 2, 4 und 5 sind richtig
(E) nur 3, 4 und 5 sind richtig

5.3 – 8/94.1

Bei einem Patienten wurden Atemgrenzwerte (AGW), relative exspiratorische Sekundenkapazität (rel. ESK) und Vitalkapazität (VK) bestimmt.
Was ist für eine ausgeprägte restriktive Ventilationsstörung typisch?

	AGW	rel. ESK	VK
(A)	normal	normal	vermindert
(B)	normal	vermindert	normal
(C)	vermindert	normal	vermindert
(D)	vermindert	vermindert	normal
(E)	vermindert	vermindert	vermindert

5.3 – 3/94.1

Beim stehenden Menschen gilt für die Alveolen der Lungenbasis im Vergleich zu denen in der Lungenspitze:

(A) Ihr Ventilations-Perfusions-Verhältnis ist kleiner.
(B) Der O_2-Partialdruck im Alveolarraum ist größer.
(C) Der CO_2-Partialdruck im Alveolarraum ist kleiner.
(D) Sie sind schlechter durchblutet.
(E) Die O_2-Sättigung ihres endkapillären Blutes ist höher.

5.3 – 3/94.2

Zur Bestimmung des Totraumvolumens mit der Bohrschen Formel für CO_2 werden folgende Größen benötigt:

(1) exspiratorisches Atemzugvolumen
(2) Atmungsfrequenz
(3) alveoläre CO_2-Fraktion
(4) CO_2-Fraktion in der gemischten Exspirationsluft

(A) nur 1 und 3 sind richtig
(B) nur 2 und 4 sind richtig
(C) nur 1, 3 und 4 sind richtig
(D) nur 2, 3 und 4 sind richtig
(E) 1 – 4 = alle sind richtig

5.3 – 8/92.1

Bei rein obstruktiven Ventilationsstörungen sind gegenüber der Norm nicht wesentlich vermindert:

(1) die Totalkapazität
(2) die statische Compliance der Lunge
(3) die exspiratorische Sekundenkapazität (Tiffeneau-Test)

(A) nur 1 ist richtig
(B) nur 2 ist richtig
(C) nur 3 ist richtig
(D) nur 1 und 2 sind richtig
(E) 1 – 3 = alle sind richtig

5.3 – 8/91.1

Bei einer ausschließlich obstruktiven Ventilationsstörung ist

(1) die statische Compliance des Thorax vermindert.
(2) der Atemwegswiderstand erhöht.
(3) die Vitalkapazität vermindert.
(4) die relative Sekundenkapazität vermindert.
(5) der Atemgrenzwert vermindert.

(A) 1 und 4 sind richtig
(B) nur 4 und 5 sind richtig
(C) nur 1, 3 und 5 sind richtig
(D) nur 2, 4 und 5 sind richtig
(E) nur 3, 4 und 5 sind richtig

5.3 – 3/87.1

Auch beim Gesunden ist der systemarterielle pO_2 niedriger als der alveoläre u. a. infolge des/der

(A) physiologischen Shunts in der Lungendurchblutung
(B) bei hohem pO_2 nahezu linearen Verlaufs der O_2-Bindungskurve des Hb
(C) unter dem Atmosphärendruck liegenden Gesamtdrucks im Blut
(D) gegenüber CO_2 geringen Fickschen Diffusionskoeffizienten für O_2
(E) anatomischen Totraums der Lunge

5.4 Atemgastransport im Blut

5.4 – 3/97.1

Eine Rechtsverschiebung der Sauerstoffbindungskurve erfolgt **nicht** durch

(A) erhöhte Konzentration von 2,3-Bisphosphoglyzerat im Erythrozyten
(B) Anstieg des Kohlendioxid-Partialdruckes im Blut
(C) Erwärmung des Blutes
(D) Absinken des pH-Wertes des Blutes
(E) Zunahme der Hämoglobinkonzentration des Blutes

5.4 – 3/96.1

Welche Aussage zum Hämoglobin trifft **nicht** zu?

(A) Fetales Hb (HbF) besitzt eine höhere Sauerstoffaffinität als adultes Hb (HbA).
(B) Die Affinität von HbF zu 2,3-Bisphosphoglycerat ist geringer als die von HbA.
(C) HbF unterscheidet sich von HbA in der Primärstruktur.
(D) CO bindet an endständige Aminogruppen des Hb.
(E) Am Abbau von Häm zu Biliverdin ist NADPH beteiligt.

5.4 – 8/95.1

Eine Zunahme der Konzentration von 2,3-Bisphosphoglycerat im Erythrozyten erleichtert die O_2-Abgabe an das Körpergewebe,
weil
eine Zunahme der Konzentration von 2,3-Bisphosphoglycerat die O_2-Affinität des Hämoglobins vermindert.

5.4 – 8/95.2

Bei einem O_2-Partialdruck des Blutes im Bereich vom 20 – 40 kPa (150 – 300 mmHg) wird die O_2-Konzentration des Blutes vor allem beeinflußt durch Änderungen

(A) des Kohlendioxid-Partialdrucks (4 – 5 kPa)
(B) der Temperatur (20 – 38°C)
(C) des pH-Wertes (pH 7,2 – 7,6)
(D) des intraerythrozytären Gehalts an 2,3-Bisphosphoglycerat
(E) der Hämoglobinkonzentration im Blut (100 – 180 g/l)

5.4 – 3/95.1

Bei gleichem CO_2-Partialdruck ist die Gesamt-Konzentration des CO_2 im desoxygenierten Blut höher als im oxygenierten Blut (Haldane-Effekt). Zu dieser erhöhten CO_2-Konzentration tragen bei:

(1) physikalisch gelöstes CO_2
(2) HCO_2 in den Erythrozyten
(3) HCO_3 im Plasma

(A) nur 2 ist richtig
(B) nur 3 ist richtig
(C) nur 1 und 2 sind richtig
(D) nur 2 und 3 sind richtig
(E) 1 – 3 = alle sind richtig

5.4 – 3/95.2

Im Bereich zwischen den jeweiligen arteriellen und gemischt-venösen Partialdrücken verläuft die CO_2-Bindungskurve steiler als die O_2-Bindungskurve,
weil
im Bereich zwischen arteriellen und gemischt-venösen Partialdrücken die Gesamtkonzentration des CO_2 höher ist als die des O_2.

5.4 – 3/95.3

Vermindert sich im arteriellen Blut die Affinität des Hämoglobin zum Sauerstoff gegenüber der Norm, so

(A) kann der Halbsättigungsdruck 20 mmHg = 2,66 kPa erreichen.
(B) ist die O_2-Bindungskurve nach links verschoben.
(C) verbessert dies die O_2-Abgabe aus dem Blut ins Gewebe.
(D) kann dies die Folge einer Abnahme der intraerythrozytären 2,3-Bisphosphoglycerat-Konzentration sein.
(E) kann dies die Folge einer respiratorischen Alkalose sein.

5.4 – 8/94.1

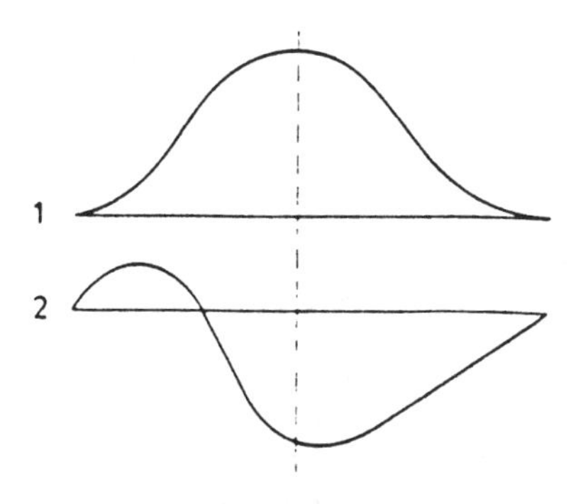

Kurve 1 zeigt den Zeitverlauf des Lungenvolumens während eines Atemzyklus bei normaler Ruheatmung (Ausschlag nach oben = Volumenzunahme).
Welcher gleichzeitig registrierte Druckverlauf (Ausschlag nach oben = Druckzunahme) entspricht am ehesten der Kurve 2?

(A) alveolärer CO_2-Partialdruck
(B) alveolärer O_2-Partialdruck
(C) alveolärer Gesamtdruck (= Alveolardruck)
(D) Pleuradruck
(E) zentraler Venendruck

5.4 – 8/93.1

Von dem im arteriellen Blut enthaltenen O_2 liegt in physikalisch gelöster Form ungefähr vor:

(A) 0,01%
(B) 0,1%
(C) 1%
(D) 5%
(E) 10%

5.4 – 3/92.1

Die Sauerstoffsättigung des Blutes der A. pulmonalis beträgt beim ruhenden Menschen etwa

(A) 37 %
(B) 53 %
(C) 72 %
(D) 85 %
(E) 97 %

5.4 – 8/91.1

Ein Proband atmet ein Kohlenmonoxid (CO)-haltiges Gemisch ein, wobei sein alveolärer CO-Partialdruck 0,2 kPa beträgt; seine CO-Diffusionskapazität beträgt 300 ml · min^{-1} · kPa^{-1}.
Wieviel CO ist nach 2 min ins Blut aufgenommen worden?

(A) 30 ml
(B) 60 ml
(C) 120 ml
(D) 300 ml
(E) 600 ml

5.4 – 8/91.2

In welcher Form wird im venösen Blut der größte Teil des Kohlendioxids transportiert?

(A) physikalisch gelöst
(B) als Bikarbonat im Erythrozyten
(C) als Bikarbonat im Plasma
(D) an das Häm angelagert ($HbCO_2$)
(E) an die Eiweißkomponente des Hämoglobins angelagert (Carbaminoverbindung)

(A) nur 3 ist richtig
(B) nur 1 und 4 sind richtig
(C) nur 2 und 4 sind richtig
(D) nur 1, 2 und 3 sind richtig
(E) 1 – 4 = alle sind richtig

5.4 – 8/88.1

Hämoglobin (Hb) ist am Transport von CO_2 im Blut beteiligt,
weil
(1) Hb Puffereigenschaften besitzt.
(2) Erhöhung des CO_2-Partialdruckes im Blut die O_2-Affinität erhöht.
(3) CO_2 in Form von Carbamino-Hämoglobin gebunden wird.
(4) die physikalische Löslichkeit von CO_2 im Plasma durch Hb erhöht wird.

(A) nur 1 und 3 sind richtig
(B) nur 2 und 3 sind richtig
(C) nur 1, 2 und 3 sind richtig
(D) nur 1, 2 und 4 sind richtig
(E) nur 1, 3 und 4 sind richtig

5.4 – 3/87.1

Bei längerdauernder Hypoxie durch dreiwöchigen Aufenthalt in 5000 m Höhe ändert sich die maximale Sauerstoffbindungskapazität des Blutes,
weil
sich bei längerdauernder Hypoxie durch dreiwöchigen Aufenthalt in 5000 m Höhe die Sauerstoffaffinität des Hämoglobins ändert.

5.4 – 8/86.1

Welche Aussage trifft **nicht** zu?
Affinitätszunahme des Sauerstoffs zum Hämoglobin erfolgt bei

(A) Abnahme des CO_2-Partialdrucks
(B) Abnahme der 2,3-Biphosphoglycerat-Konzentration
(C) Abnahme der H^+-Konzentration
(D) Erhöhung des pH-Wertes
(E) Erhöhung der Temperatur

5.5 Säure-Basen-Gleichgewicht und Pufferung

5.5 – 3/97.1

Welche Aussage trifft für eine akute respiratorische Azidose **nicht** zu?

(A) Der arterielle pCO_2 kann 6,7 kPA (50 mmHg) betragen.
(B) Die aktuelle Bicarbonatkonzentration im arteriellen Blutplasma ist erhöht.
(C) Die Konzentration der Nichtbicarbonat-Pufferbasen im arteriellen Blutplasma ist erniedrigt.
(D) Die Konzentration der Gesamtpufferbasen ist unverändert.
(E) Sie entsteht durch eine Hyperventilation.

5.5 – 8/96.1

Eine Blutprobe wird in vitro mit erhöhtem CO_2-Partialdruck äquilibriert.
Welche der folgenden Parameter der Blutprobe bleiben dabei unverändert?

(1) Gesamt-Pufferbasen
(2) Basenüberschuß (BE)
(3) pH-Wert
(4) aktuelles Bicarbonat

(A) nur 1 und 2 sind richtig
(B) nur 1 und 4 sind richtig
(C) nur 2 und 3 sind richtig
(D) nur 1, 2 und 3 sind richtig
(E) 1 – 4 = alle sind richtig

5.5 – 8/96.2

In einer Blutprobe soll ein bestehender Basenüberschuß von 10 mmol/l durch Zugabe von Säure ausgeglichen werden.
Welcher der folgenden Parameter der Blutprobe muß zur Berechnung der benötigten Säuremenge bekannt sein?

(A) Pufferkapazität
(B) CO_2-Partialdruck
(C) Hämoglobinkonzentration
(D) Hämatokrit
(E) Volumen der Blutprobe

5.5. – 3/96.1

Eine negative Basenabweichung (negativer „base excess" BE) von -5 mmol/l besteht bei einer

(A) nicht-kompensierten respiratorischen Azidose
(B) nicht-kompensierten nicht-respiratorischen Azidose
(C) nicht-kompensierten respiratorischen Alkalose
(D) nicht-kompensierten nicht-respiratorischen Alkalose
(E) Hypoventilation

5.5 – 8/93.1

Im venösen Blut eines unzureichend durchbluteten Muskels findet sich eine Verminderung

(1) der O_2-Sättigung
(2) des O_2-Partialdrucks
(3) der Pufferbasenkonzentration

(A) nur 1 ist richtig
(B) nur 2 ist richtig
(C) nur 3 ist richtig
(D) nur 1 und 2 sind richtig
(E) 1 – 3 = alle sind richtig

5.5 – 3/93.1

Beim Aufenthalt in großen Höhen kann eine respiratorische Alkalose entstehen,
weil
in großen Höhen der CO_2-Partialdruck der Inspirationsluft niedriger ist als auf Meereshöhe.

5.5 – 8/92.1

Der Anteil des HCO_3^- an dem insgesamt mit dem Blut transportierten CO_2 hängt von der Pufferkapazität der Nicht-Bikarbonatpuffer des Blutes ab,
weil
die Pufferkapazität der Nicht-Bikarbonatpuffer des Blutes die Gleichgewichtskonstante der Reaktion $CO_2 + H_2O$ ´ $H^+ + HCO_3^-$ bestimmt.

5.5 – 8/92.2

Durch Hypoventilation kann es zu einer Tetanie kommen,
weil
durch Hypoventilation der pH-Wert im Blut ansteigt.

5.5 – 3/92.1

Bei einer respiratorischen Azidose mit partieller renaler Kompensation findet man im arteriellen Plasma:

(1) aktuelle Bikarbonatkonzentration erhöht
(2) positiver Basenüberschuß (Base excess)
(3) Standard-Bikarbonatkonzentration normal
(4) CO_2-Partialdruck erhöht

(A) nur 4 ist richtig
(B) nur 1 und 3 sind richtig
(C) nur 1, 2 und 4 sind richtig
(D) nur 2, 3 und 4 sind richtig
(E) 1 – 4 = alle sind richtig

5.5 – 3/86.1

Für den Säure-Basen-Haushalt gilt:

(1) Bei der metabolischen (nichtrespiratorischen) Alkalose kann der base excess (BE) normal sein.
(2) Bei der respiratorischen Azidose kann der BE verändert sein.
(3) Bei der nichtrespiratorischen Alkalose ist das CO_2-Bindungsvermögen des Blutes erhöht.

(A) nur 1 ist richtig
(B) nur 2 ist richtig
(C) nur 1 und 2 sind richtig
(D) nur 2 und 3 sind richtig
(E) 1 – 3 = alle sind richtig

5.6 Atmungsregulation

5.6. – 3/96.1

Rezeptoren des Hering-Breuer-Reflexes finden sich

(A) im rechten Vorhof
(B) im Aortenbogen
(C) in den Bronchien
(D) im Glomus caroticum
(E) an der ventralen Oberfläche der Medulla oblongata

5.6 – 8/91.1

Welche Aussage zur chemischen Atmungsregulation trifft **nicht** zu?

(A) Hypoxie stimuliert die peripheren Chemorezeptoren.
(B) Hypoxie stimuliert die zentralen Chemorezeptoren.
(C) Hyperkapnie stimuliert die peripheren Chemorezeptoren.
(D) Hyperkapnie stimuliert die zentralen Chemorezeptoren.
(E) Erniedrigung des pH stimuliert die peripheren Chemorezeptoren.

5.6 – 8/86.1

Beim Hering-Breuer-Reflex handelt es sich um eine (einen)

(A) Reflex, der über Hypothalamus und Hirnrinde läuft.
(B) Reflexantwort auf Lungenblähung.
(C) Änderung der Atemfrequenz und Atemtiefe bei Änderung der Sauerstoff- und Kohlendioxidspannung im Blut.
(D) Reaktion der Dehnungsrezeptoren im Karotissinus.
(E) Reizung der peripheren chemosensorischen Nervenendigungen nach Absinken des pO_2 durch Substanzen aus dem anaeroben Stoffwechsel.

5.6 – 3/86.1

Eine Hyperventilation beim Gesunden liegt mit Sicherheit vor bei

(A) Erhöhung des O_2-Partialdrucks im Blut
(B) erhöhter pulmonaler O_2-Konzentration
(C) erhöhter Atemfrequenz
(D) erniedrigtem arteriellem pCO_2
(E) erniedrigter exspiratorischer O_2-Konzentration

5.7 Schutzmechanismen des Atemapparates

Bislang keine Fragen

5.8 Nichtrespiratorische Funktion der Lunge

Bislang keine Fragen

5.9 Gewebsatmung

5.9 – 3/97.1

Für welche der nachfolgenden Größen ist bei anämischer Hypoxie **am wenigsten** mit einer Abnahme zu rechnen?

(A) gemischt-venöser O_2-Partialdruck
(B) O_2-Bindungskapazität des Blutes
(C) arterielle O_2-Sättigung
(D) gemischt-venöse O_2-Sättigung
(E) Konzentration des zweiwertigen Häm-Eisens

6 Arbeits- und Leistungsphysiologie

6

6.1 Wirkung gesteigerter Muskeltätigkeit

6.1 – 3/97.1

Bei schwerer körperlicher Arbeit mit Steigerung des Herzzeitvolumens auf das 4-5fache des Ruhewertes ändert sich die Durchblutung in welchem Organ prozentual **am wenigsten**?

(A) Darm
(B) Leber
(C) Niere
(D) Gehirn
(E) Herzmuskel

6.1 – 8/96.1

Bei schwerer körperlicher Arbeit kommt es zu einer/einem

(1) metabolischen Azidose
(2) respiratorischen Azidose
(3) Abnahme des Hämatokritwerts
(4) Anstieg der K^+-Konzentration im Blut

(A) nur 1 ist richtig
(B) nur 1 und 4 sind richtig
(C) nur 2 und 4 sind richtig
(D) nur 1, 3 und 4 sind richtig
(E) 1 – 4 = alle sind richtig

6.1 – 3/96.1

Welche Veränderung ist während maximaler körperlicher Arbeit im Vergleich zur Ruhe **nicht** zu erwarten?

(A) Die Herzfrequenz steigt im Verlauf der Arbeit stetig an und erreicht kein Plateau.
(B) Die Ventilation ist prozentual stärker erhöht als die O_2-Aufnahme.
(C) Die O_2-Konzentration in der A. pulmonalis ist erniedrigt.
(D) Der arterielle pH-Wert fällt ab.
(E) Der arterielle pCO_2 steigt an.

6.1 – 8/95.1

Zu Beginn einer Arbeit wird von der arbeitenden Muskulatur mehr Energie benötigt, als mit dem antransportierten O_2 gewonnen werden kann (O_2-Defizit).
An der Bereitstellung von Energie in dieser Phase sind beteiligt

(1) ATP
(2) Kreatinphosphat
(3) O_2 aus Myoglobin
(4) anaerobe Glyklyse

(A) nur 4 ist richtig
(B) nur 1 und 3 sind richtig
(C) nur 1,2 und 3 sind richtig
(D) nur 2, 3 und 4 sind richtig
(E) 1 – 4 = alle sind richtig

6.1 – 3/95.1

Welche Aussage trifft **nicht** zu?
Während schwerer körperlicher Arbeit kann

(A) mehr als 1 l Wasser pro Stunde durch die Haut ausgeschieden werden.
(B) der Basenüberschuß (BE) im arteriellen Blut um +10 mmol/l zunehmen.
(C) die Körperkerntemperatur auf über 39 °C steigen.
(D) der O_2-Verbrauch auf das 10 – 20fache des Wertes in Ruhe ansteigen.
(E) die arterielle K^+-Konzentration steigen.

6.1 – 3/95.2

Welche Aussage trifft **nicht** zu?
Beim Übergang von Ruhe zu mittelschwerer körperlicher dynamischer Arbeit

(A) steigt das Schlagvolumen
(B) steigt die arterielle Blutdruckamplitude
(C) steigt die Herzfrequenz
(D) sinkt der totale periphere Strömungswiderstand des Kreislaufs
(E) steigt die O_2-Konzentration in der Arteria pulmonalis.

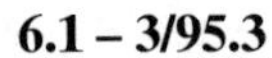

6.1 – 3/95.3

Die Kurve zeigt den Zeitverlauf einer Meßgröße X vor und während schwerer körperlicher Arbeit, die beim Pfeil beginnt.

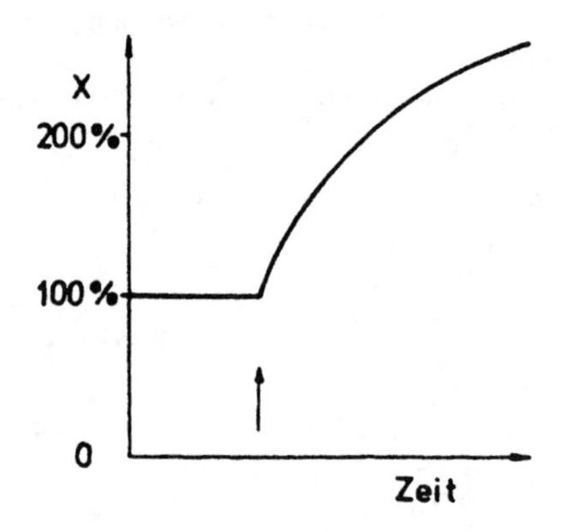

Welche der nachfolgenden Größen entspricht am ehesten der Größe X?

(A) Glukosekonzentration im Blut
(B) ATP-Konzentration im Muskel
(C) Herzschlagvolumen
(D) Herzfrequenz
(E) arterieller CO_2-Partialdruck

6.1 – 8/94.1

Die gestrichelte Kurve in den Diagrammen zeigt die normale O_2-Bindungskurve des Blutes.
Welche der durchgezogenen Kurven gibt die Veränderungen dieser O_2-Bindungskurve durch erschöpfende körperliche Arbeit am ehesten wieder?

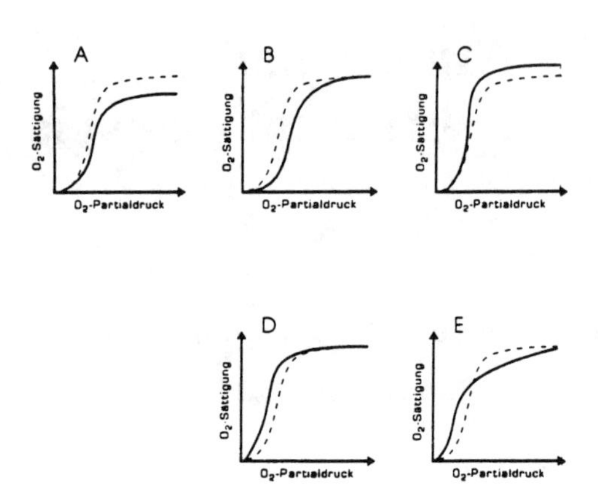

6.1 – 8/94.2

Bei schwerer Muskelarbeit ist gegenüber Ruhe welcher der folgenden Werte prozentual am stärksten angestiegen?

(A) Herzzeitvolumen
(B) O_2-Konzentrationsdifferenz zwischen dem Blut des linken und rechten Ventrikels
(C) arterielle Blutdruckamplitude
(D) Herzfrequenz
(E) Atemzeitvolumen

6.1 – 8/94.3

Welcher der Punkte A – E im folgenden HCO_3^--pH-Diagramm ist im arteriellen Blut bei schwerer körperlicher Arbeit zu erwarten?

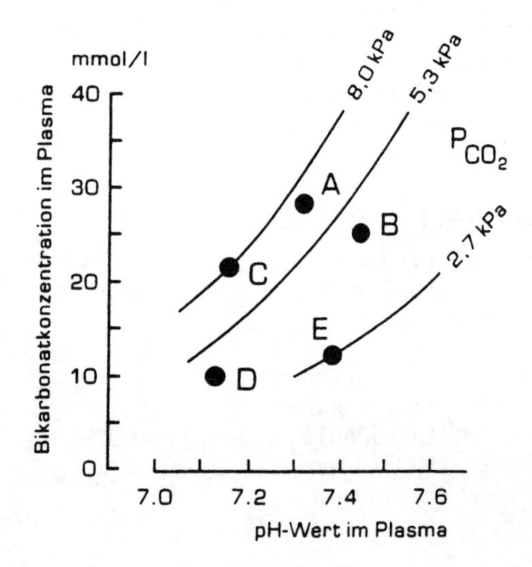

6.1 - 3/94.1

Der Herzmuskel deckt den Mehrbedarf an Energie bei schwerer körperlicher Arbeit (ca. 200 W)

(A) zu $^1/_5$ anaerob.
(B) hauptsächlich durch Milchsäureoxidation
(C) hauptsächlich durch Fettsäureoxidation
(D) hauptsächlich über Glucoseoxidation
(E) hauptsächlich durch die Oxidation von Glykogen, das im Herzmuskel gespeichert ist.

6.1 - 3/94.2

Welche Aussage trifft **nicht** zu?
Bei mittelschwerer dynamischer körperlicher Arbeit kommt es gegenüber körperlicher Ruhe im linken Herzventrikel zu folgenden Veränderungen:

(A) Die Füllungsphase wird kürzer.
(B) Die intraventrikuläre Druckamplitude wird größer.
(C) Die Kurve der Unterstützungsmaxima verläuft steiler.
(D) Das endsystolische Volumen steigt an.
(E) Die Erschlaffungsgeschwindigkeit nimmt zu.

6.1 - 3/94.3

Bei körperlicher Arbeit kommt es zu einer respiratorischen Azidose,
weil
das bei körperlicher Arbeit vermehrt gebildete CO_2 im Blut zur Lunge transportiert wird.

6.1 - 8/93.1

Bei körperlicher Arbeit fällt der arterielle Mitteldruck mit zunehmender Leistung ab,
weil
bei körperlicher Arbeit der totale periphere Gefäßwiderstand um einen größeren Faktor absinkt als das Herzzeitvolumen ansteigt.

6.1 - 3/93.1

Bei maximaler dynamischer körperlicher Arbeit steigt prozentual am stärksten

(A) die Herzfrequenz
(B) das Schlagvolumen
(C) der systolische Blutdruck
(D) das Herzzeitvolumen
(E) das Atemzeitvolumen

6.1 - 8/92.1

Bei körperlicher Arbeit mit einer Sauerstoffaufnahme von 1 l/min liegt die Herzfrequenz

(1) beim Kind (8 Jahre) höher als beim jungen Erwachsenen (20 Jahre)
(2) bei Frauen höher als bei Männern
(3) bei Untrainierten höher als bei Ausdauertrainierten

(A) nur 1 ist richtig
(B) nur 2 ist richtig
(C) nur 3 ist richtig
(D) nur 1 und 3 sind richtig
(E) 1 – 3 = alle sind richtig

6.1 - 8/92.2

Bei einer Verdoppelung der Herzfrequenz durch körperliche Arbeit

(A) steigt die Systolendauer.
(B) sinkt die Diastolendauer um mehr als 50%.
(C) steigt die QT-Dauer.
(D) steigt die Dauer der isovolumetrischen Anspannungsphase.
(E) bleibt die atrioventrikuläre Überleitungszeit praktisch konstant.

6.1 - 3/92.1

Welcher der folgenden Parameter nimmt bei leichter bis mittelschwerer körperlicher Arbeit um etwa den gleichen Faktor zu wie die O_2-Aufnahme?

(A) Herzfrequenz
(B) Herzzeitvolumen
(C) arterieller Blutdruck
(D) alveoläre Ventilation
(E) arterio-venöse O_2-Konzentrationsdifferenz

6.1 – 3/92.2

In welchem der folgenden Organe nimmt die Durchblutung bei länger dauernder mittelschwerer körperlicher Arbeit im Vergleich zur Ruhe am stärksten zu?

(A) Gehirn
(B) Niere
(C) Leber
(D) Haut
(E) nicht an der Arbeit beteiligte Muskulatur

6.1 – 3/92.3

Bei körperlicher Arbeit ist die O_2-Konzentrationsdifferenz zwischen dem Blut im linken und dem im rechten Ventrikel größer als in Ruhe,
weil
bei körperlicher Arbeit gegenüber Ruhe das Herzzeitvolumen prozentual weniger angestiegen ist als der O_2-Verbrauch.

6.1 – 8/91.1

Für die akute Anpassung des Kreislaufes an körperliche Arbeit (z. B. Radfahren) trifft welche der folgenden Aussagen **nicht** zu?

(A) Der systolische Blutdruck in der Aorta steigt stärker als der diastolische.
(B) Das Herzzeitvolumen wird überwiegend durch Zunahme des Schlagvolumens gesteigert.
(C) Während schwerer erschöpfender Arbeit steigt die Herzfrequenz kontinuierlich an.
(D) Der gesamte periphere Strömungswiderstand nimmt ab.
(E) Der venöse Rückstrom zum Herzen nimmt zu.

6.2 Leistungsdiagnostik

6.2 – 3/90.1

Die Dauerleistungsgrenze für eine Leistung am Fahrradergometer ist bei einem 20jährigen überschritten bei

(A) Arbeitspulsfrequenz 120/min
(B) Erholungspulssumme 90 Pulse
(C) Leistung 100 W
(D) Sauerstoffverbrauch 1,5 l/min
(E) Blutlaktatkonzentration 7 mmol/l

6.2 – 3/89.1

Welche der Aussagen über die spiroergometrische Prüfung der Leistungsfähigkeit eines gesunden Erwachsenen trifft **nicht** zu?

(A) Eine zuverlässige Bestimmung des Wirkungsgrades ist nur im steady state möglich.
(B) Bei maximaler Belastung kommt es zu einem Anstieg des alveolären CO_2-Partialdrucks.
(C) Eine zunehmende Herzfrequenz bei gleichbleibender Belastung weist auf baldige Ermüdung hin.
(D) Bei Ausdauertrainierten ist die Herzfrequenz bei gleicher Belastung niedriger als bei Untrainierten.
(E) Ein 70 kg schwerer Erwachsener kann eine Belastung von 70 W mindestens 10 min lang durchhalten.

6.2 – 3/88.1

Welche Aussage trifft **nicht** zu?
Die Dauerleistungsgrenze von dynamischer Muskelarbeit ist bei einem gesunden untrainierten 20 – 30jährigen als überschritten anzusehen bei

(A) einer Blutlaktatkonzentration von 5 mmol/1
(B) einer Herzfrequenz von 150 min^{-1}
(C) einer O_2-Aufnahme von 50 ml pro kg Körpergewicht und pro Minute
(D) einer O_2-Schuld von 1,5 l
(E) einem Herzzeitvolumen von 20 l/min

6.3 Training

6.3 – 3/97.1

Welcher der folgenden Parameter wird durch Ausdauertraining prozentual **am wenigsten** verändert?

(A) die Herzfrequenz in körperlicher Ruhe
(B) das Schlagvolumen bei körperlicher Belastung
(C) das maximale Atemzeitvolumen bei körperlicher Belastung
(D) der O_2-Verbrauch pro kg Körpergewicht in körperlicher Ruhe
(E) das enddiastolische Blutvolumen im linken Herzventrikel

6.3 – 8/93.1

Welcher der genannten Parameter ist bei ausdauertrainierten, herzgesunden Probanden in körperlicher Ruhe deutlich höher als bei untrainierten, herzgesunden Probanden?

(A) Herzzeitvolumen
(B) Herzschlagvolumen
(C) Atemzeitvolumen
(D) O_2-Verbrauch des Organismus
(E) Hämatokrit

6.3 – 3/93.1

Ausdauertrainierte haben, verglichen mit Untrainierten gleichen Alters, Geschlechts und gleicher Körperoberfläche

(1) eine niedrigere Herzfrequenz in körperlicher Ruhe
(2) ein größeres enddiastolisches Volumen des linken Ventrikels
(3) eine höhere maximale Herzfrequenz bei körperlicher Arbeit
(4) ein höheres Herzzeitvolumen in körperlicher Ruhe

(A) nur 1 ist richtig
(B) nur 1 und 2 sind richtig
(C) nur 2 und 3 sind richtig
(D) nur 1, 3 und 4 sind richtig
(E) 1 – 4 = alle sind richtig

6.3 – 8/91.1

Welche der folgenden Größen kann durch Ausdauertraining (z. B. Schwimmen) prozentual **am wenigsten** gesteigert werden?

(A) das Herzvolumen
(B) das maximale Atemzeitvolumen
(C) das maximale Herzzeitvolumen
(D) die maximale Herzfrequenz
(E) die maximale O_2-Aufnahme

6.4 Ermüdung und Erholung

Bislang keine Fragen

6.5 Überbelastung

6.5 – 8/96.1

Stunden nach Überlastung eines untrainierten Muskels tritt ein Muskelkater auf. Welche der folgenden Aussagen trifft für diesen Schmerz **nicht** zu?

(A) Er kommt durch Mikrotraumen der Muskulatur zustande.
(B) Er wird durch langsam leitende afferente Nervenfasern vermittelt.
(C) Er ist durch die hohe Milchsäurekonzentration im Muskel bedingt.
(D) Er tritt vor allem nach Bremsbelastungen auf (Bergabgehen).
(E) Er wird durch Entzündungsmediatoren vermittelt.

6.5 – 8/89.1

Bei erschöpfender körperlicher Arbeit kommt es zu einem Abfall des Standardbikarbonats,
weil
bei erschöpfender körperlicher Arbeit der arterielle CO_2-Partialdruck absinkt.

7 Ernährung, Verdauungstrakt, Leber

7

7.1 Ernährung

7.1 – 8/95.1

Der tägliche Bedarf (mg/Tag) des Organismus an welchem der folgenden Elemente ist **am geringsten**?

(A) Phosphor
(B) Calcium
(C) Chlor
(D) Kalium
(E) Eisen

7.1 – 3/94.1

Bei rein pflanzlicher Kost droht am ehesten ein Mangel an Vitamin

(A) A
(B) B_{12}
(C) C
(D) D
(E) E

7.2 Motorik des Magen-Darm-Traktes

7.2 – 8/96.1

Welche Aussage trifft **nicht** zu?
Der Akkommodationsreflex des Magens

(A) ist im "proximalen" Magen stärker ausgeprägt als im "distalen" Magen.
(B) hat die Dehnung der Magenwand als auslösenden Reiz.
(C) führt zur Relaxation der Magenwand.
(D) verläuft postganglionär in cholinergen Fasern des Plexus myentericus.
(E) ist ein vagovagaler Reflex.

7.2 – 8/96.2

Der Tonus des unteren Ösophagussphinkters

(1) wird über Nervenfasern gesenkt, die weder cholinerg noch adrenerg sind.
(2) wird durch Gastrin erhöht.
(3) beginnt zu sinken, wenn der geschluckte Bissen das untere Drittel des Ösophagus erreicht.

(A) nur 2 ist richtig
(B) nur 3 ist richtig
(C) nur 1 und 2 sind richtig
(D) nur 2 und 3 sind richtig
(E) 1 – 3 = alle sind richtig

7.2 – 8/93.1

Die Kontraktionswellen des Magen-Antrums

(A) werden durch Schrittmacherzellen in der Cardia-Wand ausgelöst.
(B) werden bei erhöhter Gastrin-Plasmakonzentration frequenter.
(C) treten bei leerem Magen häufiger auf als bei vollem.
(D) haben bei vollem Magen eine Frequenz von etwa 0,2 min^{-1}.
(E) setzen sich während der Verdauungsphase bis ins Duodenum fort.

7.2 – 3/89.1

Welche der Aussagen über das Kolon trifft **nicht** zu?

(A) Die mittlere Passagezeit durch das Kolon beträgt bei unserer faserstoffarmen Mischkost 2 – 3 Tage.
(B) Mehrmals täglich erfolgen propulsive Massenbewegungen.
(C) Es strömen täglich ca. 1,5 l Chymus in das Caecum.
(D) Durch Nahrungsaufnahme wird die Kolonmotilität gesteuert („gastrokolischer Reflex").
(E) Faserstoffreiche Nahrung verlangsamt die Kolonpassage.

7.2 – 3/88.1

Welche Aussage zum Transport des Bolus im Ösophagus bei der Nahrungsaufnahme trifft zu?

(A) Die (primären) peristaltischen Bewegungen werden myogen ausgelöst.
(B) Nach beidseitigem Ausfall des N. vagus ist eine (primäre) Peristaltik nicht mehr möglich.
(C) Die Kraft der Peristaltik reicht in der Regel zur Überwindung der Schwerkraft (Kopfstand) nicht aus.
(D) Die Innervation der Muskulatur des oberen Ösophagusabschnitts erfolgt durch postganglionäre Fasern nach Umschaltung im Plexus submucosus.
(E) Bei Durchschneidung des Muskelschlauchs des Ösophagus kann die (primäre) peristaltische Welle nicht mehr auf den distalen Ösophagusanteil übergreifen.

7.3 Sekretion

7.3 – 3/97.1

Welche Aussage zum Bilirubin trifft **nicht** zu?

(A) Es stammt zum größten Teil aus dem Hämoglobin-Abbau.
(B) Unkonjugiertes Bilirubin ist im Plasma an Albumin gebunden.
(C) Es wird nach Konjugation in die Leber-Canaliculi sezerniert.
(D) Es wird nach Abgabe in den Darm zu über 80% reabsorbiert.
(E) Urobilinogen entsteht durch Darmbakterien aus Bilirubin.

7.3 – 8/96.1

Für die großen Mundspeicheldrüsen gilt:

(1) Der von den Endstücken sezernierte Primärspeichel hat eine Osmolalität von 30 – 50 mosm/l.
(2) Die Ausführungsgänge sezernieren K^+ und HCO_3^- ins Lumen.
(3) Die Ausführungsgänge resorbieren Na^+ und Cl^- aus dem Lumen.
(4) Sowohl Acetylcholin als auch Noradrenalin stimulieren die Primärspeichelsekretion der Endstücke.

(A) nur 2 ist richtig
(B) nur 4 ist richtig
(C) nur 1 und 3 sind richtig
(D) nur 1 und 4 sind richtig
(E) nur 2, 3 und 4 sind richtig

7.3 – 3/96.1

Die Magensaftsekretion wird **nicht** gehemmt durch

(A) Sekretin
(B) Somatostatin
(C) Neurotensin
(D) GIP
(E) Histamin

7.3 – 3/96.2

Welche Aussage zum Gastrin trifft **nicht** zu?

(A) Es stimuliert die H^+-Sekretion aus den Belegzellen.
(B) Es fördert die peristaltischen Kontraktionswellen im distalen Magen.
(C) Der N. vagus fördert die Gastrinfreisetung aus den G-Zellen.
(D) Dehnung der Wand des Antrum fördert die Gastrinfreisetzung.
(E) Saurer Magensaft ($pH < 3$) fördert die Gastrinfreisetzung.

7.3 – 8/95.1

Welche Aussage trifft **nicht** zu?
Die Leber

(A) produziert Harnstoff.
(B) sezerniert Steroide.
(C) speichert Cobalamine.
(D) bildet Somatomedine.
(E) synthetisiert Glukagon.

7.3 – 8/95.2

Welche Aussage trifft **nicht** zu?
Die HCI-Sekretion der gastralen Belegzellen wird stimuliert durch

(A) hohe Sekretinkonzentration im Blut.
(B) Histaminfreisetzung in der Magenwand.
(C) hohe Gastrinkonzentration im Blut.
(D) Füllung des Magens.
(E) Acetylcholinfreisetzung in der Magenwand.

7.3 – 8/95.3

Das hauptsächlich Sekretionsprodukt der G-Zellen des Magens ist

(A) Schleim
(B) HCI
(C) Cholecystokinin (CCK)
(D) Gastrin
(E) Pepsinogen

7.3 – 3/95.1

Welche Aussage zu den Gallensäuren trifft **nicht** zu?

(A) Primäre Gallensäuren werden in der Leber aus Cholesterin gebildet.
(B) Gallensäuren werden aus dem Darmlumen resorbiert.
(C) Gallensäuren werden vor allem konjugiert mit Glycin oder Taurin in die Galle sezerniert.
(D) Erhöhte Konzentration von Gallensäuren in der Pfortader fördert die Gallensäurebildung in der Leber.
(E) Erhöhte Konzentration von Gallensäuren in der Pfortader fördert die Gallensekretion in der Leber.

7.3 – 8/94.1

Welche Aussage zum Magensaft trifft **nicht** zu?

(A) Histamin stimuliert die HCI-Produktion der Belegzellen.
(B) Ein Abfall des pH-Wertes des Magensaftes hemmt die Gastrin-Freisetzung.
(C) Erhöhte Protonenkonzentration im Magensaft hemmt die Muzinproduktion des Magenschleimhautepithels.
(D) Die Pepsinogensekretion der Hauptzelle wird durch cholinerge nervale Reize stimuliert.
(E) Gastrin stimuliert die Pepsinogenfreisetzung der Hauptzellen.

7.3 – 8/94.2

Das gastroinhibitorische Peptid (GIP)

(1) wird von endokrinen Zellen in der duodenalen Schleimhaut synthetisiert.
(2) wird bei hoher Glucose-Konzentration im Dünndarmlumen vermehrt in das Blut sezerniert.
(3) hemmt in hoher Konzentration die Salzsäureproduktion und die Motilität des Magens.
(4) hemmt die Insulin-Sekretion der B-Zellen.

(A) nur 1 und 2 sind richtig
(B) nur 1 und 3 sind richtig
(C) nur 1, 2 und 3 sind richtig
(D) nur 1, 3 und 4 sind richtig
(E) nur 2, 3 und 4 sind richtig

7.3 – 3/94.1

An der luminalen Membran der Belegzellen des Magens werden H^+-Ionen aus der Zelle transportiert.
Um welchen Transportmechanismus handelt es sich dabei?

(A) ATPase, die H^+ gegen K^+ austauscht.
(B) ATPase, die H^+ zusammen mit HCO_3^- transportiert.
(C) ATPase, die H^+ gegen Na^+ austauscht.
(D) Carrier, der H^+ zusammen mit Cl^- transportiert.
(E) H^+-Kanal.

7.3 – 3/94.2

Welche der folgenden Hormone werden vom Duodenum sezerniert?

(1) Sekretin
(2) Gastrin
(3) Cholecystokinin
(4) GIP

(A) nur 1, 2 und 3 sind richtig
(B) nur 1, 2 und 4 sind richtig
(C) nur 1, 3 und 4 sind richtig
(D) nur 2, 3 und 4 sind richtig
(E) 1 – 4 = alle sind richtig

7.3 – 3/94.3

Welche Aussage zur Verdauung trifft **nicht** zu?

(A) Gallensäuren stimulieren die Gallesekretion.
(B) Die Freisetzung von Cholecystokinin-Pankreozymin wird durch Fettsäuren und Peptide stimuliert.
(C) Die Stimulierung der Wasser- und Hydrogenkarbonatsekretion in den Pankreasgangzellen ist cAMP-abhängig.
(D) Cortisol stimuliert die Muzinproduktion.
(E) Somatostatin hemmt die Gastrin-Freisetzung.

7.3 – 3/94.4

Bilirubinglucuronid

(1) wird in den Leberzellen gebildet.
(2) wird bei einem Gallengangsverschluß vermehrt im Plasma gefunden.
(3) unterliegt zu 70 – 90% (bezogen auf die in den Dünndarm gelangende Menge) einem enterohepatischen Kreislauf.

(A) nur 1 ist richtig
(B) nur 3 ist richtig
(C) nur 1 und 2 sind richtig
(D) nur 1 und 3 sind richtig
(E) 1 – 3 = alle sind richtig

7.3 – 3/94.5

Nach Stimulation durch Sekretin erhöht sich im Pankreassaft die Konzentration von

(1) H^+-Ionen
(2) Chlorid
(3) Bikarbonat

(A) nur 1 ist richtig
(B) nur 3 ist richtig
(C) nur 1 und 2 sind richtig
(D) nur 2 und 3 sind richtig
(E) 1 – 3 = alle sind richtig

7.3 – 3/94.6

10 ml Magensaft gelangen mit einem pH von 1 in den Dünndarm.
Wieviel HCO_3^- wird im Dünndarm benötigt, um diese Flüssigkeit ungefähr auf dem Plasma-pH-Wert zu neutralisieren? Etwa

(A) 0,01 mmol
(B) 0,05 mmol
(C) 0,1 mmol
(D) 0,5 mmol
(E) 1 mmol

7.3 – 3/94.7

Wodurch wird die Magensäureproduktion gehemmt?

(A) Stimulierung von Histaminrezeptoren vom Typ H_2
(B) erhöhte Gastrinausschüttung
(C) Anstieg der H^+-Ionenkonzentration im Magensaft auf 30 mmol/h
(D) erhöhte Aktivität der K^+/H^+-ATPase der Belegzellen des Magens
(E) verstärkte Parasympathikusaktivität

7.3 – 8/93.1

Für die Gallenflüssigkeit gilt:

(A) Das molare Mischungsverhältnis von Cholesterin/Gallensäuren/Phosphatidylcholin (= Lecithin) in der Galle beträgt normalerweise etwa 80% : 15% : 5%.
(B) Eine Erhöhung der Gallensalzkonzentration im Plasma erniedrigt die Gallensekretionsrate der Leber (negative Rückkoppelung).
(C) Die Zusammensetzung der Lebergalle wird in erster Linie durch Einwirkung von Cholezystokinin-Pankreozymin auf die intrahepatischen Gallengänge modifiziert.
(D) Die Gallenflüssigkeit enthält normalerweise mehr unkonjugiertes als Glucuronsäurekonjugiertes Bilirubin.
(E) Die Gallenproduktion dient u. a. der Ausscheidung von Fremdstoffen.

7.3 – 8/93.2

Beim Neugeborenen kommt es zu einem Anstieg des Serumbilirubins, weil

(A) noch keine bakterielle Besiedlung des Darmtraktes erfolgt.
(B) eine verstärkte Hämoglobinsynthese stattfindet.
(C) in der Leber des Neugeborenen nur eine geringe Aktivität der UDP-Glucuronyl-Transferase vorliegt.
(D) die Bilirubinausscheidung über die Niere noch nicht erfolgen kann.
(E) die Galleproduktion des Neugeborenen gering ist.

7.3 – 8/93.3

Welche Aussage trifft **nicht** zu?
Gallensäuren

(A) sind amphipathe (amphiphile) Stoffe.
(B) verlieren nach Konjugation mit Taurin ihre biologische Wirksamkeit.
(C) unterliegen einem enterohepatischen Kreislauf.
(D) hemmen die Cholesterolsynthese.
(E) können mit Fettsäuren oder Cholesterol in Wasser mizellare Lösungen bilden.

7.3 – 8/93.4

Welche der folgenden Größen im Speichel fällt mit zunehmender Sekretionsrate ab?

(A) Osmolalität
(B) Na^+-Konzentration
(C) K^+-Konzentration
(D) Cl^--Konzentration
(E) HCO^-_3-Konzentration

7.3 – 3/93.5

An der Stimulation der Sekretion des Mundspeichels sind beteiligt

(1) Acetylcholin
(2) Noradrenalin
(3) Substanz P

(A) nur 1 ist richtig
(B) nur 2 ist richtig
(C) nur 3 ist richtig
(D) nur 1 und 3 sind richtig
(E) 1 – 3 = alle sind richtig

7.3 – 3/93.6

Ein Absinken der Konzentration von Gallensäuren in der Galle kann zur Bildung Cholesterolhaltiger Gallenstein führen,
weil
bei Gallensäuremangel nicht genügend lösliche Cholesterol-Gallensäureester gebildet werden können.

7.3 – 3/93.7

Wenn die Sekretin-Konzentration im Plasma ansteigt, so

(1) gibt die Leber vermehrt Galle ab.
(2) bleibt die Pankreassaft-Flußrate praktisch unverändert.
(3) erweitert sich der Pylorus.

(A) Keine der Aussagen 1 – 3 ist richtig
(B) nur 1 ist richtig
(C) nur 2 ist richtig
(D) nur 2 und 3 sind richtig
(E) 1 – 3 = alle sind richtig

7.3 – 3/93.8

Welche Aussage trifft **nicht** zu?

	Hormon	**Wirkung**
(A)	Gastrin	erhöht die Magensaftsekretion
(B)	Histamin	erhöht die Magensaftsekretion
(C)	Motilin	verlangsamt die Magenentleerung
(D)	Sekretin	verlangsamt die Magenentleerung
(E)	Sekretin	steigert die Pankreassaftsekretion

7.3 – 3/93.9

Die Belegzellen des Magens besitzen in ihrer an das Drüsenlumen grenzenden Zellmembran

(1) Na^+/K^+-ATPase
(2) H^+/K^+-ATPase
(3) Na^+/H^+-ATPase

(A) nur 1 ist richtig
(B) nur 2 ist richtig
(C) nur 1 und 2 sind richtig
(D) nur 2 und 3 sind richtig
(E) 1 – 3 = alle sind richtig

7.3 – 3/93.10

Welche Aussage über die Verdauung trifft **nicht** zu?

(A) Die Proteinasen des Pankreas werden im Darmlumen durch limitierte Proteolyse aktiviert.
(B) Carboxypeptidasen spalten Aminosäuren vom COO^--Ende eines Peptids ab.
(C) Cholinerge Reize stimulieren die Muzinproduktion in der Magenschleimhaut.
(D) Glucocorticoide hemmen die Muzinproduktion in der Magenschleimhaut.
(E) Durch Glucose, Aminosäuren oder Fettsäuren wird die Sekretion des gastroinhibitorischen Peptids (GIP) im Duodenum gehemmt.

7.3 – 3/89.1

Welche Aussage trifft **nicht** zu?
An der luminalen Membran der säureproduzierenden Zellen der Magenmukosa (Belegzellen) wird

(A) K^+ ins Lumen transportiert
(B) K^+ in die Zelle transportiert
(C) H^+ ins Lumen transportiert
(D) Cl^- ins Lumen transportiert
(E) Na^+ mit der Na^+/K^+-ATPase aktiv ins Lumen transportiert

7.3 – 8/87.1

Die Gastrinbildung im Magen

(1) wird durch mäßige Dehnung des Magens gehemmt.
(2) wird durch Vagusreiz gefördert.
(3) durch starke Säuerung des Mageninhalts gehemmt.
(4) wird durch Eiweiß-Abbauprodukte angeregt.

(A) nur 2 ist richtig
(B) nur 3 und 4 sind richtig
(C) nur 1, 2 und 4 sind richtig
(D) nur 2, 3 und 4 sind richtig
(E) 1 – 4 = alle sind richtig

7.3 – 8/86.1

Die Freisetzung von Enzymen aus dem exokrinen Pankreas wird gefördert durch

(1) Cholezystokinin
(2) Insulin
(3) Glukagon
(4) Stimulation des Parasympathikus

(A) nur 1 und 3 sind richtig
(B) nur 1 und 4 sind richtig
(C) nur 2 und 4 sind richtig
(D) nur 1, 2 und 4 sind richtig
(E) nur 1, 3 und 4 sind richtig

7.3 – 8/86.2

Cholezystokinin-Pankreozymin

(1) wird im Duodenum gebildet.
(2) bewirkt Kontraktion der Gallenblase.
(3) regt die Sekretion eines besonders Bicarbonat- und volumenreichen Pankreassaftes an.

(A) nur 2 ist richtig
(B) nur 3 ist richtig
(C) nur 1 und 2 sind richtig
(D) nur 1 und 3 sind richtig
(E) 1 – 3 = alle sind richtig

7.4 Aufschluß der Nahrung

7.4 – 3/96.1

Welche Aussage über Verdauungsenzyme des Pankreas trifft **nicht** zu?

(A) Zu ihnen gehört Cholesterolesterase.
(B) Sie werden zum Teil als Proenzyme gebildet.
(C) Unter ihnen gibt es Metalloenzyme.
(D) Ihre Freisetzung wird z. T. hormonell reguliert.
(E) Sie unterliegen einem enterohepatischen Kreislauf.

7.4 – 8/95.1

Welches ist **kein** typischer Bestandteil der im Dünndarmlumen gebildeten Mizellen?

(A) Taurocholat
(B) Glykocholat
(C) Vitamin A
(D) 2-Monoacylglycerine
(E) Apoliproprotein

7.4 – 3/95.1

Chymotrypsinogen wird in Chymotrypsin überführt durch Einwirken von

(A) Enteropeptidase
(B) Hydrogenkarbonat
(C) Tyrosin
(D) Trypsin
(E) intrinsic factor

7.4 – 3/95.2

Welches (Pro-) Enzym kommt im primären Pankreassaft typischerweise **nicht** vor?

(A) Trypsinogen
(B) unspezifische Lipase (Cholesterin-Esterase)
(C) Maltase
(D) Pro-Carboxypeptidase
(E) Ribonuklease

7.4 – 8/94.1

Welche Aussage trifft **nicht** zu?
Zu den im Pankreas gebildeten Hydrolasen bzw. Vorstufen von Hydrolasen gehören:

(A) Procarboxypeptidase
(B) Chymotrypsinogen
(C) Ribonuklease
(D) Cholesterolesterase
(E) Enterokinase (Enteropeptidase)

7.4 – 8/94.1

Welches der folgenden Vitamine kommt im Dünndarmlumen am ehesten im “Kern” von Mizellen vor?

(A) A
(B) B_1
(C) B_2
(D) B_6
(E) C

7.4 – 3/94.1

Welche der Aussagen zum Kolon trifft **nicht** zu?

(A) Na^+ wird im Kolon resorbiert, während K^+ in das Lumen sezerniert wird.
(B) Unverdauliche Pflanzenfasern können bakteriell im Kolon zu Fettsäuren umgesetzt werden.
(C) Die Mehrzahl der Kolonbakterien sind obligate Anaerobier.
(D) Die Anionen im Kolon sind zum großen Teil Anionen organischer Säuren.
(E) Das Stuhlgewicht beträgt bei normaler Nahrung durchschnittlich 400 – 500 g/24 Std.

7.4 – 3/94.2

Welches Enzym ist **nicht** an der gastrointestinalen Verdauung beteiligt?

(A) Maltase
(B) Carboxypeptidase
(C) Kathepsin D
(D) Lipase
(E) Aminopeptidase

7.4 – 8/93.1

Welches der folgenden Enzyme bzw. Proenzyme ist ein wichtiger Bestandteil des Pankreassaftes?

(A) Phospholipase A_2
(B) Lipoproteinlipase(C) Lactase
(D) Pepsinogen
(E) Carboanhydrase

7.4 – 8/88.1

Welche Aussage(n) über die menschliche Darmflora trifft (treffen) zu?

(1) Die Darmflora ist an der Vitaminversorgung beteiligt.
(2) Die Darmflora setzt Bilirubin und Bilirubindiglucuronid weiter um.
(3) Durch die Darmflora wird Zellulose für den Menschen verwertbar.

(A) nur 1 ist richtig
(B) nur 2 ist richtig
(C) nur 1 und 2 sind richtig
(D) nur 1 und 3 sind richtig
(E) nur 2 und 3 sind richtig

7.5 Resorption

7.5 – 3/96.1

Bei welchen Membranen ist der Konzentrationsgradient der Glucose die treibende Kraft für den Glucose-Transport in die Zelle?

(1) Bürstensaummembran der Mukosazellen
(2) luminale Membran der Tubuluszellen
(3) Plasmamembran der Adipozyten
(4) Plasmamembran der Hepatozyten

(A) nur 1 und 2 sind richtig
(B) nur 3 und 4 sind richtig
(C) nur 1, 2 und 3 sind richtig
(D) nur 1, 2 und 4 sind richtig
(E) nur 2, 3 und 4 sind richtig

7.5 – 8/95.1

Welche Aussage trifft **nicht** zu?
Im oberen Dünndarm werden vorwiegend absorbiert:

(A) Glukose
(B) Alanin
(C) Eisen
(D) Cobalamin
(E) Glycin

7.5 – 3/95.1

Das Ileum ist der typische Resorptionsort für

(A) Vitamin B_{12} (Cobalamin)
(B) Fette
(C) Peptide bzw. Aminosäuren
(D) Eisen
(E) Folsäure (Pteroylglutaminsäure)

7.5 – 3/94.1

Welche Aussagen zu Chylomikronen treffen zu?

(1) Sie gehören zu den Lipoproteinen mit sehr hohem Lipid/Protein-Verhältnis.
(2) Weniger als 10% der Lipide sind Cholesterol bzw. Cholesterolester.
(3) Sie werden in den Lysosomen der Fettzellen abgebaut.
(4) Die in ihnen enthaltenen Neutralfette werden durch Lipoproteinlipase gespalten.

(A) nur 1 und 2 sind richtig
(B) nur 1 und 4 sind richtig
(C) nur 1, 2 und 3 sind richtig
(D) nur 1, 2 und 4 sind richtig
(E) nur 2, 3 und 4 sind richtig

7.5 – 3/93.1

Bei chronischem Mangel an intrinsic factor im Magensaft kommt es langfristig zu einer Anämie,
weil
eine intakte Folsäure-Resorption im Darm für eine normale Erythrozytenbildung notwendig ist.

7.5 – 3/93.2

Für die Chylomikronen gilt **nicht**:

(A) Sie transportieren Lipide in der Darmlymphe.
(B) Sie enthalten Apolipoproteine.
(C) Sie enthalten Phospholipide.
(D) Sie bestehen zu weniger als 50% aus Triacylglycerolen.
(E) Sie werden durch Lipoproteinlipase abgebaut.

7.5 – 3/91.1

Welches Flüssigkeitsvolumen wird durchschnittlich pro Tag durch die Wand von Dünn- und Dickdarm netto-resorbiert?

(A) 0,5 bis 1,0 l
(B) 1,5 bis 2,0 l
(C) 3,0 bis 4,0 l
(D) 6,0 bis 12,0 l
(E) 14,0 bis 18,0 l

7.5 – 8/90.1

Eine Cobalamin (Vitamin B_{12})-Mangelerkrankung kann **nicht** verursacht sein durch

(A) operative Entfernung des Magens
(B) operative Entfernung des Ileums
(C) unzureichende Ernährung mit frischem Obst und Gemüse
(D) Transcobalamin-Mangel
(E) verminderte Sekretion des intrinsic factors

7.5 – 3/90.1

Welche Aussage zur Fe-Resorption trifft **nicht** zu?

(A) Die Regulation der Eisenbilanz im Körper erfolgt durch die Ausscheidung eisenhaltiger Abbauprodukte von Hämoglobin.
(B) Der durchschnittliche tägliche Eisengehalt der Nahrung liegt in Deutschland bei 10 – 20 mg.
(C) Eisen wird sowohl in zweiwertiger als auch in dreiwertiger Form resorbiert.
(D) Aufnahme und Abgabe von dreiwertigem Eisen in die bzw. aus der Dünndarmepithelzelle sind aktive Transportvorgänge.
(E) Aus der täglichen Nahrung werden ca. 10% des Eisens resorbiert.

7.5 – 8/88.1

Für die Verdauung und Resorption von Kohlenhydraten gilt folgende Aussage:

(A) Der Anteil von Saccharose, Lactose, Glucose und Fructose ist in normaler Mischkost größer als der von Stärke.
(B) Amylase spaltet β-glykosidische Bindungen der Polysaccharide.
(C) Der Kohlenhydratabbau im Darmlumen läuft relativ langsam ab, so daß der Hauptort der Kohlenhydratresorption das untere Jejunum und obere Ileum ist.
(D) Die Resorption von Glucose und Galaktose erfolgt passiv, während Fructose aktiv resorbiert wird.
(E) Da Kohlenhydrate praktisch nur als Monosaccharide resorbiert werden, müssen Oligosaccharide durch Oligosaccharidasen in der Bürstensaummembran vor ihrer Resorption gespalten werden.

8 Energie- und Wärmehaushalt

8

8.1 Energiehaushalt

8.1 – 3/97.1

Der physiologische Brennwert der Nahrungstriglyceride beträgt durchschnittlich etwa:

(A) 39 kJ/g (9,3 kcal/g)
(B) 17 kJ/g (4,1 kcal/g)
(C) 22 kJ/g (5,2 kcal/g)
(D) das 1,5fache des physiologischen Brennwertes von Nahrungsproteinen
(E) knapp die Hälfte des physiologischen Brennwertes der pflanzlichen Stärke

8.1 – 8/96.1

Wie hoch ist der tägliche Energieverbrauch eines 70 kg schweren Mannes bei Ruheumsatzbedingungen?

(A) 7 – 10 MJ/d
(B) 12 – 15 MJ/d
(C) 20 – 25 MJ/d
(D) 30 – 35 MJ/d
(E) 40 – 45 MJ/d

8.1 – 3/96.1

Die physiologischen Brennwerte (kJ/g) der Nährstoffe betragen relativ zueinander etwa

	Eiweiß		Kohlenhydrate		Fette
(A)	1	:	2	:	2
(B)	1	:	2	:	1
(C)	1	:	1	:	2
(D)	2	:	1	:	1
(E)	2	:	2	:	1

8.1 – 8/95.1

Der respiratorische Quotient ist bei der Verbrennung von Fetten kleiner als bei der Verbrennung von Kohlenhydraten,
weil
der physiologische Brennwert der Fette kleiner ist als der von Kohlenhydraten.

8.1 – 3/95.1

Wie hoch ist etwa der Energieverbrauch während eines 20minütigen Laufes, wenn die O_2-Aufnahme des Läufers in dieser Zeit 2 l/min beträgt und die Sauerstoffschuld vernachlässigbar klein ist?

(A) 200 kJ
(B) 400 kJ
(C) 800 kJ
(D) 1000 kJ
(E) 1200 kJ

8.1 – 8/94.1

Wie hoch ist die physiologisch nutzbare Energie einer Nahrung, die 50 g Triglyceride, 100 g tierisches Eiweiß und 300 g Stärke, sonst aber keine energetisch nutzbaren Substanzen enthält?

(A) 400 – 1000 kJ
(B) 2000 – 3000 kJ
(C) 4000 – 6000 kJ
(D) 7000 – 10000 kJ
(E) 11000 – 14000 kJ

8.1 – 3/94.1

Welche Aussage trifft **nicht** zu?
Bei der vollständigen Oxidation von 1 mol Glukose (= 180 g) im Stoffwechsel

(A) entstehen 6 mol H_2O.
(B) werden etwa 134 l O_2 verbraucht.
(C) entspricht die umgesetzte Energie etwa dem täglichen Grundumsatz eines jungen Mannes (70 kg schwer, 175 cm groß).
(D) beträgt der respiratorische Quotient rund 1,0, sofern nicht gleichzeitig auch Fett und Proteine oxidiert werden.
(E) wird pro mol O_2 ein mol CO_2 frei.

8.1 – 3/94.2

Nach der Höhe ihrer biologischen Brennwerte (kJ/g) geordnet, ergibt sich folgende Reihenfolge:

(A) Äthanol > Eiweiße > Fette
(B) Eiweiße > Fette > Äthanol
(C) Fette > Äthanol > Eiweiße
(D) Eiweiße > Äthanol > Fette
(E) Fette > Eiweiße > Äthanol

8.1 – 3/93.7

Das Atemzeitvolumen einer Versuchsperson betrage 15 l/min (STPD), der exspiratorische Volumenanteil des O_2 0,17 l/l, der inspiratorische Volumenanteil des O_2 0,21 l/l.
Wie hoch ist ungefähr der Energieumsatz?

(A) 50 W
(B) 100 W
(C) 200 W
(D) 400 W
(E) Der Energieumsatz kann aus den gegebenen Meßwerten allein nicht abgeschätzt werden.

8.1 – 8/92.1

In einer Diät sollen 90 g Fett äquikalorisch durch Eiweiß ersetzt werden. Welche Eiweißmenge erfüllt diese Bedingung am ehesten?

(A) 50 g
(B) 90 g
(C) 100 g
(D) 150 g
(E) 200 g

8.1 – 8/92.2

Für Nahrungsfette gilt:

(1) Ihr kalorisches Äquivalent beträgt unter Standardbedingungen etwa 39 kJ/l O_2.
(2) Ihre vollständige Oxidation liefert pro mol verbrauchten O_2 ca. 0,7 mol CO_2.
(3) In den westlichen Industrieländern liefern sie im Mittel 20 – 50% an Energie in der Nahrung

(A) nur 2 ist richtig
(B) nur 1 und 2 sind richtig
(C) nur 1 und 3 sind richtig
(D) nur 2 und 3 sind richtig
(E) 1 – 3 = alle sind richtig

8.1 – 3/92.1

Eine Versuchsperson mit einem Energieumsatz von 8 kJ/min (ca. 2 kcal/min) hat einen O_2-Verbrauch (STPD) von etwa

(A) 100 ml/min
(B) 200 ml/min
(C) 300 ml/min
(D) 400 ml/min
(E) 500 ml/min

8.1 – 8/91.1

In einer Diät sollen 90 g Eiweiß äquikalorisch durch Stärke ersetzt werden. Wieviel Stärke erfüllt diese Bedingung am ehesten?

(A) 50 g
(B) 90 g
(C) 150 g
(D) 190 g
(E) 200 g

8.1 – 8/91.2

Bei ausschließlicher Glukoseoxidation beträgt der respiratorische Quotient im steady state 1,0,
weil
bei der Glukoseoxidation genausoviel O_2 verbraucht wie CO_2 gebildet wird.

8.1 – 3/88.1

Im Bild ist eine Registrierung des O_2-Verbrauchs dargestellt, wie sie bei der Bestimmung des Energieumsatzes nach dem Prinzip des "geschlossenen Systems" gewonnen werden kann.

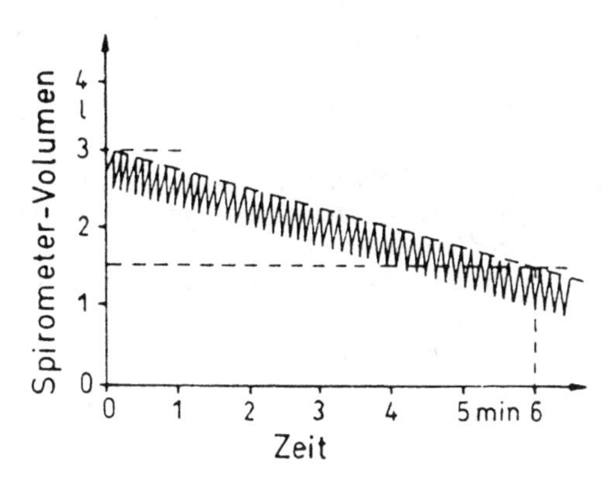

Welcher Energieumsatz errechnet sich etwa aus den Meßdaten?

(A) 200 kJ/h (50 kcal/h)
(B) 300 kJ/h (75 kcal/h)
(C) 400 kJ/h (100 kcal/h)
(D) 500 kJ/h (125 kcal/h)
(E) 600 kJ/h (150 kcal/h)

8.1 – 8/87.1

Ein Mensch nimmt 3 Wochen lang täglich 160 kJ (ca. 40 kcal) mehr zu sich, als er verbraucht. Bei Speicherung dieser Energie in Form von Fett setzt er in dieser Zeit folgende Fettmenge an:

(A) ca. 50 g
(B) ca. 100 g
(C) ca. 180 g
(D) ca. 240 g
(E) ca. 400 g

8.2 Wärmehaushalt und Temperaturregulation

8.2 – 8/96.1

Für welche Art der Wärmeabgabe des Körpers ist es notwendige Voraussetzung, daß die Temperatur der Umgebungsluft geringer ist als die Hauttemperatur?

(1) Strahlung
(2) Verdunstung
(3) Konvektion

(A) nur 1 ist richtig
(B) nur 3 ist richtig
(C) nur 1 und 2 sind richtig
(D) nur 2 und 3 sind richtig
(E) 1 – 3 = alle sind richtig

8.2 – 8/95.1

Die Behaglichkeitstemperatur (gemessen in der umgebenden Luft) ist um so niedriger, je

(1) dünner die Unterhaut-Fettschicht ist.
(2) kälter die umgebenden Wände sind.
(3) niedriger die Windgeschwindigkeit ist.
(4) stärker die körperliche Aktivität ist.

(A) nur 2 ist richtig
(B) nur 3 ist richtig
(C) nur 3 und 4 sind richtig
(D) nur 1, 3 und 4 sind richtig
(E) 1 – 4 = alle sind richtig

8.2 – 3/94.1

Wie groß ist die Wärmebildung im Körper eines Menschen, der auf dem Fahrradergometer mit einer Leistung von 150 W und einem Bruttowirkungsgrad von 20% arbeitet?

(A) 150 W
(B) 300 W
(C) 450 W
(D) 600 W
(E) 750 W

8.2 – 8/93.1

Ein am Schreibtisch arbeitender Mensch in Sommerkleidung verliert bei einer Raumtemperatur von 20° C, einer relativen Luftfeuchtigkeit von 45%, einer Windgeschwindigkeit von 0,1 m/s und einer Temperatur der umgebenden Wände von 20° C prozentual die meiste Wärme durch:

(A) Konduktion
(B) Konvektion
(C) Perspiratio sensibilis
(D) Perspiratio insensibilis
(E) Strahlung

8.2 – 3/93.1

Der Temperaturanstieg bei Fieber

(A) wird durch von Leukozyten freigesetzt endogene Mediatoren ausgelöst
(B) ist synonym mit Hyperthermie
(C) beruht auf einer durch bakterielle Endotoxine direkt erzeugten Stoffwechselsteigerung
(D) ist Folge einer direkten Wirkung bakteriellen Pyrogens auf die Medulla oblongata
(E) ist mit einer Zunahme der Hautdurchblutung verbunden

8.2 – 3/93.2

Welche der Aussagen zur Perspiratio insensibilis trifft zu?

(A) Die Wasserabgabe über die Perspiratio insensibilis beträgt beim Erwachsenen bei Indifferenztemperatur 100 – 200 ml pro Tag.
(B) Bei Indifferenztemperatur ist die Perspiratio insensibilis der Hauptmechanismus der Wärmeabgabe an die Umgebung
(C) Bei konstanter Lufttemperatur nimmt die Perspiratio insensibilis mit steigender Luftfeuchtigkeit ab.
(D) Nach Hitzeakklimatisation ist die Schwellentemperatur für die Auslösung der Perspiratio insensibilis herabgesetzt.
(E) Die Perspiratio insensiblis wird cholinerg über den Sympathikus gesteuert.

8.2 – 3/92.1

Bei Kälteeinwirkung auf den Menschen kann die Thermoregulation schon einsetzen, ehe eine Senkung der Körperkerntemperatur auftritt,
weil
das von der Körperoberfläche zurückfließende kalte Venenblut ohne erkennbare Änderung der Kerntemperatur Kaltrezeptoren im Hypothalamus erregen kann.

8.2 – 8/91.1

Bei einer unbekleideten stehenden Person (Umgebungstemperatur 20° C, Luftfeuchtigkeit 50%, Windgeschwindigkeit 0 m/s)

(A) erfolgt keine Wärmebildung in der Muskulatur.
(B) herrschen Behaglichkeitsbedingungen.
(C) erfolgt die Wärmeabgabe zum größten Teil durch Wärmestrahlung.
(D) wird keine Wärme durch Konvektion abgegeben.
(E) erfolgt der venöse Rückstrom aus den Extremitäten hauptsächlich über die Hautvenen.

8.2 – 3/89.1

Welche der folgenden Aussagen über die Thermoregulation beim Neugeborenen trifft zu?

(1) Das Neugeborene kann bei starker Kältebelastung die Wärmebildung nur durch Muskelzittern steigern.
(2) Wegen des größeren Verhältnisses Oberfläche zu Volumen ist die Gefahr von Wärmeverlusten beim Neugeborenen größer als beim Erwachsenen.
(3) Der Bereich der Umgebungstemperatur, innerhalb dessen das Neugeborene seine Körpertemperatur aufrecht erhalten kann, ist enger als beim Erwachsenen.

(A) nur 2 ist richtig
(B) nur 3 ist richtig
(C) nur 1 und 3 sind richtig
(D) nur 2 und 3 sind richtig
(E) 1 – 3 = alle sind richtig

9 Wasser- und Elektrolythaushalt, Nierenfunktion

9

9.1 Wasser- und Elektrolythaushalt

9.1 – 3/97.1

Was kommt als Ödemursache **am wenigsten** in Frage?

(A) erhöhte Proteindurchlässigkeit der Blutkapillaren
(B) erhöhte Proteinkonzentration im Plasma
(C) Verödung von Lymphgefäßen
(D) Proteinurie
(E) venöser Rückstau

9.1 – 3/97.2

Die Einwärtsfiltration (= Reabsorption) im venösen Teil der Kapillare wird gesteigert durch Erhöhung des

(1) intravasalen Blutdruckes
(2) Druckes im interstitiellen Raum
(3) intravasalen onkotischen Druckes
(4) interstitiellen onkotischen Druckes

(A) nur 1 und 3 sind richtig
(B) nur 1 und 4 sind richtig
(C) nur 2 und 3 sind richtig
(D) nur 2 und 4 sind richtig
(E) nur 1, 2 und 3 sind richtig

9.1 – 3/96.1

Bei ausgeprägtem Kochsalzmangel ist

(A) mit interstitiellen Ödemen zu rechnen.
(B) das Plasmavolumen gegenüber der Norm vergrößert.
(C) das extrazelluläre Volumen vermindert.
(D) die Aldosteronausschüttung kleiner als normal.
(E) der zentralvenöse Druck erhöht.

9.1 – 3/96.2

Interstitielle Ödeme können **nicht** entstehen durch

(A) eine erhöhte Proteinkonzentration im Plasma
(B) ein Ansteigen des zentralvenösen Druckes
(C) erhöhte Histaminkonzentration im Plasma
(D) Blockierung des Lymphabflusses
(E) eine erhöhte Albumindurchlässigkeit der Kapillaren

9.1 – 8/95.1

Der onkotische (kolloidosmotische) Druck des Plasmas

(1) beträgt im Mittel etwa 100 mmHg (13 kPa).
(2) hängt in erster Linie vom Hämatokrit ab.
(3) wird größtenteils durch Albumin erzeugt.

(A) nur 1 ist richtig
(B) nur 2 ist richtig
(C) nur 3 ist richtig
(D) nur 1 und 2 sind richtig
(E) nur 1 und 3 sind richtig

9.1 – 8/93.1

Um nicht zu verdursten, ist es für einen Schiffbrüchigen durchaus sinnvoll, notfalls Meerwasser mit einem NaCl-Gehalt von ca. 30 g/l zu trinken,
weil
die Niere die NaCl-Konzentration im Urin auf mehr als 30 g/l steigern kann.

9.1 – 8/92.1

Die Plasma-K^+-Konzentration ist erhöht bei

(1) metabolischer Azidose
(2) schwerer körperlicher Arbeit
(3) primärem Hyperaldosteronismus
(4) gesteigerter Insulinsekretion

(A) nur 1 ist richtig
(B) nur 1 und 2 sind richtig
(C) nur 2 und 3 sind richtig
(D) nur 1, 2 und 3 sind richtig
(E) 1 – 4 = alle sind richtig

9.1 – 8/91.1

Was kommt als Ursache eines Wasserdefizits im Körper **nicht** in Frage?

(A) Diabetes insipidus
(B) längerfristige Hyperpnoe
(C) hohe Umgebungstemperatur
(D) osmotische Diurese
(E) erhöhte Adiuretin-Ausschüttung

9.1 – 8/91.2

Welches der genannten Organe hat den **geringsten** Wassergehalt pro Gramm Gewebe?

(A) Lunge
(B) Leber
(C) Skelettmuskel
(D) Gehirn
(E) Fettgewebe

9.1 – 8/90.1

Werden einem Probanden 2 l isotoner Kochsalzlösung innerhalb von 2 Stunden intravenös infundiert, so ist bei ihm am ehesten zu erwarten, daß

(A) ein Hirnödem entsteht.
(B) die ADH-Ausschüttung ansteigt.
(C) sich das Extrazellulärvolumen verkleinert.
(D) das Herzzeitvolumen ansteigt.
(E) der totale periphere Widerstand ansteigt.

9.1 – 8/87.1

Ein Proband erhält 100 g D_2O intravenös. Im Plasma einer 2 Stunden später abgenommenen Blutprobe wird eine Konzentration von 2 g D_2O/l gemessen. Was ist daraus zu folgern?
Bei dem Probanden beträgt

(A) das Intrazellulärvolumen etwa 20 l
(B) das Intrazellulärvolumen etwa 50 l
(C) das Extrazellulärvolumen etwa 50 l
(D) die Gesamtkörperwassermenge etwa 20 l
(E) die Gesamtkörperwassermenge etwa 50 l

9.1 – 3/87.1

Prüfen Sie bitte die folgenden Aussagen über den kolloidosmotischen Druck (KOD) im Blutplasma:

(1) Globuline sind zu 40% an der Aufrechterhaltung des KOD beteiligt.
(2) Abnahme von Albuminkonzentration kann zum interstitiellen Ödem führen.
(3) Der Hämatokrit ist dem KOD umgekehrt proportional.

(A) nur 1 ist richtig
(B) nur 2 ist richtig
(C) nur 1 und 2 sind richtig
(D) nur 2 und 3 sind richtig
(E) 1 – 3 = alle sind richtig

9.1 – 3/87.2

Ursache des höheren Durstgefühls nach intravenöser Gabe einer wäßrigen hypertonen Kochsalzlösung gegenüber dem Durstgefühl nach intravenöser Gabe derselben Menge einer wäßrigen Harnstofflösung gleicher Osmolarität ist

(A) die höhere Affinität zu den hypothalamischen Durstrezeptoren von Kochsalz im Vergleich zu Harnstoff.
(B) die geringere Zellmembranpermeabilität von Kochsalz im Vergleich zu Harnstoff.
(C) die geringere Größe des Na^+- und Cl^--Ions im Vergleich zum Harnstoffmolekül.
(D) die langsamere Ausscheidung über die Nieren von Kochsalz im Vergleich zu Harnstoff.
(E) das höhere Wasserbindungsvermögen des Na^+- und Cl^--Ions im Vergleich zum Harnstoffmolekül.

9.1 – 3/86.1

Unter welcher Bedingung beobachtet man eine Zunahme des extrazellulären Flüssigkeitsvolumens und eine Abnahme des intrazellulären Flüssigkeitsvolumens?

(A) hypertonische Hyperhydratation (z. B. Infusion hypertoner NaCl-Lösung)
(B) isotonische Hyperhydratation (z. B. Infusion isotoner NaCl-Lösung)
(C) hypotonische Hyperhydratation (z. B. Infusion hypotoner NaCl-Lösung)
(D) hypotonische Dehydratation (z. B. andauernder Durst)
(E) hypotonische Dehydratation (z. B. Nebennierenrindeninsuffizienz)

9.1 – 8/86.2

Für den Flüssigkeitsaustausch durch Filtration zwischen Kapillaren und Interstitium ist von geringster Bedeutung:

(A) kapillärer hydrostatischer Druck
(B) Gewebsdruck (hydrostatischer Druck außerhalb der Kapillare)
(C) Dissoziationsgrad der niedermolekularen Elektrolyte in der Gewebsflüssigkeit
(D) kolloidosmotischer Druck des Blutes
(E) Proteinkonzentration der Gewebsflüssigkeit

9.2 Niere

9.2 – 3/97.1

Wo in der Niere weicht bei Antidiurese die Osmolalität am meisten von der des Plasmas ab?

(A) im Lumen des proximalen Tubulus
(B) im Nierenbecken
(C) in der Bowmanschen Kapsel
(D) im Interstitium der Nierenrinde
(E) im Lumen des spät-distalen Tubulus

9.2 – 3/97.2

Welche Aussagen über die tubuläre Rückresorption in der Niere treffen zu?

(1) Glucose wird im Cotransport mit Na^+-Ionen rückresorbiert.
(2) Glutamat wird im Cotransport mit Na^+-Ionen rückresorbiert.
(3) Die Rückresorption von Na^+-Ionen wird durch Aldosteron vermindert.
(4) Die Ca^{2+}-Rückresorption wird durch Calcitonin erhöht.
(5) Fettsäuren werden praktisch nicht glomerulär filtriert, eine Rückresorption ist daher nicht erforderlich.

(A) nur 1 und 5 sind richtig
(B) nur 2 und 3 sind richtig
(C) nur 3 und 4 sind richtig
(D) nur 1, 2 und 5 sind richtig
(E) nur 2, 3 und 5 sind richtig

9.3 – 3/97.3

Was kommt als Ursache für eine Na^+-Retention im Körper ehesten in Frage?

(A) Reduktion der glomerulären Filtrationsrate auf 10% der Norm
(B) verminderte Aldosteronausschüttung
(C) Hypokaliämie
(D) Hemmung der renal-tubulären Carboanhydrase
(E) Durchfall

9.2 – 3/97.4

Die im Harn ausgeschiedenen NH_4^+-Ionen

(A) haben dort etwa die gleiche Konzentration wie NH_3.
(B) sind zusammen mit NH_3 mengenmäßig das wichtigste stickstoffhaltige Ausscheidungsprodukt des Organismus.
(C) sind ein Maß für die renale Harnsäuresynthese.
(D) machen etwa die Hälfte der sog. titrierbaren Säuren aus.
(E) entstammen großteils dem Glutaminabbau im proximalen Tubulus.

9.2 – 3/97.5

Eine hohe Glucose-Ausscheidung im Urin kann verursacht sein durch:

(1) Diabetes insipidus
(2) einen angeborenen Defekt eines Carriers im Nierentubus
(3) Hyperglykämie

(A) nur 1 ist richtig
(B) nur 2 ist richtig
(C) nur 1 und 3 sind richtig
(D) nur 2 und 3 sind richtig
(E) 1-3 = alle sind richtig

9.2 – 3/97.6

Welche der folgenden Stoffe werden vor allem in der Niere gebildet?

(1) Calcitriol (= 1,25-$(OH)_2$-Cholecalciferol)
(2) Renin
(3) Erythropoietin
(4) Adiuretin (ADH)

(A) nur 1 und 2 sind richtig
(B) nur 1 und 3 sind richtig
(C) nur 2 und 4 sind richtig
(D) nur 1, 2 und 3 sind richtig
(E) nur 2, 3 und 4 sind richtig

9.2 – 8/96.1

Welche der folgenden Aussagen zur Nierenfunktion trifft **nicht** zu?

(A) Der weit überwiegende Teil der H^+-Sekretion im Nephron dient der Bicarbonat-Rückresorption.
(B) Durch die H^+-Sekretion kann die Flüssigkeit am Ende des proximalen Tubulus einen pH-Wert unter 7,0 erreichen.
(C) Bei Hemmung der H^+-Sekretion im proximalen Tubulus (z. B. durch Carboanhydrasehemmer) wird die Na^+-Rückresorption gehemmt.
(D) Die im proximalen Tubulus reabsorbierte Na^+-Menge pro Zeit ist von der glomerulären Filtrationsrate unabhängig.
(E) Der pH-Wert des Endharns kann unter 5,0 absinken.

9.2 – 8/96.2

Bicarbonat (HCO_3^-)

(A) ist die quantitativ wichtigste Base für die Pufferung einer respiratorischen Azidose.
(B) kann aus H_2CO_3 nur in Anwesenheit von Carboanhydrase gebildet werden.
(C) bildet zusammen mit CO_2 ein Puffersystem, das ca. 25% der Gesamtpufferkapazität des Blutes ausmacht.
(D) wird in der Lungenstrombahn aus dem Plasma in die Erythrozyten aufgenommen.
(E) liegt im Plasma gewöhnlich in etwa doppelt so hoher Molalität vor wie Phosphat.

9.2 – 8/96.3

Ein Medikament (relative Molekülmasse 435), das in der Niere weder resorbiert noch sezerniert wird, sei im Plasma zu 90% an Plasmaproteine gebunden, zu 10% liege es in freier Form vor. Wie hoch etwa ist die renale Clearance dieses Medikaments, wenn die glomeruläre Filtrationsrate 100 ml/min beträgt?

(A) 0,9 ml/min
(B) 1,0 ml/min
(C) 4 ml/min
(D) 10 ml/min
(E) 90 ml/min

9.2 – 8/96.4

Die Nierendurchblutung (= renaler Blutfluß, RBF)

(A) ist gewöhnlich etwa 4mal so groß wie die glomeruläre Filtrationsrate (GFR).
(B) ist umgekehrt proportional der arteriovenösen Blutdruckdifferenz der Niere.
(C) ist bei einem arteriellen Mitteldruck von 45 mmHg etwa gleich groß wie bei normalem Blutdruck (Autoregulation).
(D) läßt sich aus dem renalen Plasmafluß (RPF) und dem Hämatokrit errechnen.
(E) entspricht etwa 110% der Insulinclearance.

9.2 – 8/96.5

In Antidiurese ist die Osmolalität der Tubulusflüssigkeit am Ende des proximalen Tubulus

(1) rund 3mal so groß wie am Beginn des proximalen Tubulus
(2) höher als im Tubuluslumen an der Macula densa
(3) um ein Mehrfaches niedriger als im Endurin

(A) nur 1 ist richtig
(B) nur 3 ist richtig
(C) nur 1 und 3 sind richtig
(D) nur 2 und 3 sind richtig
(E) 1 – 3 = alle sind richtig

9.2 – 8/96.6

Welche der dargestellten Kurven gibt für Glucose den Zusammenhang zwischen Konzentration im Plasma und renaler Ausscheidungsrate richtig wieder?

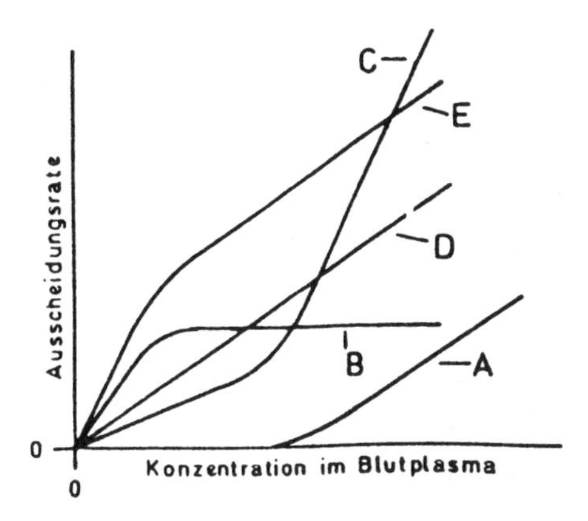

9.2 – 8/96.7

Der Miktionsreflex des Erwachsenen

(1) wird im Hirnstamm umgeschaltet.
(2) läuft efferent über Bahnen, die postganglionär adrenerg sind.
(3) kommt erst in Gang, wenn die Blase 0,8 – 1,2 l Harn enthält.

(A) nur 1 ist richtig
(B) nur 2 ist richtig
(C) nur 3 ist richtig
(D) nur 1 und 3 sind richtig
(E) 1 – 3 = alle sind richtig

9.2 – 8/96.8

Welche Aussage trifft **nicht** zu? Erythropoetin

(A) beschleunigt die Bildung und Reifung von roten Blutzellen.
(B) wird vor allem in der Niere synthetisiert.
(C) ist ein Glykoprotein.
(D) wird bei ungenügender Sauerstoffversorgung vermehrt gebildet.
(E) wird an einen intrazellulären Rezeptor gebunden.

9.2 – 3/96.1

Woran sind die Nieren **nicht** wesentlich beteiligt?

(A) Prothrombinsynthese
(B) Reninbildung
(C) Stickstoffausscheidung
(D) Erythropoetinbildung
(E) Calcitriolsynthese

9.2 – 3/96.2

Eine Diurese ist **nicht** zu erwarten, wenn

(A) der Blutdruck akut steigt.
(B) die Glukosekonzentration im Blut das 4fache der Norm beträgt.
(C) die ADH-Ausschüttung blockiert wird.
(D) die Plasmaosmolalität auf 305 mosm/kg H_2O steigt.
(E) die Aldosteronrezeptoren in der Niere blockiert werden.

9.2 – 3/96.3

Bei welchen der folgenden Änderungen des arteriellen Mitteldruckes bleibt die Nierendurchblutung wegen ihrer Autoregulation weitgehend konstant?

(1) von 120 auf 150 mmHg
(2) von 100 auf 120 mmHg
(3) von 80 auf 50 mmHg

(A) nur 2 ist richtig
(B) nur 3 ist richtig
(C) nur 1 und 2 sind richtig
(D) nur 2 und 3 sind richtig
(E) 1 – 3 = alle sind richtig

9.2 – 3/96.4

Welche Aussage trifft **nicht** zu?
Ins Lumen des proximalen Tubulus sezernierte H^+-Ionen

(A) dienen dort vorwiegend der Resorption von HCO_3^-.
(B) lassen in der Tubuluszelle äquimolare Mengen an NH_4^+-Ionen zurück.
(C) werden an der luminalen Zellmembran zum großen Teil gegen Na^+ ausgetauscht (Antiport-Carrier).
(D) senken dort den pH-Wert auf unter 7,0.
(E) bilden dort sog. titrierbare Säure.

9.2 – 3/96.5

Welche Aussage trifft **nicht** zu?
Bicarbonat (HCO_3^-) wird

(A) im proximalen Nierentubulus resorbiert.
(B) bei Hemmung der tubulären Carboanhydrase renal vermehrt resorbiert.
(C) im Lumen des proximalen Nierentubulus zu CO_2 umgewandelt.
(D) bei einer Alkalose im Urin ausgeschieden.
(E) in der proximalen Tubuluszelle aus CO_2 gebildet.

9.2 – 3/96.6

Im renalen Stoffwechsel wird die größte NH_4^+-Menge gewonnen aus 1 mol

(A) Glutamat
(B) Glutaminsäure
(C) Glutamin
(D) 2-Oxo-Glutarat
(E) Glycin

9.2 – 3/96.7

Die Konzentration von Harnstoff ist im arteriellen Plasma (Pa), im renalvenösen Plasma (Prv) und im Endurin (U) unterschiedlich.
Welche Reihenfolge trifft zu?

(A) Pa < Prv < U
(B) Prv < U < Pa
(C) Prv < Pa < U
(D) U < Pa < Prv
(E) Pa < U < Prv

9.2 – 8/95.1

Bei einem Probanden wurde eine Nierendurchblutung von 1000 ml/min und ein Hämatokrit von 0,5 gemessen.
Wie groß etwa ist der renale Plasmafluß (RPF)?

(A) 50 ml/min
(B) 100 ml/min
(C) 200 ml/min
(D) 500 ml/min
(E) 1000 ml/min

9.2 – 8/95.2

Endozytose an der luminalen Membran der proximalen Tubuluszelle ist der wichtigste Transportmechanismus für die Resorption von

(A) Albumin
(B) Dipeptiden
(C) D-Glukose
(D) Bikarbonat
(E) Harnstoff

9.2 – 8/95.3

Welche Substanz im Harn trägt mengenmäßig am meisten zur renalen Stickstoffausscheidung bei?

(A) Taurin
(B) Harnstoff
(C) Kreatinin
(D) Harnsäure
(E) Ammonium-Ionen

9.2 – 8/95.4

Was ändert sich an der Na^+-Ausscheidung (Menge/Zeit), wenn die GFR auf die Hälfte absinkt, das Harnzeitvolumen und die Na^+-Konzentration im Harn jedoch gleichbleiben?
Die Na^+-Ausscheidung

(A) sinkt auf etwa ein Viertel.
(B) sinkt auf etwa die Hälfte.
(C) bleibt unverändert.
(D) nimmt um etwa 50% zu.
(E) steigt auf etwa das Doppelte.

9.2 – 8/95.5

Welche Aussage zum Erythropoetin trifft zu?

(A) Es wird beim Erwachsenen vor allem in der Leber gebildet.
(B) Es wird bei Hypoxie vermehrt ausgeschüttet.
(C) Es ist ein Produkt unreifer Erythrozyten.
(D) Seine Konzentration im Plasma steigt bei Niereninsuffizienz.
(E) Es ist ein Steroidhormonoplasmin.

9.2 – 3/95.1

Welche der folgenden Stoffe hat im allgemeinen die kleinste renale Clearance?

(A) Glukose
(B) Phosphat
(C) Harnstoff
(D) Kreatinin
(E) Kalium

9.2 – 3/95.2

In der Niere ist die fraktionelle Resorption (in % der filtrierten Menge) von Inulin größer als die von Albumin,
weil
Inulin eine kleinere relative Molmasse hat als Albumin.

9.2 – 3/95.3

Bei einer glomerulären Filtrationsrate (GFR) von 200 l/d und einem Harnzeitvolumen von 2 l/d sei die Harnstoffkonzentration im Urin 50mal so hoch wie im Plasma.
Wieviel der filtrierten Harnstoffmenge ist resorbiert worden?

(A) 1 %
(B) 2 %
(C) 20 %
(D) 50 %
(E) 98 %

9.2 – 3/95.4

Die K^+-Sekretion im kortikalen Sammelrohr der Niere vermindert sich, wenn

(1) der pH-Wert im Zytoplasma der kortikalen Sammelrohrzellen abfällt.
(2) sich die Na^+-Resorption im kortikalen Sammelrohr vermindert.
(3) sich die K^+-Konzentration in den sezernierenden Zellen erhöht.
(4) die NaCl-Resorption im dicken aufsteigenden Teil der Henle-Schleife gehemmt wird (z. B. durch ein sog. Schleifendiuretikum).

(A) nur 1 ist richtig
(B) nur 1 und 2 sind richtig
(C) nur 2 und 4 sind richtig
(D) nur 1, 3 und 4 sind richtig
(E) 1 – 4 = alle sind richtig

9.2 – 3/95.5

Ursachen für eine Hyperurikämie können sein:

(1) verminderte renale Sekretion von Harnsäure
(2) gesteigerte Harnsäure-Produktion durch Aktivitätserhöhung der Xanthinoxidase
(3) verminderter Harnsäureabbau durch Aktivitätsabnahme der Urikase
(4) vermehrte Purinsynthese durch gesteigerte Synthese von Phosphoribosyldiphosphat.

(A) nur 1 und 2 sind richtig
(B) nur 1, 2 und 4 sind richtig
(C) nur 1, 3 und 4 sind richtig
(D) nur 2, 3 und 4 sind richtig
(E) 1 – 4 = alle sind richtig

9.2 – 3/95.6

Ein lumenpositives transepitheliales Potential in Nierentubulus

(1) kann dadurch entstehen, daß Chloridionen das Lumen (entlang eines chemischen Gradienten) auf parazellulären Weg verlassen.
(2) ist eine Triebkraft für die parazelluläre Resorption von Na^+.
(3) entsteht, wenn Glukose gemeinsam mit Na^+ (im molaren Verhältnis 1 : 1) aus dem Lumen in die Tubuluszelle transportiert wird.

(A) nur 1 ist richtig
(B) nur 2 ist richtig
(C) nur 3 ist richtig
(D) nur 1 und 2 sind richtig
(E) 1 – 3 = alle sind richtig

9.2 – 8/94.1

An welchem Metaboliten im Harn kann man erkennen, ob ein Patient eine Nulldiät wirklich einhält?

(A) Glukose
(B) Acetat
(C) β-Hydroxybutyrat
(D) Harnstoff
(E) cAMP

9.2 – 8/94.2

Für Ammoniak (NH_3) bzw. Ammonium-Ionen (NH_4^+) in der Niere trifft **nicht** zu?

(A) Etwa 50% der sog. titrierbaren Säure im Urin sind NH_4^+-Ionen.
(B) NH_3 diffundiert in das Lumen des proximalen Tubulus.
(C) NH_3 diffundiert aus der Tubuluszelle ins Blut.
(D) Die NH_3-Konzentration im Urin ist bei pH = 5 mehr als 100fach kleiner als die von NH_4^+.
(E) In der proximalen Tubuluszelle wird aus Glutamin Glutamat und NH_4^+ gebildet.

9.2 – 8/94.3

Ist die renale Clearance einer Substanz deutlich größer als die Inulin-Clearance, dann gilt für diese Substanz:

(A) Sie muß in den Nierenglomerula uneingeschränkt filtrierbar sein.
(B) Sie darf keiner tubulären Resorption unterliegen.
(C) Eine tubuläre Resorption darf erfolgen, jedoch muß die tubuläre Sekretion größer sein.
(D) Die tubulär sezernierte Menge muß größer als die glomerulär filtrierte Menge sein.
(E) Die tubulär resorbierte Menge muß kleiner als die glomerulär filtrierte Menge sein.

9.2 – 8/94.4

Welches Transportsystem ist in dem jeweils genannten Nephronabschnitt an der Na^+-Resorption wesentlich beteiligt?

(A) im proximalen Tubulus der Kotransport von 1 Na^+, 1 K^+ und 2 Cl^- durch die luminale Membran.
(B) im distalen Tubulus die Na^+/K^+-ATPase in der luminalen Membran.
(C) in den Hauptzellen des Sammelrohrs die Na^+-Kanäle in der basolateralen Membran.
(D) im distalen Tubulus der Na^+-Glukose-Kotransport durch die luminale Membran.
(E) im proximalen Tubulus der Na^+/H^+-Austausch an der luminalen Membran.

9.2 – 8/94.5

In welcher Einheit kann die renale Clearance einer im Plasma gelösten Substanz angegeben werden?

(A) mol/ml
(B) ml/min
(C) ml
(D) mol
(E) mg

9.2 – 8/94.6

Bei einem Probanden wurde eine Nierendurchblutung von 1000 ml/min, ein Hämatokrit von 0,5 und eine glomeruläre Filtrationsrate von 100 ml/min gemessen. Wie groß ist etwa die glomeruläre Filtrationsfraktion?

(A) 0,05
(B) 0,10
(C) 0,20
(D) 0,50
(E) kann aus diesen Angaben nicht errechnet werden.

9.2 – 8/94.7

Das Verhältnis von Urin- zu Plasmakonzentration ist bei welcher (endogenen oder zugeführten) Substanz am größten?

(A) Harnstoff
(B) Harnsäure
(C) Kreatinin
(D) PAH
(E) Inulin

9.2 – 8/94.8

Die Na^+/K^+-ATPase im proximalen Tubulus der Niere

(A) ist an der luminalen Zellmembran lokalisiert.
(B) pumpt K^+-Ionen vom Tubuluslumen in die Zelle.
(C) pumpt vermehrt Na^+-Ionen aus der Zelle, wenn die intrazelluläre Na^+-Konzentration steigt.
(D) pumpt vermehrt K^+-Ionen in die Zelle, wenn die K^+-Konzentration im basolateralen Interstitium sinkt.
(E) transportiert 1 Na^+-Ion, 1 K^+-Ion und 2 Cl^--Ionen.

9.2 – 3/94.1

Die Schaltzellen (intercalated cells, dunkle Zellen, Zwischenzellen) des kortikalen Sammelrohrs sezernieren ins Lumen

(1) H^+-Ionen
(2) Na^+-Ionen
(3) p-Aminohippurat (PAH)

(A) nur 1 ist richtig
(B) nur 2 ist richtig
(C) nur 3 ist richtig
(D) nur 1 und 2 sind richtig
(E) 1 – 3 = alle sind richtig

9.2 – 3/94.2

Wenn sich an den Glomeruli der Niere der Widerstand des Vas efferens isoliert erhöht (und keine Gegenregulation stattfindet), so

(1) steigt der Gesamtwiderstand in der renalen Strombahn.
(2) erhöht sich die Filtrationsfraktion.
(3) sinkt der onkotische Druck im Vas efferens.
(4) sinkt der Blutdruck in den Glomeruluskapillaren.

(A) nur 1 ist richtig
(B) nur 1 und 2 sind richtig
(C) nur 2 und 3 sind richtig
(D) nur 1, 2 und 3 sind richtig
(E) 1 – 4 = alle sind richtig

9.2 – 3/94.3

Entlang der Glomeruskapillaren der Niere

(A) nimmt der effektive Filtrationsdruck ab.
(B) ist der Anstieg (in mmHg) des onkotischen Druckes in der Kapillare schwächer ausgeprägt als der gleichzeitige Abfall des kapillären Blutdruckes.
(C) werden rund 20% des Plasmaalbumins abfiltriert.
(D) sinkt die Na^+-Konzentration im Plasma der Kapillare um etwa 20%.
(E) sinkt die Harnstoffkonzentration im Plasma der Kapillare um etwa 20%.

9.2 – 3/94.4

Wenn die Konzentration von Inulin im Urin 100mal höher ist als im Plasma und die Konzentration von Glucose im Urin 100mal niedriger ist als im Plasma, werden von der glomerulär filtrierten Glucose im Urin ausgeschieden:

(A) 0,0001 %
(B) 0,001 %
(C) 0,01 %
(D) 0,1 %
(E) 1 %

9.2 – 3/94.5

Die Na^+-Konzentration

(A) im Primärharn ist etwa gleich hoch wie im Zytoplasma der proximalen Tubuluszellen.
(B) des Tubulusharns ändert sich bei dessen Passage durch den proximalen Tubulus praktisch nicht.
(C) des Tubulusharns verdoppelt sich ungefähr bei dessen Passage durch den dicken aufsteigenden Teil der Henle-Schleife.
(D) ist in der Interstitialflüssigkeit des Nierenmarks wesentlich kleiner als im Lumen des dicken aufsteigenden Teils der Henle-Schleife.
(E) des Urins kann nicht unter die des Plasmas absinken.

9.2 – 3/94.6

Ist die Kreatininkonzentration im Urin eines Menschen 200mal höher als die im Normalbereich liegende im Plasma, so

(A) beträgt die Keratininclearance das etwa 200-fache der glomerulären Filtrationsrate.
(B) beträgt die fraktionelle Wasserausscheidung etwa 0,5%.
(C) beträgt die fraktionelle Kreatininausscheidung etwa 200%.
(D) läßt dies auf einen ADH-Mangel (Diabetes insipidus) schließen.
(E) muß daraus geschlossen werden, daß Kreatinin tubulär stark sezerniert wird.

9.2 – 3/94.7

Welche der folgenden glomerulär filtrierten Substanzen wird im **proximalen** Tubulus prozentual weniger resorbiert als Na^+?

(A) HCO_3^-
(B) Glukose
(C) Aminosäuren
(D) Cl^-
(E) H_2O

9.2 – 8/93.1

Welche der folgenden Charakteristika treffen für die proximalen Tubulus der Niere zu?

(1) Die Na^+/K^+-ATPase ist in der luminalen Zellmembran lokalisiert.
(2) Das Ausmaß der Na^+-Resorption in diesem Tubulusabschnitt ist wesentlich von der Aldosteron-Plasmakonzentration abhängig.
(3) Glukose wird durch sekundär-aktiven Kotransport mit Na^+ aus dem Lumen in die Tubuluszellen aufgenommen.
(4) Ca. $^2/_3$ des filtrierten Na^+ werden in diesem Tubulusabschnitt resorbiert.

(A) nur 3 ist richtig
(B) nur 4 ist richtig
(C) nur 3 und 4 sind richtig
(D) nur 1, 2 und 3 sind richtig
(E) nur 1, 3 und 4 sind richtig

9.2 – 8/93.2

Entsteht eine nicht-respiratorische Azidose, so

(1) steigt die renale Phosphatausscheidung.
(2) sinkt zwar der Harn-pH-Wert, unterschreitet aber nicht 3,5.
(3) steigt (innerhalb von 1 – 2 Tagen) die renale Ammonium-Ausscheidung.

(A) nur 1 ist richtig
(B) nur 3 ist richtig
(C) nur 1 und 3 sind richtig
(D) nur 2 und 3 sind richtig
(E) 1 – 3 = alle sind richtig

9.2 – 8/93.3

Bei extrem hoher K^+-Zufuhr und einer glomerulären Filtrationsrate von 130 ml/min steigt die renale K^+-Clearance maximal an auf

(A) 2 – 8 ml/min
(B) 10 – 50 ml/min
(C) 60 – 90 ml/min
(D) 100 – 130 ml/min
(E) über 130 ml/min

9.2 – 8/93.4

An bestimmten Epithelzellen (z. B. im dicken aufsteigenden Teil der Henle-Schleife) gibt es einen Carrier, der 1 Na^+-Ion zusammen mit 1 K^+-Ion und 2 Cl^--Ionen in die Zelle kotransportiert. Dabei wird normalerweise

(1) Na^+ sekundär-aktiv transportiert
(2) K^+ primär-aktiv transportiert
(3) Cl^- sekundär-aktiv transportiert

(A) nur 1 ist richtig
(B) nur 2 ist richtig
(C) nur 3 ist richtig
(D) nur 1 und 3 sind richtig
(E) 1 – 3 = alle sind richtig

9.2 – 8/93.5

Für Bikarbonat (HCO_3^-) gilt:

(A) Es wird renal vor allem im Sammelrohr resorbiert.
(B) Es wird bei einer respiratorischen Alkalose vermehrt im Urin ausgeschieden.
(C) Es wird bei einer metabolischen Azidose renal vermehrt filtriert.
(D) Es werden gewöhnlich 40 – 50% der filtrierten Menge im Urin ausgeschieden.
(E) Im glomerulären Filtrat ist seine Konzentration etwa 10 – 20% höher als die von Chlorid.

9.2 – 8/93.6

Die Na^+/K^+-ATPase in der Niere

(A) ist für maximal 5 – 10% der renalen Na^+-Resorption die treibende „Pumpe".
(B) senkt die intrazelluläre K^+-Konzentration der Tubuluszellen auf etwa 50% der K^+-Plasmakonzentration.
(C) liefert die Energie für die tubuläre Aminosäurenresorption.
(D) liefert die Energie für die tubuläre Phosphatsekretion.
(E) liefert die Energie für die tubuläre Protonenresorption.

9.2 – 8/93.7

Normaler Harn enthält

(1) Harnsäure
(2) Aminosäuren
(3) Phosphat
(4) NH_4^+

(A) nur 1 und 3 sind richtig
(B) nur 1 und 4 sind richtig
(C) nur 3 und 4 sind richtig
(D) nur 1, 2 und 3 sind richtig
(E) 1 – 4 = alle sind richtig

9.2 – 3/93.1

H^+-Ionen werden in der Niere

(1) ins Lumen des Sammelrohrs sezerniert.
(2) ins Lumen des proximalen Tubulus sezerniert.
(3) im Tubuluslumen von HPO_4^{2-} gepuffert.
(4) zusammen mit HCO_3^- zu CO_2 und Wasser umgewandelt.

(A) nur 2 ist richtig
(B) nur 2 und 3 sind richtig
(C) nur 1, 2 und 3 sind richtig
(D) nur 2, 3 und 4 sind richtig
(E) 1 – 4 = alle sind richtig

9.2 – 3/93.2

Die folgenden Stoffe werden im proximalen Tubulus der Niere resorbiert.
Dabei werden überwiegend durch Endozytose aufgenommen:

(1) Albumin
(2) Laktat
(3) Lysozym
(4) Phosphat

(A) nur 1 ist richtig
(B) nur 3 ist richtig
(C) nur 1 und 3 sind richtig
(D) nur 2 und 3 sind richtig
(E) nur 2, 3 und 4 sind richtig

9.2 – 3/93.3

Öffnen sich vermehrt Na^+-Kanäle in der luminalen Membran des Sammelrohrs der Niere, so wird im Sammelrohr

(A) vermehrt Na^+ ins Lumen sezerniert
(B) das transepitheliale Potential lumenpositiver
(C) vermehrt D-Glukose resorbiert
(D) die luminale Membran hyperpolarisiert
(E) die basolaterale Na^+/K^+-ATPase aktiviert

9.2 – 3/93.4

Welcher der folgenden Stoffe hat eine fraktionelle Ausscheidung im Urin (= ausgeschiedene Menge/filtrierte Menge), die größer ist als die des Harnstoffs?

(A) Kreatinin
(B) Phosphat
(C) Ca^{2+}
(D) Wasser
(E) Harnsäure

9.2 – 3/93.5

Bei einer glomerulären Filtrationsrate von 150 l/Tag betrage das Harnzeitvolumen 3 l/Tag.
Wie hoch etwa ist die Na^+-Konzentration im Harn, wenn die mit dem Urin ausgeschiedene Na^+-Menge 1% der filtrierten Na^+-Menge beträgt?

(A) 14 mmol/l
(B) 72 mmol/l
(C) 115 mmol/l
(D) 144 mmol/l
(E) 216 mmol/l

9.2 – 3/93.6

Eine p-Aminohippurat (PAH)-Clearance der Nieren eines Erwachsenen von 0,6 l/min

(A) läßt auf eine stark verminderte glomeruläre Filtrationsrate schließen.
(B) bedeutet (bei normalem Hämatokrit), daß die Nierendurchblutung etwa 1 l/min beträgt.
(C) läßt auf eine fast vollständige Sättigung des tubulären PAH-Carriers schließen.
(D) bedeutet, daß die Filtrationsfraktion über 0,8 liegt.
(E) bedeutet, daß PAH überwiegend durch Filtration in den Harn gelangt.

9.2 – 8/92.1

Welche der folgenden Beziehungen zwischen der renalen Clearance (C) und der glomerulären Filtrationsrate (GFR) sind für Substanzen möglich, die sowohl filtriert als auch tubulär sezerniert und tubulär resorbiert werden?

(1) $C = \frac{1}{2} \times GFR$
(2) $C = GFR$
(3) $C = 2 \times GFR$

(A) nur 1 ist richtig
(B) nur 2 ist richtig
(C) nur 3 ist richtig
(D) nur 1 und 2 sind richtig
(E) 1 – 3 = alle sind richtig

9.2 – 8/92.2

Wird im proximalen Tubulus der Niere Glutamin zu Glukose verstoffwechselt, so

(1) entstehen dabei NH_4^+-Ionen.
(2) werden dabei H^+-Ionen verbraucht.
(3) diffundiert NH_3 ins Tubuluslumen.
(4) diffundiert NH_3 ins peritubuläre Blut.

(A) nur 1 und 3 sind richtig
(B) nur 1 und 4 sind richtig
(C) nur 3 und 4 sind richtig
(D) nur 1, 2 und 3 sind richtig
(E) 1 – 4 = alle sind richtig

9.2 – 8/92.3

Welcher Befund läßt am sichersten auf eine starke Verminderung der glomerulären Filtrationsrate schließen?

(A) eine um 10 mmol/l erhöhte aktuelle Bikarbonatkonzentration im Plasma
(B) eine Verminderung der Harnstoff-Plasmakonzentration um 50%
(C) ein arterieller Blutdruck von 150/105 mmHg (20/14 kPa)

(D) eine Kreatinin-Plasmakonzentration, die das 5fache der Norm beträgt
(E) eine Halbierung der renalen NH_4^+-Ausscheidung

9.2 – 8/92.4

Für welchen Stoff spielt die Endozytose die quantitativ wichtigste Rolle bei seiner Resorption im proximalen Nierentubulus?

(A) Na^+
(B) anorganisches Phosphat
(C) Lysozym
(D) p-Aminohippurat
(E) neutrale Aminosäuren

9.2 – 3/92.1

Harnstoff

(A) wird hauptsächlich in der Niere gebildet.
(B) liegt im Urin fast vollständig dissoziiert vor.
(C) wird bei Diurese in verminderter Menge ausgeschieden.
(D) wird im proximalen Tubulus der Niere resorbiert.
(E) wird im medullären Sammelrohr der Niere sezerniert.

9.2 – 3/92.2

Wenn sich (bei unveränderter Nierendurchblutung) die glomeruläre Filtrationsfraktion von 0,2 auf 0,3 erhöht, so

(A) kann eine Steigerung des Blutdrucks in den glomerulären Kapillaren die Ursache sein.
(B) bleibt die Kreatinin-Clearance praktisch unverändert.
(C) sinkt die absolute Wasser-Resorption (l/min) im proximalen Tubulus.
(D) steigt die Kreatinin-Konzentration im renalvenösen Plasma.
(E) sinkt die glomeruläre Filtrationsrate um 50%.

9.2 – 3/92.3

Wenn sich in der Niere die Vasa efferentia der kortikalen Glomeruli um etwa 10% verengen, dann sinkt (bei fehlender Gegenregulation) die

(1) Filtrationsfraktion
(2) glomeruläre Filtrationsrate
(3) renale Durchblutung

(A) Keine der Aussagen 1 – 3 ist richtig
(B) nur 3 ist richtig
(C) nur 1 und 2 sind richtig
(D) nur 1 und 3 sind richtig
(E) 1 – 3 = alle sind richtig

9.2 – 3/92.4

Unter der Wirkung von Aldosteron ist die Sekretion der folgenden Ionen über die luminale Membran der spät-distalen Tubuluszelle erhöht

(1) Na^+
(2) K^+
(3) H^+

(A) nur 2 ist richtig
(B) nur 1 und 2 sind richtig
(C) nur 1 und 3 sind richtig
(D) nur 2 und 3 sind richtig
(E) 1 – 3 = alle sind richtig

9.2 – 3/92.5

Die Hemmung des renal-tubulären Na^+-$2Cl^-$-K^+-Cotransport-Systems im aufsteigenden Teil der Henleschen Schleife (z. B. durch Furosemid)

(1) führt zu einer vermehrten K^+-Sekretion in distalen Abschnitten des distalen Tubulus.
(2) vermindert die Konzentrierungsfähigkeit der Niere.
(3) führt zur Verkleinerung des Extrazellulärraums.

(A) nur 1 ist richtig
(B) nur 2 ist richtig
(C) nur 1 und 2 sind richtig
(D) nur 1 und 3 sind richtig
(E) 1 – 3 = alle sind richtig

9.2 – 3/92.6

Zur Ausscheidung von 900 mosm osmotisch wirksamer Bestandteile benötigt man mindestens ein Harnvolumen von

(A) 400 ml
(B) 500 ml
(C) 750 ml
(D) 900 ml
(E) 1200 ml

9.2 – 8/91.1

Wodurch wird die glomeruläre Filtrationsrate am ehesten vermindert?

(A) Abnahme des intraluminalen Druckes im proximalen Tubulus
(B) Abfall des mittleren arteriellen Blutdrucks auf 60 mmHg
(C) akute Erhöhung des Blutdrucks in den Glomeruluskapillaren
(D) erhöhte Wasserdurchlässigkeit des glomerulären Filters
(E) gesteigerter Strömungswiderstand im Vas efferens des Glomerulus

9.2 – 8/91.2

Welche der folgenden Substanzen wird durch die luminale Membran des proximalen Tubulus **nicht** aktiv transportiert?

(A) Harnstoff
(B) D-Glukose
(C) Phosphat
(D) L-Alanin
(E) H^+-Ionen

9.2 – 8/91.3

Eine Hemmung der renal-tubulären Carboanhydrase (Carbonatdehydratase) vermindert die tubuläre H^+-Sekretion,
weil
ohne Carboanhydrase (Carbonatdehydratase) die Umwandlung von CO_2 und H_2O zu HCO_3^- + H^+ nur relativ langsam erfolgen kann.

9.2 – 8/89.1

Der renale Plasmafluß (RPF) betrage 0,6 l/min und der Hämatokrit 0,4.
Wie groß ist die renale Durchblutung (RBF)?

(A) 0,24 l/min
(B) 0,36 l/min
(C) 1,0 l/min
(D) 1,25 l/min
(E) 1,5 l/min

9.2 – 8/88.1

Der renale Plasmafluß betrage 0,8 l/min, die Filtrationsfraktion 0,2 und die Wasserausscheidung 5% der glomerulären Filtrationsrate.
Wieviel Wasser/Zeit wird resorbiert?

(A) 8 ml/min
(B) 40 ml/min
(C) 152 ml/min
(D) 160 ml/min
(E) kann aus diesen Angaben nicht errechnet werden.

9.2 – 3/88.1

Eine 25jährige Patientin erbricht seit Wochen täglich. Welcher der folgenden Befunde ist bei ihr **am wenigsten** zu erwarten?

(A) K^+-Konzentration im Serum vermindert.
(B) Schwangerschaftstest positiv.
(C) Puffer-Basen-Konzentration im Blut erniedrigt.
(D) Standardbikarbonat erhöht.
(E) pH-Wert im Urin 7,5.

10 Hormonale Regulation

10

10.1 Grundlagen und Allgemeines

10.1 – 3/97.1

Für welches der folgenden Hormone ist **kein** Releasing-Hormon bekannt?

(A) TSH
(B) FSH
(C) Adiuretin
(D) ACTH
(E) LH (ICSH)

10.1 – 3/97.2

Welches der folgenden Hormone wird **nicht** in Zellen der Adenohypophyse gebildet?

(A) Somatotropin (STH)
(B) Somatostatin (SIH)
(C) Follitropin (FSH)
(D) Corticotropin (ACTH)
(E) Prolaktin (LTH)

10.1 – 3/96.1

Welche der folgenden Hormone sind Peptid- bzw. Proteohormone?

(1) Calcitonin
(2) Corticoliberin (CRH)
(3) Thyroxin
(4) Wachstumshormon
(5) Prostaglandine

(A) nur 1 ist richtig
(B) nur 1 und 3 sind richtig
(C) nur 1, 2 und 4 sind richtig
(D) nur 2, 3 und 4 sind richtig
(E) nur 2, 3, 4 und 5 sind richtig

10.1 – 8/93.1

Welche Hormone induzieren die Synthese spezifischer Proteine?

(1) Cortisol
(2) Insulin
(3) Testosteron
(4) Trijodthyronin

(A) nur 2 ist richtig
(B) nur 1 und 4 sind richtig
(C) nur 1, 2 und 4 sind richtig
(D) nur 1, 2 und 4 sind richtig
(E) 1 – 4 = alle sind richtig

10.1 – 8/93.2

Welches der folgenden Hormone muß an Rezeptoren der Plasmamembran gebunden werden, um seine Wirkung auf die Zielzelle zu entfalten?

(A) Angiotensin II
(B) Cortisol
(C) Thyroxin
(D) Calcitriol (= 1,25-$(OH)_2$-Cholecalciferol)
(E) Progesteron

10.1 – 8/91.1

Welche Aussage über Hormone trifft **nicht** zu?

(A) Einige Hormone erhöhten die Ca^{2+}-Konzentration in der Zielzelle.
(B) Für ein Hormon kann es mehrere Rezeptortypen (mit unterschiedlicher Zellantwort) geben.
(C) Im hormonellen Regelkreis kann die extrazelluläre Konzentration des Endhormons die geregelte Größe sein.
(D) Die Spezifität der Hormonwirkung ist dadurch sichergestellt, daß die Zielzellmembran nur für das jeweilige Hormon permeabel ist.
(E) Im hormonellen Regelkreis kann die Konzentration von Stoffen, die keine Hormone sind, die geregelte Größe sein.

10.1 – 3/90.1

Welches Hormon stammt nicht aus dem Hypothalamus?

(A) Gonadoliberin (GnRH)
(B) Adiuretin (ADH)
(C) Corticoliberin (CRH)
(D) Ocytocin (Oxytocin)
(E) Prolaktin (PRL)

10.1 – 3/89.1

Welches (Pro-)Hormon wird im Hypophysen-Vorderlappen nicht gebildet?

(A) Proopiomelanocortin (POMC)
(B) Prolaktin
(C) Somatotropin (STH)
(D) Lutropin (LH)
(E) Somatomedin

10.1 – 3/88.1

Releasing-Hormone

(A) sind für alle 4 Glandotropenhormone der Adenohypophyse bekannt.
(B) beeinflussen die Freisetzung der effektorischen Hormone direkt in den peripheren endokrinen Drüsen, wie z. B. Schilddrüse und Nebennierenrinde.
(C) fehlen für die nicht-glandotropen Hormone der Adenohypophyse.
(D) werden über synaptische Kontakte an den hormonbildenden Zellen der Adenohypophyse freigesetzt.
(E) werden von Zellen gebildet, die auch für die Neurohypophyse neurosekretorisch tätig sind.

10.2 Wasser- und Elektrolythaushalt

10.2 – 3/97.1

Renin

(A) verwandelt Angiotensin I in Angiotensin II.
(B) senkt den systemischen Blutdruck.
(C) ist ein Synonym für Angiotensinogen.
(D) wird vermehrt sezerniert, wenn der arterielle Mitteldruck auf 55 mmHg abgesunken ist.
(E) wird in der Niere auf 25-OH-Cholecalciferol gebildet.

10.2 – 3/97.2

Welche Aussage trifft **nicht** zu?
Der atriale natriuretische Faktor (ANF)

(A) wird bei vermehrter Vorhofdehnung freigesetzt.
(B) steigert das Harn-Zeitvolumen.
(C) wird reflektorisch vom Hypophysenvorderlappen freigesetzt.
(D) entlastet das Herz durch Verkleinerung des Plasmavolumens.
(E) steigert in der Niere die Natriumausscheidung.

10.2 – 8/96.1

Parathyrin (Parathormon)

(A) wird in den C-Zellen der Schilddrüse gebildet.
(B) hemmt die Ca^{2+}-Resorption in der Niere.
(C) hemmt die Phosphat-Resorption in der Niere.
(D) hemmt die Osteoklastentätigkeit.
(E) hemmt die Bildung von Calcitriol (= 1,25-$(OH)_2$-Cholecalciferon) in der Niere.

10.2 – 8/95.1

Welche Kombination von Ort der Aldosteronsekretion und Reiz für diese Sekretion ist richtig?

	Ort	Reiz
(A)	Nebennierenmark	Absinken des Plasma-Renins
(B)	Niere	Absinken des Plasma-Adiuretins
(C)	Nebennierenrinde	Hypernatriämie
(D)	Nebennierenrinde	erhöhter Angiotensin-II-Plasmaspiegel
(E)	Niere	Na^+-Mangel

10.2 – 8/94.1

Die Aldosteronsekretion wird gesteigert bei

(A) kaliumreicher Kost
(B) natriumreicher Kost
(C) vermehrter ADH-Sekretion
(D) Hypervolämie
(E) hypertoner Hyperhydratation

10.2 – 8/94.2

Welche Aussagen zum Calcium-Stoffwechsel treffen zu?

(1) 1,25-Dihydroxycholecalciferon induziert im Dünndarm die Biosynthese eines Ca^{2+}-Bindungsproteins.
(2) Parathormon hemmt in der Niere die Ca^{2+}-Ausscheidung.
(3) 1,25-Dihydroxycholecalciferol wirkt über einen intrazellulären Rezeptor.

(A) nur 1 ist richtig
(B) nur 2 ist richtig
(C) nur 1 und 2 sind richtig
(D) nur 2 und 3 sind richtig
(E) 1 – 3 = alle sind richtig

10.2 – 8/94.3

Welche Aussage trifft **nicht** zu?
Renin

(A) wird von den juxtaglomerulären Zellen der Niere gebildet und in das Blut abgegeben.
(B) ist eine Protease.
(C) setzt im Blutplasma aus einem α_2-Glykoprotein Angiotensin I frei.
(D) wird in vermindertem Maße freigesetzt, wenn in den Herzvorhöfen das atriale natriuretische Hormon vermehrt gebildet wird.
(E) bewirkt über Angiotensin eine Hemmung der Aldosteron-Biosynthese und -Freisetzung.

10.2 – 3/94.1

Welche der folgenden Größen sind beim primären Hyperaldosteronismus (z. B. aldosteronproduzierender Tumor) erniedrigt?

(1) Na^+-Konzentration im Plasma
(2) K^+-Konzentration im Plasma
(3) H^+-Konzentration im Plasma
(4) Extrazellulärvolumen

(A) nur 1 ist richtig
(B) nur 1 und 4 sind richtig
(C) nur 2 und 3 sind richtig
(D) nur 2, 3 und 4 sind richtig
(E) 1 – 4 = alle sind richtig

10.2 – 3/94.2

Welche Aussage trifft **nicht** zu?
Atriales natriurtisches Hormon (Atriopeptin, ANF)

(A) wird bei Dehnung der Herzvorhöfe bei erhöhtem extrazellulärem Volumen ausgeschüttet.
(B) wirkt als funktioneller Antagonist des Aldosterons.
(C) stimuliert die vasokonstriktorische Wirkung des Angiotensins
(D) hemmt die Aldosteronfreisetzung in der Nebennierenrinde.
(E) löst in der Zielzelle die Aktivierung einer Guanylatcyclase aus.

10.2 – 8/93.1

Welche Aussage trifft **nicht** zu?
Atriopeptin (ANF)

(A) wird in den myoendokrinen Zellen des Herzens synthetisiert und in Granula gespeichert.
(B) wird vor allem nach Dehnung des rechten Vorhofs beim Anstieg des Vorhofdruckes freigesetzt.
(C) aktiviert in den Zielzellen eine Guanylatcyclase, wodurch der cGMP-Spiegel erhöht wird.
(D) hemmt die Aldosteron-Sekretion in der Nierennierenrinde.
(E) stimuliert die Renin-Sekretion in der Niere.

10.2 – 8/93.2

Für das D-Hormon (1,25-$(OH)_2$-Cholecalciferon) gilt:

(A) Es wird bei erhöhter Parathyrin(PTH)-Plasmakonzentration vermehrt gebildet.
(B) Es wird hauptsächlich in der Leber gebildet.
(C) Bei fehlender Vitamin-D-Aufnahme mit der Nahrung kann es im Körper nicht gebildet werden.
(D) Es setzt die Ca^{2+}-Absorption aus dem Darm herab.
(E) Es ist ein Glykoprotein.

10.2 – 3/93.1

Welche Aussage zum Calcium-Stoffwechsel trifft **nicht** zu?

(A) 1,25-Dihydroxycholecalciferol induziert im Dünndarm die Biosynthese eines Ca^{2+}-Bindungsproteins.
(B) Parathormon steigert in der Niere die Ca^{2+}-Ausscheidung.
(C) Parathormon führt zu einer Ca^{2+}-Mobilisation im Knochen.
(D) Calcitonin hemmt den Abbau von Knochensubstanz.
(E) 1,25-Dihydroxycholecalciferol wirkt über einen intrazellulären Rezeptor.

10.2 – 3/93.2

Welche Aussage trifft **nicht** zu?
Renin

(A) wird von den juxtaglomerulären Zellen der Niere gebildet und in das Blut sezerniert.
(B) ist eine Vorstufe des Angiotensins.
(C) ist eine Proteinase.
(D) wird in vermindertem Maße sezerniert, wenn in den Herzvorhöfen vermehrt das atriale natriuretische Hormon gebildet wird.
(E) bewirkt über Angiotensin eine Steigerung der Aldosteron-Biosynthese und -Freisetzung.

10.2 – 3/93.3

Die Ausschüttung von ADH wird gesteigert bei Zunahme

(1) der Osmolarität im Blut
(2) des Blutvolumens
(3) des arteriellen Blutdrucks

(A) nur 1 ist richtig
(B) nur 1 und 2 sind richtig
(C) nur 1 und 3 sind richtig
(D) nur 2 und 3 sind richtig
(E) 1 – 3 = alle sind richtig

10.2 – 3/91.1

Welche Aussage trifft **nicht** zu:
Angiotensin II

(A) wirkt vasokonstriktorisch
(B) löst Durst aus
(C) ist ein Oktapeptid
(D) erhöht die Renin-Freisetzung
(E) erhöht die Aldosteron-Freisetzung

10.2 – 8/90.1

Eine gesteigerte Reninfreisetzung erfolgt bei

(A) verstärkter Erregung der Vorhofrezeptoren
(B) verstärkter Erregung der arteriellen Pressorezeptoren
(C) Hypernatriämie
(D) Stimulierung renaler β-Adrenozeptoren
(E) Hypokaliämie

10.2 – 3/89.1

Bei Verminderung des extrazellulären Flüssigkeitsvolumens (akute Hypovolämie) kommt es zu einer Steigerung der /des

(1) ADH-Sekretion
(2) Reninfreisetzung
(3) Aldosteron-Sekretion
(4) Durstgefühls

(A) nur 4 ist richtig
(B) nur 1 und 4 sind richtig
(C) nur 2 und 3 sind richtig
(D) nur 1, 2 und 3 sind richtig
(E) 1 – 4 = alle sind richtig

10.3 Energiehaushalt

10.3 – 3/97.1

Welche Aussage trifft **nicht** zu?
Eine Steigerung der hepatischen Gluconeogenese kann ausgelöst werden durch:

(A) Nahrungsentzug
(B) Glukagon
(C) Adrenalin
(D) Insulin
(E) Cortisol

10.3 – 3/97.2

Welche Aussage zum Glukagon trifft **nicht** zu?

(A) Glukagon wird in den A-Zellen der Langerhans-Inseln des Pankreas gebildet.
(B) Glukagon wird als höhermolekulares Präproglukagon synthetisiert.
(C) Glukagon wird bei Abfall der Glucose-Konzentration im Blut vermehrt sezerniert.
(D) Die Glukagonsekretion wird durch Somatostatin gehemmt.
(E) Glukagon wird in der Leber durch Oxidation von Sulfhydrylgruppen inaktiviert.

10.3 – 8/96.1

Die gesteigerte Insulinsekretion bei erhöhter Glucosekonzentration im Blut kommt u. a. dadurch zustande, daß in den B-Zellen des Pankreas

(1) intrazellulär vermehrt ATP entsteht
(2) ATP-abhängige K^+-Kanäle geschlossen werden
(3) die Zellmembran depolarisiert wird
(4) spannungsabhängige Ca^{2+}-Kanäle geöffnet werden

(A) nur 1 ist richtig
(B) nur 1 und 2 sind richtig
(C) nur 2 und 3 sind richtig
(D) nur 3 und 4 sind richtig
(E) 1 – 4 = alle sind richtig

10.3 – 3/96.1

Welche Substanz wird **nicht** in der Nebennierenrinde gebildet?

(A) Cortisol
(B) Corticotropin
(C) Corticosteron
(D) Progesteron
(E) Pregnenolon

10.3 – 3/96.2

Welches der folgenden Hormone wird vorwiegend in der Schilddrüse gebildet?

(A) Calcitonin (CT)
(B) Calcitriol (1,25 - $(OH)_2$-Cholecalciferol
(C) Parathyrin (PTH)
(D) Thyreotropin (TSH)
(E) Thyreoliberin (TRH)

10.3 – 8/95.1

Welche der folgenden Hormone können zu einer Steigerung der Harnstoff-Ausscheidung führen?

(1) Cortisol
(2) Insulin
(3) Glukagon
(4) Testosteron
(5) Wachstumshormon

(A) nur 1 ist richtig
(B) nur 2 ist richtig
(C) nur 1 und 3 sind richtig
(D) nur 1, 3 und 4 sind richtig
(E) nur 2, 3 und 5 sind richtig

10.3 – 3/95.1

Welche Aussage trifft **nicht** zu?
Cortisol hemmt

(A) die Sekretion von Corticoliberin (CRH).
(B) die Sekretion von ACTH.
(C) die Glukoneogenese.
(D) Entzündungsprozesse.
(E) Immunprozesse.

10.3 – 3/95.2

Die Insulin-Sekretion der pankreatischen B-Zellen wird gehemmt durch

(1) Glukagon
(2) gastroinhibitorisches Peptid (GIP)
(3) Somatostatin
(4) Adrenalin

(A) nur 1 und 2 sind richtig
(B) nur 1 und 3 sind richtig
(C) nur 2 und 3 sind richtig
(D) nur 3 und 4 sind richtig
(E) nur 1, 3 und 4 sind richtig

10.3 – 8/94.1

Die Ausschüttung von Corticotropin (ACTH)

(A) ist morgens um 7 Uhr wesentlich geringer als um Mitternacht.
(B) schwankt in einem etwa 2 – 5stündigen Rhythmus.
(C) wird durch Cortisol erhöht.
(D) erfolgt vor allem in der Nierennierenrinde.
(E) erfolgt vor allem im Nebennierenmark.

10.3 – 3/94.1

Welches der genannten Hormone ist ein wichtiger Stimulator der Insulinsekretion?

(A) IGF I
(B) Thyroxin
(C) Cortisol
(D) gastrisches inhibitorisches Peptid (GIP)
(E) Somatostatin

10.3 – 3/94.2

In welchen Zellen wird die Aufnahme der Glucose durch Insulin stimuliert?

(1) Erythrozyten
(2) Hepatozyten
(3) Adipozyten
(4) Darmmukosa-Zellen
(5) Muskelzellen

(A) nur 2 und 5 sind richtig
(B) nur 3 und 5 sind richtig
(C) nur 1, 3 und 5 sind richtig
(D) nur 2, 3 und 4 sind richtig
(E) nur 2, 4 und 5 sind richtig

10.3 – 3/94.3

Die Insulinausschüttung wird **gehemmt** durch:

(A) Cholecystokinin
(B) GIP
(C) Sekretin
(D) Gastrin
(E) Noradrenalin

10.3 – 3/94.4

Welche der Aussagen beschreibt eine Umwandlung in die biologisch aktivere Form?

(A) Thyroxin → Trijodthyronin
(B) Calcitriol → Calcitonin
(C) Somatostatin → Somatotropin
(D) Adrenalin → Noradrenalin
(E) Aldosteron → Cortisol

10.3 – 3/94.5

Welche Aussage zur Biosynthese von Schilddrüsenhormonen trifft **nicht** zu?

(A) Iodid wird in die Schilddrüsenzelle durch einen energieabhängigen Prozeß aufgenommen.
(B) Vor der Iodierung werden Tyrosylreste proteolytisch aus Thyreoglobulin freigesetzt.
(C) Die Iodierung der Tyrosylreste wird durch eine Perioxidase katalysiert.
(D) Iodierte Tyrosylreste werden im Thyreoglobulin zu Tetra- bzw. Trijodthyronin gekoppelt.
(E) Autoantikörper gegen Thyreotropin-(TSH)-Rezeptoren können die Biosynthese und Sekretion von Schilddrüsenhormonen stimulieren.

10.3 – 8/92.1

Welche Aussage zur Wirkung des Trijodthyronin (T_3) trifft **nicht** zu?

(A) Die Zellen der Schilddrüse sezernieren weniger T_3 als Thyroxin (T_4).
(B) T_3 wirkt vor allem durch Bindung an Rezeptoren der Plasmamembran der Zielzelle.
(C) T_3 ist für die Reifung des Gehirns erforderlich.
(D) T_3 fördert den Energieumsatz der meisten Körperzellen.

(E) T_3 fördert den energieumsatzsteigernden Effekt anderer Hormone (z. B. Adrenalin, Insulin).

10.3 – 3/92.1

Trijodthyronin (T_3)

(1) ist wesentlich wirksamer als Thyroxin (T_4).
(2) ist im Blut ca. 100mal konzentrierter als T_4.
(3) wird in der Leber aus T_4 gebildet.
(4) wird in der Schilddrüse aus Thyreoglobulin gebildet.

(A) nur 4 ist richtig
(B) nur 2 und 3 sind richtig
(C) nur 1, 2 und 4 sind richtig
(D) nur 1, 3 und 4 sind richtig
(E) 1 – 4 = alle sind richtig

10.3 – 8/91.1

Welche der folgenden Substanzen stammt **nicht** aus der Schilddrüse?

(A) Trijodthyronin (T_3)
(B) Thyroxin (T_4)
(C) Calcitonin
(D) Parathyrin (PTH)
(E) Monojodtyrosin

10.3 – 8/91.2

Welches Hormon wird **nicht** in der Nebennierenrinde gebildet?

(A) Cortisol
(B) Corticotropin
(C) Aldosteron
(D) Progesteron
(E) Corticosteron

10.3 – 8/90.1

Stoffwechseleffekte von Insulin sind:

(1) Erhöhung des zellulären cAMP-Spiegels
(2) Hemmung der Lipolyse
(3) Stimulierung des Glucosetransportes durch die Plasmamembran des Adipozyten
(4) Aktivierung der Glykogensynthese
(5) Induktion der Fructose-1,6-Bisphosphatase

(A) nur 1 und 3 sind richtig
(B) nur 1, 2 und 5 sind richtig
(C) nur 2, 3 und 4 sind richtig
(D) nur 1, 2, 3 und 4 sind richtig
(E) nur 2, 3, 4 und 5 sind richtig

10.3 – 8/90.2

Cortisol

(A) fördert die Produktion von Antikörpern.
(B) fördert die Freisetzung von Corticoliberin (=CRH).
(C) hemmt die Freisetzung von Corticotropin (= ACTH).
(D) hemmt die Glykogenbildung in der Leber.
(E) vermindert adrenerge Effekte auf Herz und Gefäße.

10.4 Fortpflanzung

10.4 – 8/96.1

Welche Aussage trifft **nicht** zu?
Östradiol

(A) wird im weiblichen und männlichen Organismus gebildet.
(B) fördert die Proliferation des Endometriums.
(C) wird in der Plazenta gebildet.
(D) ist ein Steroidhormon.
(E) erhöht den Sollwert der Körpertemperatur.

10.4 – 8/96.2

Bildungsorte des Progesterons sind:

(1) das Ovar
(2) die Plazenta
(3) die Nebennierenrinde

(A) nur 1 ist richtig
(B) nur 2 ist richtig
(C) nur 1 und 3 sind richtig
(D) nur 2 und 3 sind richtig
(E) 1 – 3 = alle sind richtig

10.4 – 8/95.1

Beim Stillen führt in der Hypophyse der Mutter das Saugen an der mütterlichen Mamille zu vermehrter Sekretion von

(1) Prolaktin
(2) Oxytocin
(3) Dopamin

(A) nur 1 ist richtig
(B) nur 2 ist richtig
(C) nur 1 und 2 sind richtig
(D) nur 2 und 3 sind richtig
(E) 1 – 3 = alle sind richtig

10.4 – 8/95.2

Die Plazenta produziert

(1) HCG (humanes Choriongonadotropin)
(2) Progesteron
(3) Östradiol

(A) nur 1 ist richtig
(B) nur 2 ist richtig
(C) nur 1 und 2 sind richtig
(D) nur 1 und 3 sind richtig
(E) 1 – 3 = alle sind richtig

10.4 – 8/94.1

Die folgenden Hormone kommen ausschließlich beim männlichen Geschlecht vor:

(1) Testosteron
(2) Androstendion
(3) Follikel-stimulierendes Hormon (Follitropin, FSH)
(4) Zwischenzell-stimulierendes Hormon (Lutropin, LH)

(A) keine der Aussagen 1 – 4 ist richtig
(B) nur 1 ist richtig
(C) nur 4 ist richtig
(D) nur 1 und 2 sind richtig
(E) nur 3 und 4 sind richtig

10.4 – 8/94.2

Welche der folgenden Substanzen hemmt über das hypothalamo-hypophysäre Pfortadersystem die Freisetzung von Prolaktin aus dem Hypophysenvorderlappen?

(A) vasoaktives intestinales Polypeptid (VIP)
(B) Dopamin
(C) Thyreotropin Releasing Hormone (TRH)
(D) β-Endorphin
(E) antidiuretisches Hormon (ADH)

10.4 – 8/94.3

In der Schwangerschaft gebildetes HCG (humanes Choriongonadotropin)

(A) fördert die Follikelbildung im Ovar.
(B) wird hauptsächlich in der Adenohypophyse gebildet.
(C) hemmt die Steroidproduktion in der fetalen Nebennierenrinde.
(D) kann im Harn zum Schwangerschaftsnachweis herangezogen werden.
(E) hat am Ende der Schwangerschaft die höchste Plasma-Konzentration.

10.4 – 3/93.1

Was ist **keine** typische Wirkung von Progesteron?

(A) Förderung der Ei-Einnistung (Nidation)
(B) Hemmung der Uterusmotilität
(C) Verminderung der Penetrierbarkeit des Zervixsekrets für Spermien
(D) Hemmung des Wachstums der Uterusmuskulatur
(E) Erhöhung der Basaltemperatur

10.4 – 3/93.2

Prolaktin

(A) ist ein Steroidhormon.
(B) wird vorwiegend im Hypothalamus gebildet.
(C) wird während des Stillens vermindert ausgeschüttet.
(D) wird bei primärer Hypothyreose vermehrt ausgeschüttet.
(E) fehlt im Plasma des Mannes.

10.4 – 8/92.1

Welche Aussage zu Steroidhormonen trifft **nicht** zu?

(A) Die Zona glomerulosa der Nebennierenrinde bildet Mineralokortikoide.
(B) Androgene Hormone werden bei Mann und Frau in der Nebennierenrinde gebildet.
(C) Androgene Hormone werden in den Sertoli-Zellen-des Hodens gebildet.
(D) Die Plasmakonzentration von Gestagenen bei der Frau fällt nach der Entbindung stark ab.
(E) Östrogene finden sich im Plasma des Mannes.

10.4 – 3/92.1

Bildungsorte von Progesteron sind

(1) Gelbkörper
(2) Nebennierenrinde
(3) Plazenta

(A) nur 1 ist richtig
(B) nur 2 ist richtig
(C) nur 1 und 2 sind richtig
(D) nur 2 und 3 sind richtig
(E) 1 – 3 = alle sind richtig

10.4 – 3/92.2

Eine hohe Plasmakonzentration von Progesteron während der

(A) Follikelphase beschleunigt die Ovulation.
(B) frühen Gelbkörperphase fördert die Nidation (= Ei-Einnistung).
(C) Schwangerschaft ist ungewöhnlich.
(D) Gelbkörperphase fördert die LH-Freisetzung.
(E) Gelbkörperphase erhöht die Spermiendurchlässigkeit des Muttermundes.

10.4 – 3/91.1

Welche Aussage zu den Östrogenen trifft **nicht** zu?

(A) Östrogene werden in der Schwangerschaft stark vermehrt gebildet.
(B) Östradiol ist wesentlich stärker Östrogenwirksam als Östriol.
(C) Östrogene sind im Blut zu einem großen Teil an Proteine gebunden.
(D) Die Plazenta bildet erhebliche Östrogenmengen.
(E) Östrogene machen den Schleimpfropf im Muttermund für Spermien praktisch undurchdringbar.

10.4 – 8/89.1

Welche Aussagen zu Androgenen trifft **nicht** zu?

(A) Testosteron wird unter Einfluß von FSH gebildet.
(B) Ein Testosteron-Vorläufer in der Biosynthese ist Progesteron.
(C) Testosteron kann die Gonadotropinausschüttung hemmen.
(D) Androgene werden auch in der Nebennierenrinde gebildet.
(E) Testosteron beeinflußt die Zusammensetzung des Spermaplasmas.

10.4 – 3/88.1

Testosteron beim Mann

(A) hemmt die hypophysäre Freisetzung von FSH stärker als die von LH.
(B) wird größtenteils in den Sertolizellen des Hodens gebildet.
(C) wirkt eiweißabbauend.
(D) beeinflußt die Funktion der Prostata.
(E) ist im Blut zu weniger als 50% an Transportproteine gebunden.

10.4 – 8/87.1

Im Sinne einer positiven Rückkopplung kann wirken

(A) Thyroxin auf TSH-Ausschüttung
(B) Cortisol auf ACTH-Ausschüttung
(C) Progesteron auf FSH-Ausschüttung
(D) Östrogen auf LH-Ausschüttung
(E) Angiotensin II auf Renin-Ausschüttung

10.5 Regulation des Wachstums

10.5 – 3/95.1

Welche Aussagen über Knochen und Knochenbildung treffen zu?

(1) Die Biomineralisation ist von der Bildung einer spezifischen extrazellulären Matrix abhängig.
(2) Kollagen Typ I stellt den größten Anteil der organischen Knochenbestandteile dar.
(3) Die Knochenbildung wird durch IGF I (Somatomedin C) stimuliert.
(4) Eine erhöhte Osteoblastentätigkeit ist an einer Aktivitätserhöhung der alkalischen Phosphatase erkennbar.

(A) nur 1 und 3 sind richtig
(B) nur 2 und 4 sind richtig
(C) nur 1, 2 und 3 sind richtig
(D) nur 1, 2 und 4 sind richtig
(E) 1 – 4 = alle sind richtig

10.5 – 8/94.1

Welche Aussage trifft **nicht** zu?
Somatostatin hemmt direkt die Sekretion von

(A) Insulin in B-Zellen des Pankreas
(B) Glukagon in A-Zellen des Pankreas
(C) Wachstumshormon (STH) im Hypophysenvorderlappen
(D) Thyreotropin im Hypophysenvorderlappen
(E) Thyroxin in der Schilddrüse

10.5 – 8/93.1

Das Wachstumshormon wird vermehrt ausgeschüttet

(1) bei durch Hunger bedingter Hypoglykämie
(2) bei körperlicher Arbeit
(3) im Tiefschlaf

(A) nur 1 ist richtig
(B) nur 2 ist richtig
(C) nur 1 und 2 sind richtig
(D) nur 2 und 3 sind richtig
(E) 1 – 3 = alle sind richtig

10.5 – 8/93.2

Welche Aussage über Wachstumshormone trifft **nicht** zu?

(A) Somatotropin ist ein hypophysär synthetisiertes Proteohormon.
(B) Die Somatotropin-Ausschüttung wird durch Schilddrüsenhormon gehemmt.
(C) Die Somatotropin-Ausschüttung wird durch Somatostatin gehemmt.
(D) Somatotropin wird bei Somatoliberin (GRH)-Mangel vermindert sezerniert.
(E) Unter Somatotropin-Einwirkung werden in der Leber Insulin-ähnliche Wachstumsfaktoren gebildet.

10.5 – 8/92.1

Somatostatin hemmt die Freisetzung des

(1) Wachstumshormons
(2) Insulins
(3) Glukagons

(A) nur 1 ist richtig
(B) nur 1 und 2 sind richtig
(C) nur 1 und 3 sind richtig
(D) nur 2 und 3 sind richtig
(E) 1 – 3 = alle sind richtig

10.6 Gastrointestinale Hormone

siehe Kapitel 7

10.7 Sonstige Signalstoffe

10.7 – 3/93.1

Welche der folgenden Aussagen über Bradykinin treffen zu?

(1) Bradykinin hat im Blut eine Halbwertszeit von weniger als einer Minute.
(2) Bradykinin senkt den Widerstand im peripheren Kreislauf.
(3) Bradykinin wirkt bronchodilatatorisch.
(4) Bradykinin wird im Plasma durch Kinasen gespalten.

(A) nur 2 und 4 sind richtig
(B) nur 1, 2 und 3 sind richtig
(C) nur 1, 2 und 4 sind richtig
(D) nur 1, 3 und 4 sind richtig
(E) 1 – 4 = alle sind richtig

11 Vegetatives Nervensystem

11

11.1 Funktionelle Organisation

11.1 - 8/95.1

Welche der folgenden Substanzen gehört **nicht** zu den monoaminergen Transmittern?

(A) Adrenalin
(B) Noradrenalin
(C) Glutamin
(D) Dopamin
(E) Serotonin

11.1 - 3/95.1

Welches der folgenden Ereignisse senkt die Noradrenalin(NA)-Konzentration im synaptischen Spalt zwischen postganglionärer Nervenendigung und Erfolgsorgan?

(1) Wiederaufnahme von NA in die präsynaptische Nervenendigung.
(2) Abbau von NA durch die Tyrosinhydroxylase an der postsynaptischen Zellmembran des Erfolgsorgans.
(3) Aufnahme des NA in die Zellen des Erfolgsorgans.

(A) nur 2 ist richtig
(B) nur 3 ist richtig
(C) nur 1 und 2 sind richtig
(D) nur 1 und 3 sind richtig
(E) 1 - 3 = alle sind richtig

11.1 – 8/94.1

Welche Aussage trifft für das Noradrenalin **nicht** zu?

(A) Es ist eine Vorstufe in der Synthese von Adrenalin.
(B) Es wird in Vesikeln der präganglionären Neurone gespeichert.
(C) Es aktiviert α- und β-Adrenozeptoren.
(D) Eine präsynaptische Aktivierung von α_2-Adrenozeptoren hemmt die synaptische Freisetzung von Noradrenalin.
(E) Es wird durch Exozytose aus der präsynaptischen Zellmembran freigesetzt.

11.1 - 3/94.1

Welche Aussage trifft **nicht** zu?
Im vegetativen Nervensystem

(A) liegen Somata der präganglionären parasympathischen Fasern in der Medulla oblongata und im Sakralmark.
(B) erfolgt die synaptische Erregungsübertragung von der präganglionären parasympathischen Faser auf die zugehörige postganglionäre Faser durch Acetylcholin.
(C) liegen Somata der präganglionären sympathischen Fasernin den thorakalen und lumbalen Abschnitten des Rückenmarkes.
(D) liegen Somata der präganglionären sympathischen Fasern im Seitenhorn des Rückenmarkes.
(E) erfolgt die synaptische Erregungsübertragung von der präganglionären sympathischen Faser auf die zugehörige postganglionäre Faser durch Noradrenalin.

11.1 – 8/93.1

Bringen Sie die folgenden Glieder der intrazellulären Signalkette der β-adrenergen Hormonwirkung in die richtige Reihenfolge!

(1) Aktivierung der Adenylatcyclase
(2) Anstieg der Konzentration des zyklischen AMP (cAMP)
(3) Bindung von Guanosintriphosphat (GTP) an G_s-Protein
(4) Hormon-Rezeptor-Bindung
(5) Proteinphosphorylierung
(6) Aktivierung von Proteinkinase

(A)	4	3	1	2	6	5
(B)	3	4	1	2	6	5
(C)	4	3	2	1	6	5
(D)	4	3	1	2	5	6
(E)	4	6	3	1	2	5

11.1 – 8/92.1

Die Zellkörper der präganglionären sympathischen Neurone liegen im:

(1) Hirnstamm
(2) Thorakalmark
(3) Lumbalmark
(4) Sakralmark

(A) nur 1 und 4 sind richtig
(B) nur 2 und 3 sind richtig
(C) nur 1, 2 und 3 sind richtig
(D) nur 2, 3 und 4 sind richtig
(E) 1 – 4 = alle sind richtig

11.1 – 8/92.2

Die Ausschüttung der Katecholamine aus der Nebenniere wird gesteuert durch

(A) ACTH (Adrenokortikotropes Hormon)
(B) STH (Somatotropes Hormon)
(C) CRH (Corticotropin Releasing Hormon)
(D) präganglionäre sympathische Neurone
(E) cholinerge parasympathische Neurone

11.1 – 3/92.1

Die Noradrenalinfreisetzung aus dem postganglionären sympathischen Neuron kann gefördert werden durch

(A) Noradrenalin über präsynaptische α-Rezeptoren
(B) Adrenalin über präsynaptische α-Rezeptoren
(C) Adrenalin über präsynaptische β-Rezeptoren
(D) Acetylcholin über präsynaptische muskarinartige Rezeptoren
(E) Acetylcholin über präsynaptische β-Rezeptoren

11.1 – 8/91.1

Die Zellkörper der präganglionären parasympathischen Neurone liegen im

(1) Hirnstamm
(2) Thorakalmark
(3) Lumbalmark
(4) Sakralmark

(A) nur 1 und 3 sind richtig
(B) nur 1 und 4 sind richtig
(C) nur 1, 2 und 4 sind richtig
(D) nur 2, 3 und 4 sind richtig
(E) 1 – 4 = alle sind richtig

11.1 – 8/90.1

Welche Aussage trifft für das Noradrenalin (= NA) des postganglionären sympathischen Nerven **am wenigsten** zu?

(A) NA wird aus dem Extrazellulärraum aufgenommen.
(B) Ein Teil des NA in den Vesikeln stammt aus dem Axoplasma.
(C) Ein Teil des NA wird in den Vesikeln aus der Vorstufe Dopamin synthetisiert.
(D) Ein Teil des NA wird in den Vesikeln durch die N-Methyl-Transferase aus Adrenalin gebildet.
(E) NA wird bei einem Reiz aus den Vesikeln durch Exozytose freigesetzt.

11.1 – 8/90.2

Welche der folgenden Aussagen zur Funktion der Harnblase trifft **nicht** zu?

(A) An der Steuerung der Blasenentleerung sind Hirnstammareale beteiligt.
(B) Erregende parasympathische Fasern in den Nn. splanchnici pelvini führen zur Kontraktion des M. detrusor vesicae.
(C) Aktivierung der Motoneurone des N. pudendus führt zur Blasenentleerung.
(D) Dehnungsrezeptoren in der Blasenwand messen den Füllungszustand.
(E) Der Sphincter vesicae internus wird durch sympathische Efferenzen erregt.

11.1 – 8/90.3

Die Freisetzung von Noradrenalin (NA) aus postganglionären Sympathikusfasern wird durch

(A) die Erregung präsynaptischer α-Rezeptoren gefördert.
(B) eine Senkung der NA-Konzentration im synaptischen Spalt gehemmt.
(C) die Erregung von präsynaptischen Acetylcholin-Rezeptoren gehemmt.
(D) eine Blockierung der präsynaptischen Wiederaufnahme von NA (Reuptake Mechanismus) gefördert.
(E) eine Senkung der Ca^{2+}-Konzentration im synaptischen Spalt gefördert.

11.1 – 8/88.1

Ein cuti-viszeraler Reflexbogen besteht aus

(A) einer viszeralen Afferenz und einer somatischen Efferenz
(B) einer somatischen Afferenz und einer somatischen Efferenz
(C) einer somatischen Afferenz und einer vegetativen Efferenz
(D) einer sympathischen Afferenz und einer parasympathischen Efferenz
(E) zwei Neuronen

11.2 Spezielle Funktionen

11.2 – 3/97.1

Aktivierung der β-Adrenozeptoren bewirkt

(A) Gallenblasenkontraktion
(B) Erschlaffung der Bronchialmuskulatur
(C) erhöhte Schweißsekretion
(D) Vasokonstriktion im Bereich der Baucheingeweide
(E) Mydriasis

11.2 – 8/96.1

Welche der folgenden Reaktionen wird durch Adrenozeptoren ausgelöst?

(A) Kontraktion des inneren Blasensphinkters
(B) Kontraktion des M. detrusor vesicae
(C) Erschlaffung des äußeren Analsphinkters
(D) Pupillenverengung
(E) Kontraktion der Bronchialmuskulatur

11.2 – 8/96.2

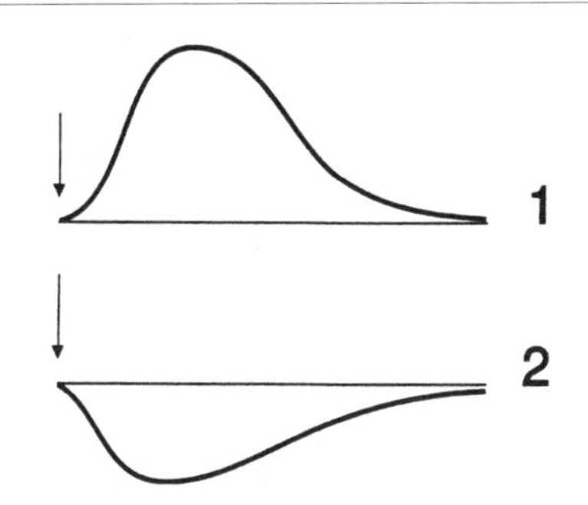

Kurve 1 stellt den Zeitverlauf des Strömungswiderstandes (R) eines isoliert perfundierten, ruhenden Skelettmuskels dar, dem zum Zeitpunkt des Pfeils rasch arteriell Adrenalin injiziert wurde (Ausschlag nach oben = Zunahme von R). Nach Gabe eines Rezeptorenblockers ändert sich R nach derselben Adrenalingabe gemäß Kurve 2. Welche Rezeptoren sind blockiert worden?

(A) nur die α-Adrenozeptoren
(B) nur die β-Adrenozeptoren
(C) die α- und β-Adrenozeptoren
(D) nur die Acetylcholin-Rezeptoren
(E) die Acetylcholin-Rezeptoren und die β-Adrenozeptoren

11.1 – 3/96.1

Welcher der folgenden Effekte ist Folge einer Aktivitätssteigerung des Sympathicus?

(A) Vasodilatation der Venen
(B) Zunahme der Magenmotilität
(C) Erschlaffung der Bronchialmuskulatur
(D) Erschlaffung des Sphincter internus der Harnblase
(E) Kontraktion des M. sphincter pupillae

11.2 – 8/95.1

β_2-Adrenozeptoren finden sich an glatten Muskelzellen der

(1) Koronarartriolen
(2) Skelettmuskelartriolen
(3) Bronchien
(4) Harnblase

(A) nur 1 ist richtig
(B) nur 1 und 2 sind richtig
(C) nur 3 und 4 sind richtig
(D) nur 2, 3 und 4 sind richtig
(E) 1 – 4 = alle sind richtig

11.2 – 8/95.2

Aktivierung des Parasympathikus bewirkt **nicht**:

(A) Steigerung der Dünndarmmotilität
(B) Erschlaffung der Bronchialmuskulatur
(C) Kontraktion des M. sphincter pupillae
(D) Steigerung der Tränendrüsensekretion
(E) Steigerung der Speicheldrüsensekretion

11.2 – 3/95.1

Eine Aktivierung der β-Adrenozeptoren bewirkt eine

(A) Verengung der Bronchien
(B) Hemmung der Lipolyse in Fettzellen
(C) Hemmung der Insulinfreisetzung
(D) Hemmung der Motilität des Magen-Darm-Traktes
(E) Verengung der Koronargefäße

11.2 – 3/95.2

Ausdruck einer parasympathischen Aktivierung ist

(A) gesteigerte Magensaftsekretion
(B) Tachykardie
(C) Erniedrigung des Schlagvolumens des Herzens
(D) Mydriasis
(E) Erweiterung der Bronchien

11.2 – 3/95.3

Aktivierung der parasympathischen Efferenzen des vegetativen Nervensystems führt zu

(1) Zunahme der Motilität der Darmmuskultur
(2) Erschlaffung des Musculus ciliaris
(3) Kontraktion der Bronchialmuskulatur
(4) Lipolyse
(5) Verzögerung der Erregungsübertragung im AV-Knoten

(A) nur 2 und 4 sind richtig
(B) nur 1, 2 und 3 sind richtig
(C) nur 1, 3 und 5 sind richtig
(D) nur 3, 4 und 5 sind richtig
(E) 1 – 5 = alle sind richtig

11.2 – 8/94.1

Welche Wirkung ist von Hemmstoffen der Acetylcholinesterase zu erwarten?

(A) eine Erhöhung der Zahl der auf ein präsynaptisches Aktionspotential folgenden postsynaptischen Potentiale an der motorischen Endplatte
(B) eine Hemmung der Schweißsekretion
(C) eine Mydriasis
(D) eine Zunahme der Speichelsekretion
(E) eine Hemmung der Darmmotorik

11.2 – 8/94.2

Kurve 1 zeigt den Zeitverlauf des Strömungswiderstandes (R) eines isoliert perfundierten, ruhenden Skelettmuskels, dem zum Zeitpunkt des Pfeils rasch arteriell Adrenalin injiziert wurde (Ausschlag nach oben = Zunahme von R).

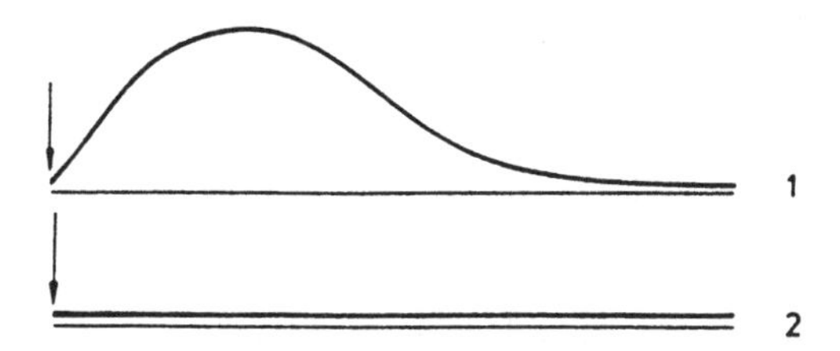

Nach einer Rezeptorblockade und derselben Adrenalingabe ergibt sich die Kurve 2.
Welche Rezeptoren wurden blockiert? (Ordinatenskalen sind gleich)

(A) nur die α-Adrenozeptoren
(B) nur die β-Adrenozeptoren
(C) die α- und β-Adrenozeptoren
(D) nur die Acetylcholin-Rezeptoren
(E) die Acetylcholin-Rezeptoren und die β-Adrenozeptoren

11.2 – 3/94.1

Die Sekretion der Schweißdrüsen wird durch Atropin nicht beeinflußt,
weil
die Schweißdrüsen sympathisch innverviert sind.

11.2 – 3/94.2

Welche der folgenden Wirkungen der Katecholamine kann über β-Adrenozeptoren ausgelöst werden?

(A) Konstriktion der Hautgefäße
(B) Kontraktion des M. dilatator pupillae
(C) Konstriktion der Koronararterien
(D) Glykogenolyse
(E) Kontraktion des Sphincter internus der Harnblase

11.2 – 8/93.1

Das Darmnervensystem enthält

(1) hemmende nicht-adrenerge, nicht-cholinerge Motoneurone
(2) peptiderge Neurone
(3) erregende cholinerge Motoneurone

(A) nur 1 ist richtig
(B) nur 2 ist richtig
(C) nur 3 ist richtig
(D) nur 1 und 2 sind richtig
(E) 1 – 3 = alle sind richtig

11.2 – 3/93.1

Reizung des Sympathikus führt **nicht** zu einer:

(A) Verminderung der Insulinsekretion
(B) Abnahme der Magenmotilität
(C) Dilatation der Bronchialmuskulatur
(D) Kontraktion des M. dilatator pupillae
(E) Kontraktion des M. detrusor vesicae

11.2 – 3/92.1

Atropin bewirkt eine Hemmung der Speichelsekretion,
weil
Atropin ein kompetitiver Hemmstoff vorwiegend an nikotinischen Rezeptoren ist.

11.2 – 8/91.1

Welches der folgenden Ereignisse gehört **nicht** zur sexuellen Reaktion des Mannes?

(A) Ejakulation
(B) Kapazitation der Spermien
(C) Emission
(D) Dilatation der Arteriolen der Corpora cavernosa
(E) Sekretabgabe der bulbo-urethralen Drüsen

11.2 – 8/91.2

Durchtrennt man die sympathischen Fasern, die die Gefäße eines Hautbezirkes versorgen, wird die Haut rot und warm, da die

(A) β-Rezeptoren der Gefäße sensibilisiert werden.
(B) cholinergen vasodilatatorischen Fasern kompensatorisch aktiviert werden.
(C) Stoffwechselprodukte verstärkt wirksam werden.
(D) neurogene Ruheaktivität der sympathischen Efferenzen nicht mehr wirksam wird.
(E) basale myogene Aktivität abnimmt.

11.2 – 8/91.3

Eine Zunahme der efferenten Aktivität der Vagusnerven kann **nicht** führen zu

(A) Abnahme der Herzfrequenz
(B) Kontraktion der Bronchialmuskulatur
(C) Steigerung der Motilität des Magens
(D) Kontraktion der Gallenblase
(E) Erschlaffung des Sphincter ani internus

11.2 – 8/86.1

Erhöhung des Sympathikotonus führt zu vermehrter Schweißsekretion,
weil
die Schweißdrüsen überwiegend durch adrenerge Neurone innerviert werden.

11.2 – 3/86.1

Erregung des Parasympathikus bewirkt

(A) Brechkrafterhöhung der Augenlinse
(B) Erweiterung der Pupille
(C) Hemmung der Tränendrüsensekretion
(D) Lidspaltenerweiterung
(E) Vordrängung des Augapfels

12 Allgemeine Neuro- und Sinnesphysiologie

12

12.1 Reiz und Erregung

12.1 – 3/97.1

Der Aufstrich des Aktionspotentials eines Neurons entsteht durch die Aktivierung

(A) mechanisch gesteuerter Kationenkanäle
(B) transmittergesteuerter Kationenkanäle
(C) second-messenger-gesteuerter Kationenkanäle
(D) spannungsgesteuerter K^+-Kanäle
(E) spannungsgesteuerter Na^+-Kanäle

12.1 – 3/97.2

Die Aktivierung von spannungsgesteuerten Na^+-Kanälen ist verantwortlich für die

(1) Rezeptorpotentiale der somato-viszeralen Sensibilität
(2) postsynaptischen depolarisierenden Potentiale der motorischen Endplatte
(3) EPSPs an den Motoneuronen
(4) Aktionspotential in Aα-Axonen peripherer Nerven

(A) nur 2 ist richtig
(B) nur 4 ist richtig
(C) nur 1 und 3 sind richtig
(D) nur 1, 3 und 4 sind richtig
(E) 1 – 4 = alle sind richtig

12.1 – 8/96.1

Eine Zelle habe ein Membranpotential von - 65 mV.
Welche der folgenden Ereignisse depolarisieren die Zelle?

(1) vermehrte Aktivität der Na^+/K^+-ATPase
(2) erhöhte K^+-Permeabilität der Plasmamembran
(3) Anstieg der extrazellulären K^+-Konzentration

(A) nur 2 ist richtig
(B) nur 3 ist richtig
(C) nur 1 und 2 sind richtig
(D) nur 1 und 3 sind richtig
(E) 1 – 3 = alle sind richtig

12.1 – 3/96.1

Die Dauer eines Aktionspotentials (ohne Nachpotentiale) einer markhaltigen Nervenfaser des Menschen liegt im Bereich von

(A) 0,07 – 0,14 ms
(B) 0,7 – 1,4 ms
(C) 7 – 14 ms
(D) 70 – 140 ms
(E) 700 – 1400 ms

12.1 – 3/96.2

Die Rezeptorpotentiale der somatischen Sensibilität

(A) entstehen durch eine Permeabilitätserhöhung für Na^+-Ionen.
(B) entstehen durch Aktivierung der spannungsgesteuerten Na^+-Kanäle.
(C) folgen in ihrer Amplitude der Alles- oder Nicht-Regel.
(D) breiten sich saltatorisch aus.
(E) haben eine Refraktärphase.

12.1 – 8/95.1

Welche Aussagen zum axonalen Transport treffen zu?

(1) Er dient dem Transport von Proteinen und Aminosäuren.
(2) Er benötigt Stoffwechselenergie.
(3) Die Geschwindigkeit des schnellen Transportes ist etwa gleich der Nervenleitungsgeschwindigkeit.

(A) nur 1 ist richtig
(B) nur 2 ist richtig
(C) nur 1 und 2 sind richtig
(D) nur 1 und 3 sind richtig
(E) 1 – 3 = alle sind richtig

12.1 – 8/95.2

Rezeptor-(Sensor-, Generator-) Potentiale

(1) gehorchen der Alles- oder Nichts-Regel.
(2) breiten sich elektrotonisch aus.
(3) können sich zeitlich summieren.

(A) nur 2 ist richtig
(B) nur 3 ist richtig
(C) nur 1 und und 2 sind richtig
(D) nur 2 und 3 sind richtig
(E) 1 – 3 = alle sind richtig

12.1 – 3/95.1

Eine Blockade der Na^+-Pumpe führt am peripheren Warmblüter-Nerven zu dessen sofortiger Refraktärität,
weil
die Na^+-Pumpe am peripheren Warmblüter-Nerven für die Repolarisation im Verlauf des Aktionspotentials verantwortlich ist.

12.1 – 8/94.1

Am Gipfel eines Aktionspotentials

(A) hat sich die intrazelluläre Na^+-Konzentration an die extrazelluläre angeglichen.
(B) ist die treibende Kraft für den Na^+-Einstrom erschöpft.
(C) ist das Gleichgewichtspotential für Na^+ erreicht.
(D) haben die Na^+-Kanäle der Zellmembran ihre höchste Offenwahrscheinlichkeit.
(E) ist das elektrochemische Potential, das K^+ aus der Zelle treibt, größer als dasjenige während des Ruhepotentials.

12.1 – 3/94.1

Nach Beginn eines Aktionspotential ist die Nervenzellmembran vorübergehend absolut refraktär,
weil
nach Beginn des Aktionspotentials die Leitfähigkeit der K^+-Kanäle der Nervenzellmembran zunimmt.

12.1 – 3/94.2

Welche der folgenden Aussagen zum axonalen Transport trifft **nicht** zu?

(A) Der anterograde Transport umfaßt verschiedene Fraktionen mit unterschiedlichen Geschwindigkeiten.
(B) Die Geschwindigkeit des anterograden Transportes kann 40 cm/Tag betragen.
(C) In einem einzelnen Axon schließen sich anterograder und retrograder Transport gegenseitig aus.
(D) Neurotrope Viren können über den retrograden Transport in das ZNS gelangen
(E) Anterograder und retrograder Transport werden in der Neuroanatomie zur Darstellung axonaler Projektionen benutzt.

12.1 – 3/93.1

Der schnelle axonale Transport der Nervenzellen

(1) ist nicht ATP-abhängig.
(2) transportiert Proteine.
(3) tritt in anterograder und retrograder Richtung auf.
(4) kann von neurotropen Viren als Transportvehikel benutzt werden.

(A) nur 2 ist richtig
(B) nur 1 und 3 sind richtig
(C) nur 1 und 4 sind richtig
(D) nur 2, 3 und 4 sind richtig
(E) 1 – 4 = alle sind richtig

12.1 – 3/93.2

Welche der folgenden Aussagen treffen auf das Rezeptorpotential (Sensorpotential) somatosensorischer Rezeptoren zu?

(1) Es entsteht durch eine Aktivierung der spannungsgesteuerten Na^+-Kanäle.
(2) Seine Amplitude ist mit dem adäquaten Reiz nicht korreliert.
(3) Es wird elektrotonisch fortgeleitet.
(4) Zwei Rezeptorpotentiale können sich zeitlich und räumlich summieren.

(A) nur 1 ist richtig
(B) nur 2 ist richtig
(C) nur 2 und 3 sind richtig
(D) nur 3 und 4 sind richtig
(E) nur 2, 3 und 4 sind richtig

12.1 – 3/93.3

Die Membran eines Motoneurons ist in der absoluten Refraktärphase unerregbar,
weil
in der absoluten Refraktärphase eines Motoneurons die Leitfähigkeit der Membran für K^+-Ionen gegenüber der Ruhephase erhöht ist.

12.1 – 8/92.1

Die absolute Refraktärphase eines Motoneurons geht zurück auf die

(A) Zunahme der K^+-Permeabilität kurz nach Beginn des Aktionspotentials
(B) verzögerte Abnahme der K^+-Permeabilität nach dem Aktionspotential
(C) Inaktivierung der spannungsgesteuerten Na^+-Kanäle
(D) lang anhaltende Aktivierung der transmittergesteuerten Na^+-Kanäle der postsynaptischen Membran
(E) erhöhte Aktivität der Na^+-K^+-Pumpe nach einem Aktionspotential

12.1 – 3/92.1

Welche der nachfolgenden Eigenschaften trifft für die Rezeptorpotentiale der somatischen Sensibilität **nicht** zu?
Sie

(A) entstehen durch eine Permeabilitätserhöhung für Na^+.
(B) entstehen durch Aktivierung der spannungsgesteuerten Na^+-Kanäle.
(C) sind graduiert.
(D) breiten sich passiv (elektrotonisch) aus.
(E) können sich summieren.

12.1 – 8/91.1

An der Spitze des Aktionspotentials der Nervenmembran ist die Na^+-Konzentration

(A) außen gleich der äußeren K^+-Konzentration
(B) innen größer als die innere K^+-Konzentration
(C) innen größer als außen
(D) innen und außen etwa gleich groß
(E) innen und außen nahezu unverändert gegenüber dem Ruhezustand

12.1 – 8/91.2

Nach Beginn eines Aktionspotentials ist die Nervenfaser für etwa 1-2 ms absolut refraktär,
weil
die spannungsgesteuerten Na^+-Kanäle während des Aktionspotentials inaktiviert werden und erst etwa 1 – 2 ms nach Beginn eines Aktionspotentials wieder aktivierbar sind.

12.1 – 3/87.1

Die Verschiebung des Schwellenpotentials durch Vordepolarisation der Nervenmembran erklärt sich durch zunehmende

(A) Calciumleitfähigkeit bei Depolarisation
(B) Inaktivierung der Natriumleitfähigkeit bei Depolarisation
(C) Aktivierung der Natriumleitfähigkeit bei Depolarisation
(D) Inaktivierung der Kaliumleitfähigkeit bei Depolarisation
(E) Aktivierung der Kaliumleitfähigkeit bei Depolarisation

12.2 Erregungsfortleitung

12.2 – 3/97.1

Muskelrelaxantien vom Curare-Typ hemmen die neuromuskuläre Übertragung, weil sie

(A) die Bindung von Acetylcholin an die Acetylcholinrezeptoren blockieren.
(B) die Freisetzung von Acetylcholin aus der präsynaptischen Nervenendigung verhindern.
(C) die Synthese von Acetylcholin hemmen.
(D) die Acetylcholinesterase hemmen.
(E) zu einer Dauerdepolarisierung der subsynaptischen Membran führen.

12.2 – 8/96.1

Zur Bestimmung der Leitungsgeschwindigkeit des N. ulnaris reize man diesen mit supramaximaler Reizstärke und registriere mit Oberflächenelektroden das in der Muskulatur des Kleinfingerballens ausgelöste Summenaktionspotential. Damit erhält man Informationen über die Leitungsgeschwindigkeit der

(A) Hautafferenzen
(B) Schmerzafferenzen
(C) Ia-Fasern
(D) Aα-Axone
(E) Aγ-Axone

12.2 – 8/96.2

In dem nachfolgend gezeichneten neuronalen Verschaltungssystem wird bei Aktivierung von Axon Y die Informationsübertragung von Axon X auf Motoneuron Z gehemmt (= präsynaptische Hemmung). Die Erregungen von Y bewirken:

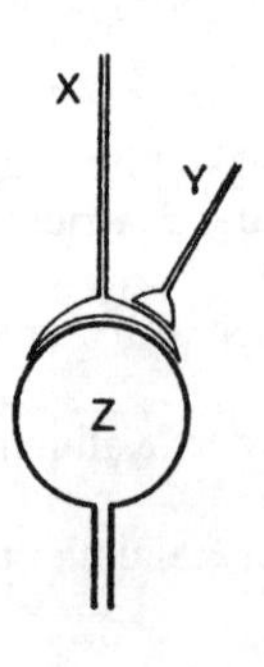

(1) Hyperpolarisation der subsynaptischen Membran von Z
(2) Hyperpolarisation der Membran der präsynaptischen Terminale von X
(3) Reduktion der bei Aktivierung von X freigesetzten Transmittermenge an der Synapse zwischen X und Z

(A) nur 3 ist richtig
(B) nur 1 und 2 sind richtig
(C) nur 1 und 3 sind richtig
(D) nur 2 und 3 sind richtig
(E) 1 – 3 = alle sind richtig

12.2 – 8/95.1

Wenn sich ein Potential elektrotonisch an der Nervenzellmembran ausbreitet, dann

(A) nimmt seine Amplitude ab.
(B) nimmt die Steilheit des Potentialanstiegs zu.
(C) kann es sich nicht mit anderen elektrotonischen Potentialen summieren.
(D) nimmt der Längswiderstand der Nervenzelle zu.
(E) erhöht sich die Kapazität der Zellmembran.

12.2 – 3/95.1

Wie lang ist etwa die Strecke, über die eine Aα-Faser (Mensch, 37° C) depolarisiert ist, wenn ein Aktionspotential über sie hinwegläuft?

(A) 0,1 mm
(B) 1 mm
(C) 10 mm
(D) 100 mm
(E) 1000 mm

12.2 – 8/94.1

In markhaltigen Axonen

(1) werden die Aktionspotentiale von Schnürring zu Schnürring elektrotonisch fortgeleitet.
(2) ist die Dichte der Na^+-Kanäle an der Internodien-Membran geringer als an der Schnürring-Membran.

(3) werden Aktionspotentiale nur an den Schnürringen erzeugt.
(4) ist die Leitungsgeschwindigkeit praktisch unabhängig vom Durchmesser des Axons.

(A) nur 3 ist richtig
(B) nur 1 und 3 sind richtig
(C) nur 2 und 4 sind richtig
(D) nur 1, 2 und 3 sind richtig
(E) 1 – 4 = alle sind richtig

12.2 – 8/93.1

Welcher der folgenden Stoffe wirkt direkt über eine Depolarisation der subsynaptischen Membran an der neuromuskulären Endplatte?

(A) Strychnin
(B) Tetanustoxin
(C) Botulinustoxin
(D) Succinylbischolin
(E) Curare (d-Tubocurarin)

12.2 – 8/93.2

An der neuromuskulären Synapse der Skelettmuskulatur (motorische Endplatte)

(A) erniedrigt der synaptische Transmitter die Kationenleitfähigkeit der postsynaptischen Membran.
(B) löst ein präsynaptisches Aktionspotential mit hoher Wahrscheinlichkeit eine Erregung mit nachfolgender Kontraktion aus.
(C) fließt bei Erregung ein Ca^{2+}-Strom von intra- nach extrazellulär.
(D) wird der Transmitter durch Aufnahme in den postsynaptischen Teil der Synapase inaktiviert.
(E) führen Esteraseblocker zu einer postsynaptischen Hyperpolarisation.

12.2 – 8/92.1

Curare-Präparate wirken über eine Blockade der

(A) Erregungsübertragung in der motorischen Endplatte
(B) Erregungsleitung im motorischen Nerven
(C) intrazellulären Freisetzung von Kalziumionen
(D) Bindung zwischen Kalzium und Troponin
(E) Bindungsstellen zwischen Aktin und Myosin

12.2 – 3/92.1

Die Membran-Längskonstante myelinisierter Axone

(A) sind exponentiell mit dem Abstand von der Reizelektrode.
(B) beträgt an Motoaxonen mehrere cm.
(C) ist umgekehrt proportional zur Faserlänge des Axons.
(D) ist vom Grad der Myelinisation abhängig.
(E) ist umgekehrt proportional zur Höhe der Nervenleitungsgeschwindigkeit.

12.2 – 3/89.1

Im Nerven wird die Erregungsleitungsgeschwindigkeit (ELG) durch die Membrankapazität (MK) und den Längswiderstand (LW) beeinfluß. Welche Aussagen gelten bei Zunahme des Faserdurchmessers (Faserlänge konstant)?

	ELG	MK	LW
(A)	Zunahme	Zunahme	Zunahme
(B)	Zunahme	Zunahme	Abnahme
(C)	Zunahme	Abnahme	Abnahme
(D)	Abnahme	Zunahme	Abnahme
(E)	Abnahme	Abnahme	Zunahme

12.2 – 8/86.1

Organophosphate (Alkylphosphate) in toxischer Dosierung bewirken eine Verlängerung der Acetylcholinwirkung z. B. an der neuromuskulären Endplatte,
weil
Organophosphate (Alkylphosphate) eine Empfindlichkeitsstörung der Acetylcholinrezeptoren bewirken.

12.3 Erregungsverarbeitung

12.3 – 8/86.1 W!

Die Qualität einer Empfindung

(A) bezeichnet ihr räumliches und zeitliches Auflösungsvermögen.
(B) wird auf Grund der Kanalkapazität für die Informationsübertragung festgestellt.
(C) ist der Oberbegriff für eine Gruppe von Modalitäten.
(D) wird durch intermodalen Intensitätsvergleich festgestellt.
(E) kann sich bei Steigerung der Intensität eines Reizes ändern.

12.3 – 8/94.1

Eine relative Unterschiedsschwelle von 0,1 bedeutet, daß

(A) sich die Stärken zweier Sinnesreize um 10% unterscheiden.
(B) bei einer Verminderung eines Reizes um 90% die Absolutschwelle unterschritten wird.
(C) die Absolutschwelle zweier Rezeptoren sich um den Faktor 10 unterscheiden.
(D) der quantitative Unterschied zwischen zwei Reizen nur dann wahrgenommen wird, wenn dieser mindestens 10% beträgt.
(E) sich das rezeptive Feld für eine sensorische Afferenz um 10% vergrößern muß, um den Reiz überschwellig zu machen.

12.3 – 3/88.1

Welche Aussage trifft zu?
Zur Kontrastverstärkung bei Sinneswahrnehmung dient besonders der Mechanismus der

(A) räumlichen Summation bei großflächigen Reizmustern
(B) Habituation
(C) divergenten Verschaltung afferenter Erregungen
(D) lateralen Hemmung
(E) Keine der Antworten (A) – (D) trifft zu.

12.3 – 8/87.1

Bei der rekurrenten oder „Renshaw“-Hemmung

(A) ist Acetylcholin der Transmitter an der Synapse vom α-motorischen Axon zum Interneuron.
(B) wirken rekurrente Axonkollateralen der α-Motoneurone monosynaptisch auf die eigenen und benachbarten Motoneurone zurück.
(C) kommt es zu einer rekurrenten präsynaptischen Hemmung von Axonkollateralen der α-Motoneurone.
(D) erfolgt die Hemmung über mindestens zwei Interneurone.
(E) kann die Hemmung direkt über die Reizung von Ib-Afferenzen ausgelöst werden.

12.3 – 3/87.1

Gehört eine Reizfläche mehreren rezeptiven Feldern an, so besteht dort ein geringes örtliches Auflösungsvermögen bei simultaner Zweipunktreizung,
weil
die afferenten Nervenbahnen aus sich überlappenden rezeptiven Feldern stets konvergieren und so die Ortsunterscheidung reduzieren.

12.3 – 3/86.1

Welche Aussage trifft **nicht** zu?
Die folgenden Ausdrücke geben Qualitäten verschiedener Sinnesmodalitäten wieder:

(A) warm
(B) rot
(C) süß
(D) Tonhöhe „a“ (440 Hz)
(E) Lautheit

13 Muskelphysiologie

13

13.1 Quergestreifte Muskulatur

13.1 – 3/97.1

Welche Aussage über Skelettmuskelfaser trifft zu?

(A) Das Aktionspotential der Einzelfaser dauert etwa 0,1 s.
(B) Die kontraktilen Proteine werden vor allem durch den Calciumeinstrom über das Sarkolemm während des Aktionspotentials aktiviert.
(C) Die sarkoplasmatische Calciumionenkonzentration beträgt in der ruhenden Zelle etwa 10 mmol/l.
(D) Die Sarkomerenlänge wird bei einer isotonischen Kontraktion geringer.
(E) Während der isotonen Kontraktion verkürzt sich das Aktin-Filament.

13.1 – 8/96.1

Welche Aussage über den Kontraktionsprozeß der quergestreiften Muskulatur trifft **nicht** zu?

(A) Die Aktin-Bindungsstellen für Myosin sind bei einer sarkoplasmatischen Calciumkonzentration von 10^{-8} mol/l durch Tropomyosin blockiert.
(B) Calcium-Ionen werden an das Tropomyosin angelagert.
(C) Bindung von ATP an den Myosinkopf löst die Querbrücke.
(D) Hydrolyse von ATP steigert die Bindungsaffinität zwischen Aktin und Myosin.
(E) Entfernen der ATP-Hydrolyseprodukte vom Myosinkopf ist der Teilprozeß im Kontraktionszyklus, der die Kraftentwicklung bedingt.

13.1 – 3/96.1

Welches Eiweißmolekül der Skelettmuskelzelle hat ATPase-Eigenschaft?

(A) Aktin
(B) Myosin
(C) Troponin
(D) Tropomyosin
(E) Myoglobin

13.1 – 3/96.2

Welche Aussage trifft **nicht** zu?
Weiße Muskelfasern haben im Vergleich zu roten Muskelfasern

(A) eine hohe Kontraktions- und Erschlaffungsgeschwindigkeit.
(B) einen geringen Myoglobingehalt.
(C) eine hohe Glykogenphosphorylase-Aktivität.
(D) eine hohe Hexokinase-Aktivität.
(E) weniger Mitochondrien.

13.1 – 3/96.3

Die Muskelfasern einer einzelnen motorischen Einheit

(A) gehören zu unterschiedlichen Muskelfasertypen.
(B) sind in unterschiedlichen Muskeln lokalisiert.
(C) kontrahieren sich bei der Erregung des zugehörigen Motoneurons alle gemeinsam.
(D) werden von mehreren Motoneuronen gleichzeitig innerviert.
(E) haben eine unterschiedliche Anzahl von Endplatten pro Muskelfaser.

13.1 – 8/95.1

Welche Aussage trifft für die Skelettmuskelfaser **nicht** zu?

(A) Sie kann eine Länge von 10 cm besitzen.
(B) Die kontraktilen Proteine werden als Myoglobin bezeichnet.
(C) Die Aktinfilamente sind an den Z-Scheiben verankert.
(D) Als Sarkomerlänge bezeichnet man den Abstand zwischen zwei Z-Scheiben.
(E) Troponin, Tropomyosin und Aktin bilden die dünnen Myofilamente.

13.1 – 3/95.2

Im zeitlichen Ablauf des Elementarprozesses der Muskelzuckung wird ATP verbraucht.
Welche Aussagen treffen zu?

(1) Ohne ATP kann der Myosinkopf nicht am Aktinfilament angelagert sein.
(2) Die ATP-Spaltung findet während der Drehung des Myosinkopfes von der 90°- in die 45°-Position statt.
(3) Ohne ATP unterbleibt das Lösen des Myosinkopfes.
(4) Die ATP-Spaltung findet nach Lösen des Myosinkopfes vom Aktinfilament statt.

(A) nur 3 ist richtig
(B) nur 4 ist richtig
(C) nur 1 und 2 sind richtig
(D) nur 3 und 4 sind richtig
(E) nur 1, 2 und 3 sind richtig

13.1 – 3/95.3

Die Muskelfasern einer sich langsam kontrahierenden motorischen Einheit haben im Vergleich zu einer sich schnell kontrahierenden Einheit eine(n)

(1) hohen oxidativen Stoffwechsel.
(2) niedrige tetanische Krafteinwirkung.
(3) geringe Ermüdbarkeit während tetanischer Kontraktion.
(4) hohe tetanische Fusionsfrequenz.
(5) niedrigen Gehalt an Mitochondrien.

(A) nur 1 ist richtig
(B) nur 1 und 4 sind richtig
(C) nur 1, 2 und 3 sind richtig
(D) nur 2, 3, 4 und 5 sind richtig
(E) 1 – 5 = alle sind richtig

13.1 – 3/95.4

Die Skelettmuskelfasern einer motorischen Einheit

(1) sind untereinander durch tight junctions verbunden.
(2) werden von einem einzelnen Aα-Motoneuron innerviert.
(3) werden von der gleichen motorischen Endplatte innerviert.

(A) nur 1 ist richtig
(B) nur 2 ist richtig
(C) nur 3 ist richtig
(D) nur 2 und 3 sind richtig
(E) 1 – 3 = alle sind richtig

13.1 – 3/95.5

Unter einer motorischen Einheit versteht man

(A) die pro Nervenimpuls an der motorischen Endplatte freigesetzte Acetylcholinmenge.
(B) ein einzelnes, zur Muskelkontraktion führendes Aktionspotential.
(C) eine einzelne Muskelfaser.
(D) den präsynaptischen Teil der motorischen Endplatte.
(E) ein einzelnes Aα-Motoneuron und alle von diesem innervierte Muskelfasern.

13.1 – 8/94.1

Welche Aussage trifft für die Ca^{2+}-Ionen in der Skelettmuskelfaser **nicht** zu?

(A) Ihre Freisetzung aus dem sarkoplasmatischen Retikulum wird durch ein Aktionspotential des Sarkolemm ausgelöst.
(B) Ihre zytosolische Konzentration steigt während der Kontraktionsaktivierung von 10^{-7} mol/l an.

(C) Die Bindung an Troponin C ist Teil der elektromechanischen Kopplung.
(D) Sie steuern Bindung und Hydrolyse von ATP am Tropomyosin.
(E) Sie werden durch einen aktiven Transportprozeß aus dem Zytosol in das sarkoplasmatische Retikulum gepumpt.

13.1 – 3/94.1

Die dünnen Filamente der Skelettmuskelfaser enthalten:

(1) Myosinmoleküle
(2) Troponinmoleküle
(3) Tropomyosinmoleküle

(A) nur 1 ist richtig
(B) nur 1 ist richtig
(C) nur 3 ist richtig
(D) nur 2 und 3 sind richtig
(E) 1 – 3 = alle sind richtig

13.1 – 3/94.2

Welche Aussage über die Skelettmuskulatur trifft **nicht** zu?

(A) Das Aktionspotential bewirkt eine Freisetzung von Calcium aus dem sarkoplasmatischen Retikulum.
(B) Ein Anstieg der zytosolischen Calciumkonzentration von 10^{-7} mmol/l auf 10^{-5} mmol/l löst eine Kontraktion aus.
(C) Zur Beendigung einer Kontraktion werden die Calciumionen an Myosin gebunden.
(D) ATP-Mangel ist die Ursache für die Entwicklung eines Rigor mortis.
(E) Der Muskel erschlafft, wenn Calciumionen aus dem Zytosol in das sarkoplasmatische Retikulum gepumpt werden.

13.1 – 8/93.1

Schnell-zuckende Skelettmuskelfasern (IIb) haben im Vergleich zu langsam-zuckenden (I)

(A) eine höhere ATPase-Aktivität
(B) mehr Myoglobin
(C) vor allem eine aerobe Energiegewinnung
(D) ein dichteres Kapillarnetz
(E) eine niedrigere Frequenz der Aktionspotentiale in den zuführenden Motoneuronen

13.1 – 8/93.2

Das ZNS kann die Kontraktionskraft eines Skelettmuskels steuern durch

(1) Veränderung der Aktionspotentialfrequenz der motorischen Nervenfasern.
(2) Rekrutierung der motorischen Einheiten.
(3) Veränderung der Amplituden der Aktionspotentiale.
(4) Präsynaptische Hemmung an der motorischen Endplatte.
(5) von sympathischen Efferenzen induzierte Veränderung des Ca^{2+}-Stroms am Sarkolemm.

(A) nur 5 ist richtig
(B) nur 1 und 2 sind richtig
(C) nur 1 und 3 sind richtig
(D) nur 1, 2 und 4 sind richtig
(E) nur 1, 2, 3 und 5 sind richtig

13.1 – 8/93.3

In welcher Beziehung stehen die freien Konzentrationen der folgenden Ionen im Cytosol der ruhenden Skelettmuskelfaser zueinander;

(A) $Na^+ > Cl^- > Ca^{2+} > K^+$
(B) $K^+ > Na^+ > Ca^{2+} > Cl^-$
(C) $K^+ > Cl^- > Na^+ > Ca^{2+}$
(C) $Na^+ > K^+ > Cl^- > Ca^{2+}$
(E) $K^+ > Na^+ > Cl^- > Ca^{2+}$

13.1 – 3/93.1

Die Steilheit der Ruhedehnungskurve des Muskels nimmt mit wachsender Dehnung zu,
weil
mit wachsender Dehnung die Überlappung der Aktinfilamente und der Myosinfilamente verringert wird.

13.1 – 3/93.2

Welche Kurve zeigt die Abhängigkeit der maximalen Verkürzungsgeschwindigkeit (y) des Skelettmuskels von seiner Belastung (x)?

(Abszisse und Ordinate sind linear geteilt).

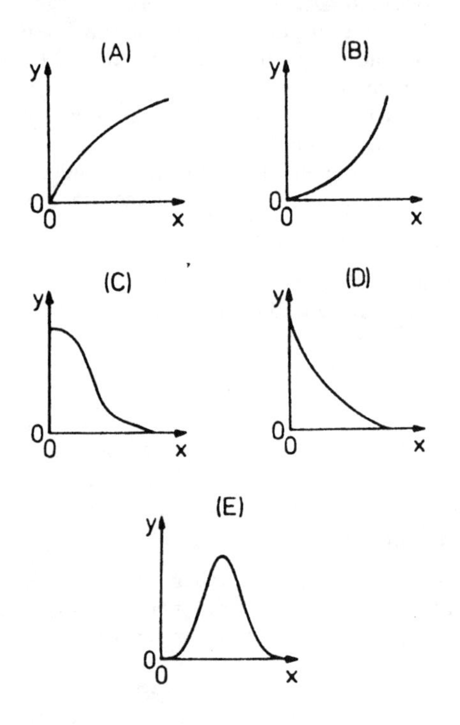

13.1 – 8/92.1

Das Ruhepotential der Muskelzelle liegt näher am Gleichgewichtspotential für K^+ als an dem für Na^+,

weil

die Permeabilität der Muskelzellmembran in Ruhe für Na^+ höher ist als für K^+.

13.1 – 8/92.2

Kalziumionen lösen in quergestreifter Muskulatur die Kontraktion aus, indem sie

(A) im sarkoplasmatischen Retikulum gespeichert werden.
(B) an Troponin gebunden werden.
(C) an Myosinköpfen gebunden werden.
(D) an Tropomyosin gebunden werden.
(E) an ATP gebunden werden.

13.1 – 8/92.3

Welche Darstellung gibt den Ablauf einer Anschlagszuckung richtig wieder (Ordinate: Muskelspannung P; Abszisse: Muskellänge L)?

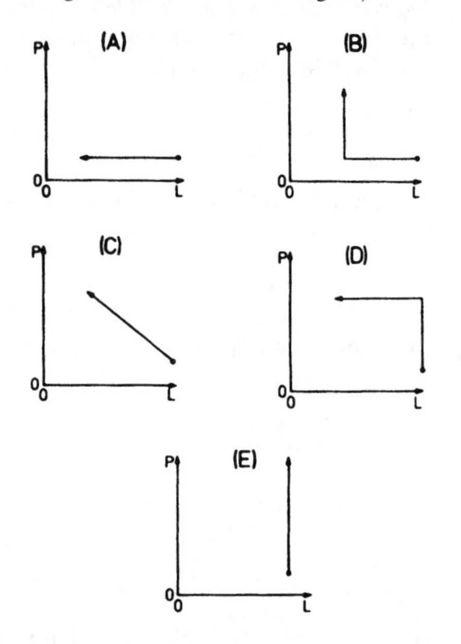

13.1 – 3/92.1

Im quergestreiften Muskel ist bei einer Sarkomerlänge von mehr als 3,7 mm eine Zuckung nicht mehr möglich,

weil

sich bei Sarkomerlängen von mehr als 3,7 mm im quergestreiften Muskel Aktin- und Myosinfilamente nicht mehr überlappen.

13.1 – 3/92.2

Die Muskelfasern einer schnellzuckenden motorischen Einheit haben im Vergleich zu einer langsamzuckenden Einheit eine(n)

(1) niedrigen oxidativen Stoffwechsel
(2) große tetanische Kraftentwicklung
(3) augeprägte Ermüdbarkeit während eines Tetanus
(4) hohe tetanische Fusionsfrequenz

(A) nur 2 ist richtig
(B) nur 1 und 3 sind richtig
(C) nur 3 und 4 sind richtig
(D) nur 1, 2 und 4 sind richtig
(E) 1 – 4 = alle sind richtig

13.1 – 3/92.3

Welche der folgenden Aussagen trifft für die Skelettmuskelfaser **nicht** zu?

(A) Die Freisetzung von Ca^{2+} aus dem sarkoplasmatischen Retikulum und seine Bindung an Troponin leiten die Kontraktion ein.
(B) Das transversale Tubulussystem steht mit dem Extrazellululärraum in Verbindung.
(C) Während der Kontraktion kommt es zu Anheftung der Myosinköpfe an das Aktin.
(D) Wenn die Muskelfaser kein ATP enthält, lösen sich die Myosinköpfe vom Aktin.
(E) Ca^{2+}-Ionen werden aktiv in das sarkoplasmatische Retikulum transportiert.

13.1 – 8/91.1

In einer motorischen Einheit eines quergestreiften Skelettmuskels wird transsynaptisch eine Kontraktion ausgelöst.
Die dabei entwickelte Kontraktionskraft ist **nicht** abhängig von

(A) der Frequenz der Aktionspotentiale.
(B) der Amplitude des axonalen Aktionspotentials.
(C) der Größe der motorischen Einheit.
(D) dem Typ der motorischen Einheit.
(E) der Vordehnung des Muskels.

13.1 – 8/91.2

Auf welche Muskelfasern wird die Erregung über neuromuskuläre Endplatten übertragen?

(1) Skelettmuskulatur
(2) Herzmuskulatur
(3) glatte Muskulatur

(A) nur 1 ist richtig
(B) nur 1 und 2 sind richtig
(C) nur 1 und 3 sind richtig
(D) nur 2 und 3 sind richtig
(E) 1 – 3 = alle sind richtig

13.1 – 8/91.3

Die transversalen Tubuli der Skelettmuskelzelle

(A) sind zum Extrazellulärraum hin offen.
(B) verlaufen parallel zu den Myofibrillen.
(C) verstärken durch Oberflächenfältelung die Acetylcholin-Wirkung auf die subsynaptische Membran.
(D) haben eine offene Verbindung zum sarkoplasmatischen Retikulum.
(E) setzen zur Einleitung der Kontraktion Ca^{2+}-Ionen in den Extrazellulärraum frei.

13.1 – 8/89.1

Welche Aussage über den Energiestoffwechsel von Muskelgewebe trifft **nicht** zu?

(A) Ruhende Skelettmuskulatur gewinnt Energie hauptsächlich aus dem Glucoseabbau.
(B) Der Herzmuskel kann Energie aus dem Abbau von Fettsäuren, Acetoacetat und Lactat gewinnen.
(C) Rote Muskulatur hat größere Sauerstoffreserven als weißer Muskel.
(D) Ruhende Muskeln enthalten mehr Kreatinphosphat als ATP.
(E) Bei einer Muskelkontraktion nimmt zunächst der Kreatinphosphatspiegel bei annähernder Konstanz des ATP-Spiegels ab.

13.1 – 8/89.2

Wird die Kontraktionskraft eines Muskels durch zentrale Steuerung gesteigert,

(A) so erhöht sich die Amplitude des von der einzelnen motorischen Einheit registrierten EMG.
(B) so nimmt die Aktivität der zugehörigen γ-Motoneurone in der Regel ab.
(C) so nimmt die Aktivität der Afferenzen von den Golgi-Sehnenorganen ab.
(D) so erhöht sich in der Regel die Zahl der zugehörigen aktiven α-Motoneurone.
(E) so nimmt die Zahl der in einer motorischen Einheit erregten Muskelfasern zu.

13.1 – 8/88.1

Welche Aussage zur tetanischen Kontraktion ist richtig?

(A) Sie kann nicht an einer Einzelfaser ausgelöst werden.
(B) Sie ist die normale Reaktion des M. quadriceps femoris beim Auslösen des Patellarsehnenreflexes.
(C) Sie hat unter sonst gleichen Bedingungen die gleiche Kontraktionsamplitude wie die Einzelzuckung.
(D) Sie erfaßt grundsätzlich mehr Muskelfasern als die Einzelzuckung.
(E) Die Fähigkeit zu dieser Kontraktionsform ermöglicht eine Abstufung der Kontraktionskraft.

13.1 – 8/87.1

Der maximale Wirkungsgrad eines Muskels bei isometrischer Kontraktion (statischer Haltearbeit) beträgt

(A) 0 %
(B) 5 – 15 %
(C) 25 – 40%
(D) 50 – 70 %
(E) 90 – 100 %

13.1 – 3/87.1

Isometrisches Skelettmuskeltraining mit jeweils versuchter maximaler Kraftentwicklung für mehrere Sekunden bewirkt am Skelettmuskel hauptsächlich Erhöhung

(A) der absoluten Kraft pro Querschnittsflächeneinheit.
(B) der durchschnittlichen Muskelfaserquerschnittsfläche.
(C) der Mitochondrienzahl pro Volumeneinheit.
(D) der kapillären Austauschfläche pro Volumeneinheit.
(E) des Anteils an langsamen (tonischen) Muskelfasern.

13.1 – 3/86.1

Das Bild stellt Längen-Spannungs-Beziehungen eines Skelettmuskels dar, mit zwei vom Punkt 0 der Ruhedehnungskurve ausgehenden maximalen Einzelkontraktionen.

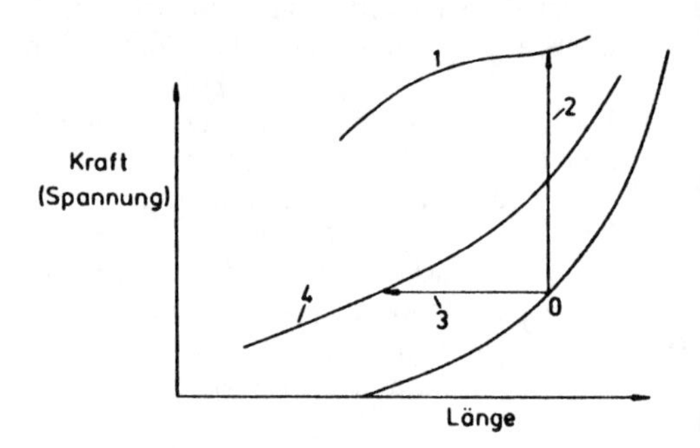

Welche der folgenden Aussagen **trifft** nicht zu?

(A) 1 ist die Kurve der isometrischen Maxima.
(B) 2 entspricht einer isometrischen Kontraktion.
(C) 3 entspricht einer isotonischen Kontraktion.
(D) 4 ist die Kurve der isotonischen Maxima.
(E) bei 2 leistet der Muskel eine größere mechanische Arbeit als bei 3.

13.2 Glatte Muskulatur

13.2 – 8/96.1

Durch die Aktivierung welcher Mechanismen wird im glatten Muskel die intrazelluläre Ca^{2+}-Konzentration gesenkt?

(1) Ca^{2+}-ATPasen der Zellmembran
(2) Ca^{2+}-ATPasen des sarkoplasmatischen Retikulums
(3) Na^{+}/ Ca^{2+}-Austauscher der Zellmembran
(4) rezeptorgesteuerte Ca^{2+}-Kanäle der Zellmembran

(A) nur 1 ist richtig
(B) nur 2 ist richtig
(C) nur 2 und 3 sind richtig
(D) nur 1, 2 und 3 sind richtig
(E) 1 – 4 = alle sind richtig

13.2 – 3/96.1

Welche Aussage trifft **nicht** zu?
In der glatten Muskulatur sind am Kontraktionsprozeß beteiligt:

(A) Troponin (C)
(B) Myosin
(C) F-Actin
(D) Ca^{2+}-Calmodulin
(E) Myosinkinase

13.2 – 8/93.1

Welche Aussage trifft **nicht** zu?
Die zytosolische Ca^{2+}-Aktivität einer glatten Muskelzelle kann erhöht werden durch

(A) Öffnung rezeptorgesteuerter sarkolemmaler Ca^{2+}-Kanäle.
(B) Blockierung des Na^{+}/Ca^{2+}-Gegentransports.
(C) Blockierung der Ca^{2+}-Pumpe des sarkoplasmatischen Retikulum.
(D) Blockierung der Ca^{2+}-Pumpe des Sarkolemm.
(E) Senkung der IP_3-Konzentration im Zytosol.

13.2 – 3/93.1

Welche Aussage über Gefäßmuskelzellen trifft zu?

(A) Sie besitzen vorwiegend nikotinische Acetylcholin-Rezeptoren.
(B) Aktionspotentiale entstehen durch den Einstrom vom Ca^{2+}.
(C) Sie enthalten Troponin (C) als Ca^{2+}-bindendes Protein.
(D) Die Relation Aktin-Myosin ist kleiner als im Skelettmuskel.
(E) Sie besitzen kein sarkoplasmatisches Retikulum.

13.2 – 3/93.2

Als Ursache der Kontraktion einer glatten Muskelzelle kommt in Frage:

(1) Noradrenalin, das aus sympathischen Fasern freigesetzt wird.
(2) elektrotonisch übertragene Potentiale von Nachbarzellen.
(3) elektrische Übertragung von Aktionspotentialen der Nachbarzellen.

(A) nur 1 ist richtig
(B) nur 2 ist richtig
(C) nur 1 und 2 sind richtig
(D) nur 2 und 3 sind richtig
(E) 1 – 3 = alle sind richtig

14 Sensomotorik

14

14.1 Spinale Motorik

14.1 - 3/96.1

Die reflektorische Kontraktion des M. quadriceps nach einem Schlag auf die Patellarsehne wird ausgelöst durch Erregung der

(1) Golgi-Sehnenorgane.
(2) anulospiralen Endigungen in der Muskelspindel.
(3) intrafusalen Muskulatur der Muskelspindel.

(A) nur 1 ist richtig
(B) nur 2 ist richtig
(C) nur 3 ist richtig
(D) nur 1 und 2 sind richtig
(E) 1 – 3 = alle sind richtig

14.1 - 8/95.1

Welche Aussage **trifft** nicht zu?
Die postreflektorische Innervationsstille (silent period) im Elektromyogramm des M. quadriceps femoris nach Auslösen des Patellarsehnenreflexes hat folgende Ursachen:

(A) Entdehnung von Muskelspindeln ohne γ-Aktivierung vermindert die Aktivität afferenter Ia-Fasern.
(B) Durch Dehnung der zugehörigen Sehnen kommt es zur Aktivierung afferenter Ib-Fasern.
(C) Die efferenten Impulse im Motoneuron bewirken eine rekurrente Hemmung über Renshaw-Zellen.
(D) Den Aktionspotentialen im Motoneuron folgen hyperpolarisierende Nachpotentiale.
(E) Die Haut- und Schmerzafferenzen beim Auslösen des Reflexes hemmen monosynaptisch die Motoneurone.

14.1 - 8/95.2

Unmittelbar nach kompletter Durchtrennung des Rückenmarks ist (sind) im Versorgungsgebiet des Rückenmarks kaudal der Durchtrennung

(1) die quergestreifte Muskulatur schlaff gelähmt.
(2) die Muskeldehnungsreflexe unverändert.
(3) die Flexorreflexe gesteigert.

(A) Keine der Aussagen 1 – 3 sind richtig
(B) nur 1 ist richtig
(C) nur 2 ist richtig
(D) nur 3 ist richtig
(E) nur 2 und 3 sind richtig

14.1 - 3/95.1

Die sekundären (Gruppe II) Muskelspindelafferenzen eines Muskels

(1) reagieren in erster Linie auf einen Anstieg der Muskelspannung und nicht der Muskellänge.
(2) haben eine höhere differentielle Empfindlichkeit als die primären Muskelspindelafferenzen.
(3) haben eine niedrigere Leitungsgeschwindigkeit als die primären Muskelspindelafferenzen.
(4) sind nur mit den Motoneuronen der entsprechenden motorischen Einheit verschaltet.

(A) nur 1 ist richtig
(B) nur 2 ist richtig
(C) nur 3 ist richtig
(D) nur 3 und 4 sind richtig
(E) nur 1, 2 und 3 sind richtig

14.1 – 3/95.2

In der Skizze ist schematisch die spinale segmentale Reflexverschaltung einer afferenten Nervenfaser wiedergegeben.
Von welchen Rezeptoren kommt die Afferenz in der Skizze?

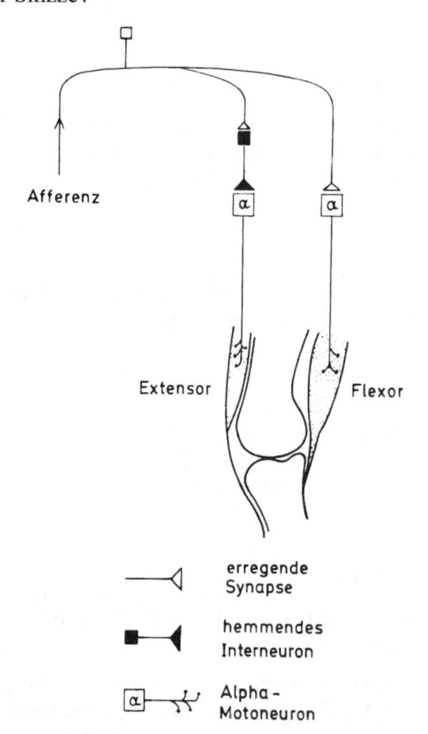

(A) von Golgi-Sehnenorganen des Extensors
(B) von primären Muskelspindelendigungen des Extensors.
(C) von Golgi-Sehnenorganen des Flexors
(D) von primären Muskelspindelendigungen des Flexors
(E) von keinem der unter (A) bis (D) genannten Rezeptoren.

14.1 – 8/94.1

Bei einer vollständigen Durchtrennung des Rükkenmarkes in Höhe von C_6 ist am wenigsten betroffen:

(A) Hustenreflex
(B) Niesreflex
(C) Ruheatmung
(D) Defäkation
(E) Blasenentleerung

14.1 – 8/94.2

Ein Schlag mit dem Reflexhammer löse den phasischen Muskeldehnungsreflex aus. Dieser geht zurück auf die Erregung welcher der nachfolgend aufgeführten Afferenzen?

(A) Ia-Afferenzen
(B) Gruppe II-Afferenzen
(C) Ib-Afferenzen
(D) niederschwellige Berührungsrezeptoren der Haut
(E) Flexor-Reflex-Afferenzen

14.1 – 8/94.3

Reizung der γ-Efferenzen eines Skelettmuskels führt zu einer

(A) verstärkten Aktivität der Muskelspindel-Afferenzen desselben Muskels.
(B) verminderten Aktivität der Golgi-Sehnenorgan-Afferenzen desselben Muskels.
(C) Erschlaffung der intrafusalen Muskulatur desselben Muskels.
(D) Erschlaffung der extrafusalen Muskulatur desselben Muskels.
(E) Aktivierung der α-Motoneurone antagonistischer Muskeln.

14.1 – 8/93.1

Bei einer Aktivierung der γ-Motoneurone wird

(A) die Schwelle zur Auslösung der autogenen Hemmung erniedrigt.
(B) die Empfindlichkeit der Flexorreflexafferenzen herabgesetzt.
(C) die Schwelle zum Auslösen des Muskeldehnungsreflexes erniedrigt.
(D) die Empfindlichkeit der primären Muskelspindelafferenzen vermindert.
(E) die extrafusale Muskulatur direkt erregt.

14.1 – 8/93.2

Im akuten Stadium nach einer kompletten Durchtrennung des Rückenmarks im unteren Thorakalbereich beim Menschen (spinaler Schock)

(1) sind die phasischen Muskeldehnungsreflexe ("Sehnenreflexe") am Bein nicht auslösbar.
(2) fehlen die Beugereflexe am Bein.
(3) bleibt die reflektorische Blasenentleerung ungestört erhalten.
(4) liegt eine schlaffe Lähmung der Beine vor.
(5) herrschen Streckspasmen der Beine vor.

(A) nur 5 ist richtig
(B) nur 2 und 3 sind richtig
(C) nur 1, 2 und 4 sind richtig
(D) nur 2, 3 und 5 sind richtig
(E) nur 1, 2, 3 und 4 sind richtig

14.1 - 8/93.3

Nach einer halbsseitigen Durchtrennung des Rückenmarks sind unterhalb des verletzten Segmentes auf der kontralateralen Körperseite wesentlich beeinträchtigt:

(1) die Willkürmotorik
(2) der Tastsinn
(3) der Schmerzsinn
(4) der Temperatursinn

(A) nur 1 ist richtig
(B) nur 1 und 2 sind richtig
(C) nur 3 und 4 sind richtig
(D) nur 1, 3 und 4 sind richtig
(E) 1 – 4 = alle sind richtig

14.1 - 8/93.4

Die Aktivierung eines Motoneurons durch Ia-Fasern werde durch eine präsynaptische Hemmung vermindert. Diese präsynaptische Hemmung

(1) führt zu einer Hyperpolarisation der Membran des Motoneurons.
(2) führt zu einer Depolarisation in den Terminalen der Ia-Fasern.
(3) benutzt als Transmitter γ-Aminobuttersäure (GABA).

(A) nur 1 ist richtig
(B) nur 1 und 2 sind richtig
(C) nur 1 und 3 sind richtig
(D) nur 2 und 3 sind richtig
(E) 1 – 3 = alle sind richtig

14.1 - 8/93.5

Welche der folgenden Aussagen treffen für Muskelspindeln zu?

(1) Sie sind parallel zur Arbeitsmuskulatur angeordnet.
(2) Die Spindeldichte ist in den Fingermuskeln niedriger als in den Oberarmmuskeln.
(3) Eine Spindel enthält mehrere Rezeptoren.
(4) Eine Zunahme der Spannung des gesamten Muskels ist der adäquate Reiz für ihre Aktivierung.

(A) nur 1 ist richtig
(B) nur 1 und 3 sind richtig
(C) nur 1, 3 und 4 sind richtig
(D) nur 2, 3 und 4 sind richtig
(E) 1 – 4 = alle sind richtig

14.1 - 8/93.6

Die M-Antwort des Hoffmann-(H)-Reflexes

(A) ist auf eine Aktivierung der Ia-Fasern zurückzuführen.
(B) entsteht durch eine elektrische Reizung der Motoaxone.
(C) entsteht durch Kollision der antidromen Aktionspotentiale mit der efferenten Reflexantwort.
(D) entsteht durch die Ib-Hemmung der H-Antwort des Hoffmann-Reflexes.
(E) ist das Summenaktionspotential des afferenten Hautnerven.

14.1 - 3/93.1

Der Schlag mit dem Reflexhammer auf die Patellarsehne für zur Kontraktion des M. quadriceps femoris.
Dieser Muskeldehnungsreflex

(A) aktiviert die Extensormuskulatur der kontralateralen Extremität.
(B) entsteht durch die transkortikale Übertragung der Muskelspindelaktivierung (long-loop-Reflex).
(C) ist ein nozizeptiver Reflex.
(D) ist in seiner Stärke vom Ausmaß der γ-Innervation abhängig.
(E) entsteht durch die Aktivierung der Golgi-Sehnenorgane.

14.1 – 3/93.2

Die H-Welle des Hoffmann-Reflexes wird verursacht durch die

(A) direkte Reizung der Muskelfasern des abgeleiteten Muskels.
(B) direkte Reizung der α-Motoneurone zu dem abgeleiteten Muskel.
(C) antidrome Aktivierung der α-Motoneurone durch die efferenten Motoaxone.
(D) Aktivierung der α-Motoneurone durch Ia-Afferenzen.
(E) Aktivierung der α-Motoneurone durch Ib-Afferenzen.

14.1 – 8/92.1

Bei Fremdreflexen nimmt die Reflexzeit mit erhöhter Reizstärke hauptsächlich ab infolge

(A) erhöhter Geschwindigkeit der afferenten Erregungsleitung.
(B) räumlicher und zeitlicher Summation an zentralen Neuronen.
(C) Bahnung der motorischen Endplatte.
(D) Wegfall der autogenen Hemmung.
(E) Konditionierung.

14.1 – 3/92.1

Welche der folgenden Aussagen über die Golgi-Sehnenorgane trifft **nicht** zu?

(A) Sie sind über mindestens zwei Synapsen mit den Motoneuronen des Rezeptor-tragenden Muskels verschaltet.
(B) Sie werden bei der Kontraktion weniger motorischer Einheiten aktiviert.
(C) Zentrale Kerngebiete verstellen die Empfindlichkeit der Rezeptoren.
(D) Sie sind proportional-differentiell reagierende Rezeptoren.
(E) Sie sind in Serie zur Arbeitsmuskulatur angeordnet.

14.1 – 8/91.1

γ-Motoneurone

(A) benutzen als Transmitter γ-Amino-Buttersäure.
(B) regulieren den Kontraktionszustand der Golgi-Sehnenorgane.
(C) innervieren die glatte Darmmuskulatur.
(D) innervieren die intrafusale Muskulatur.
(E) besitzen Kollateralen zur extrafusalen Muskulatur.

14.1 – 8/88.1

Welche Aussage über den Achillessehnen-Reflex trifft **nicht** zu?

(A) Rezeptor: Muskelspindeln im M. triceps surae
(B) afferente Leitung: Ia-Fasern im N. tibialis
(C) Reflexzentrum: Sakralmark
(D) efferente Leitung: Aα-Fasern im N. tibialis
(E) Erfolgsorgan: intrafusale Muskelfasern im M. triceps surae

14.1 – 3/87.1

Welche Aussage trifft **nicht** zu?
Das Golgi-Sehnenorgan

(A) ist mit der extrafusalen Skelettmuskulatur in Serie angeordnet.
(B) hat am Skelettmuskel Spannungsmeßfunktion.
(C) zeigt bei isotoner Kontraktion des Skelettmuskels eine größte Entladungsfrequenz als bei entspanntem Muskel.
(D) zeigt bei Ruhelage des Skelettmuskels eine größere Entladungsfrequenz als die Muskelspindel.
(E) gehört zum afferenten Teil des spinalmotorischen Systems.

14.1 – 3/86.1

Eine Aktivierung der Golgi-Rezeptoren eines Muskels führt zu einer

(A) polysynaptischen Erregung von Alpha-Motoneuronen antagonistischer Muskeln.
(B) polysynaptischen Erregung der dem Muskel zugeordneten Alpha-Motoneurone.
(C) monosynaptischen Erregung der dem Muskel zugeordneten Alpha-Motoneurone.
(D) Aktivierung der Gamma-Motoneurone des gedehnten Muskels.
(E) Steigerung der Aktionspotentialfrequenz in den dem Muskel zugeordneten Ia-Afferenzen.

14.1 – 3/86.2

Zur Reflexzeit (Zeit zwischen Hammerschlag und Muskelzuckung) des sogenannten Patellarsehnenreflexes trägt bei:

(1) synaptische Latenz
(2) Ansprechlatenz des Rezeptors
(3) Leitungszeit der afferenten Fasern
(4) Leitungszeit der efferenten Fasern
(5) elektromechanische Latenz des Effektormuskels
(6) Latenz bis zum Bewußtwerden der Empfindung

(A) nur 3 und 4 sind richtig
(B) nur 1, 3 und 4 sind richtig
(C) nur 2, 5 und 6 sind richtig
(D) nur 1, 2, 3, 4 und 5 sind richtig
(E) 1 – 6 = alle sind richtig

14.2 Hirnstamm und Motorik

14.2 – 8/96.1

Im Rahmen der Motorik dient die neuronale Verschaltung Großhirnrinde → Pontozerebellum → Thalamus → Großhirnrinde

(A) dem Aufbau der Efferenzkopie
(B) der Anpassung der Haltung an die intendierte Bewegung
(C) der Erstellung eines Bewegungsprogramms
(D) der Festlegung der emotionalen Färbung einer Bewegung
(E) der Entwicklung des Handlungsantriebes

14.2 – 3/94.1

Welche der aufgeführten neuronalen Ketten trägt wesentlich zur Erstellung des Bewegungsprogramms bei?

(A) Neokortex → Basalganglien → Thalamus → Neokortex
(B) spinale Moosfasersysteme → mediale Kleinhirnanteile → Vestibulariskerne → Rückenmark
(C) motorischer Kortex → mediale Kleinhirnteile → Nucleus fastigii → Substantia nigra
(D) Assoziationskortex → Thalamus → Kleinhirnhemisphären → motorischer Kortex
(E) unspezifische retikuläre Kerne → Thalamus → motorischer Kortex → retikuläre Kerne

14.2 – 8/90.1

Prüfen Sie die folgenden Aussagen zur Motorik!

(1) Der Nucleus ruber gehört zu den motorischen Zentren des Hirnstammes.
(2) Der Tractus rubrospinalis und der Tractus corticospinalis wirken überwiegend hemmend auf die Flexormotoneurone.
(3) Der Tractus vestibulospinalis lateralis wirkt überwiegend hemmend auf die Extensoren der Beine.
(4) Die meisten Pyramidenbahnfasern haben monosynaptische Verbindungen zu den spinalen Motoneuronen.

(A) Keine der Aussagen 1 – 4 ist richtig
(B) nur 1 ist richtig
(C) nur 1 und 2 sind richtig
(D) nur 1 und 3 sind richtig
(E) nur 2, 3 und 4 sind richtig

14.2 – 8/86.1

Die motorischen Kerngebiete der Formatio reticularis

(1) sind unabhängig von Einflüssen des motorischen Cortex.
(2) wirken prinzipiell hemmend auf zielgerichtete Bewegungen und fördernd auf Reflexbewegungen.
(3) können hemmend auf Extensormotoneurone einwirken.
(4) können hemmend auf Flexormotoneurone einwirken.

(A) nur 1 und 4 sind richtig
(B) nur 2 und 3 sind richtig
(C) nur 3 und 4 sind richtig
(D) nur 1, 3 und 4 sind richtig
(E) nur 2, 3 und 4 sind richtig

14.3 Kleinhirn

14.3 – 3/97.1

Die Purkinje-Zellen des Kleinhirns

(A) sind der einzige Ausgang aus dem zerebellären Kortex.
(B) werden von den Sternzellen erregt.
(C) werden von den Moosfasern direkt erregt.
(D) werden von den Kletterfasern gehemmt.
(E) aktivieren die Neurone der Kleinhirnkerne.

14.3 – 3/96.1

Welche der folgenden Zellen des Kleinhirns wirkt erregend auf die nachgeschaltete Zelle?

(A) Körnerzelle
(B) Golgizelle
(C) Korbzelle
(D) Sternzelle
(E) Purkinjezelle

14.3 – 8/94.1

Die Zellkörper der Kletterfasern, die zum Kleinhirn ziehen, sind lokalisiert in

(A) der unteren Olive
(B) der spinalen Clarke-Säule
(C) den Hinterstrangkernen Goll und Burdach
(D) den pontinen Moosfaserkernen
(E) dem Locus coeruleus

14.3 – 8/93.1

Die Purkinje-Zellen des Vestibulozerebellums

(A) sind in den Hemisphären des Kleinhirns lokalisiert.
(B) werden nur von Kletterfasern erregt.
(C) projizieren auf das Labyrinth.
(D) beeinflussen über die Vestibulariskerne die Stamm- und Extremitätenmotorik.
(E) projizieren direkt auf den motorischen Kortex.

14.3 – 8/92.1

Die lateralen Kleinhirnhemisphären (Pontozerebellum) sind in die Programmierung einer Willkürbewegung der Extremitäten eingeschaltet,
weil
die lateralen Kleinhirnhemisphären (Pontozerebellum) über den Nucleus fastigii die Extensormotoneurone des Rückenmarks ansteuern.

14.3 – 3/92.1

Das Kletterfaser-System des Kleinhirns hat seinen Ursprung in

(A) den pontinen Moosfaserkernen.
(B) der kortiko-striatalen Projektion.
(C) den olivären Kernen des Hirnstamms.
(D) den spinalen Kernen der spino-cerebellären Trakte.
(E) dem Nucleus reticularis lateralis.

14.3 – 3/92.2

Der Moosfaser-Eingang des Zerebellums erregt die Purkinjezellen über

(A) Körnerzellen – Korbzellen – Purkinjezelldendriten
(B) Körnerzellen – Parallelfasern – Purkinjezellen
(C) Körnerzellen – Golgizellen – Purkinjezellen
(D) Kletterfasern – Purkinjezellsomata
(E) Golgizellen – Korbzellen – Purkinjezelldendriten

14.3 – 8/91.1

Welche der folgenden Aussagen zum Kleinhirn trifft **nicht** zu?

(A) Läsionen führen typischerweise zu Lähmungen der Skelettmuskulatur.
(B) Es kontrolliert die Aktivität des Rückenmarks über vestibulospinale und retikulospinale Trakte.
(C) Dysmetrien sind charakteristische Symptome bei Hemisphärenläsionen.
(D) Es ist am motorischen Lernen beteiligt.
(E) Gleichgewichtsstörungen sind charakteristische Symptome bei Vermisläsionen.

14.3 – 8/91.2

Welche der Aussagen zu den Purkinjezellen des Kleinhirns trifft **nicht** zu?
Die Purkinjezellen

(A) benutzen Gammaaminobuttersäure (GABA) als Transmitter.
(B) sind der einzige Ausgang aus der Kleinhirnrinde.
(C) erregen Neurone der Kleinhirnkerne.
(D) der Kleinhirnhemisphären projizieren auf den Nucleus dentatus.
(E) werden von Letterfasern erregt.

14.4 Motorischer Cortex und Basalganglien

14.4 – 3/97.1

Welche der Symptome sind für die Parkinson-Krankheit typisch?

(1) erhöhter Muskeltonus
(2) Hyperkinese
(3) Tremor

(A) nur 2 ist richtig
(B) nur 1 und 2 sind richtig
(C) nur 1 und 3 sind richtig
(D) nur 2 und 3 sind richtig
(E) 1 – 3= alle sind richtig

14.4 – 8/96.1

Welche der folgenden Aussagen über den motorischen Kortex trifft **nicht** zu?

(A) Er enthält Pyramidenzellen in den Rindenschichten III und V.
(B) Seine Neurone sind in senkrecht zur Oberfläche angeordneten Funktionseinheiten zusammengeschlossen.
(C) Die Neurone einer funktionellen Säule sind jeweils einem Muskel zugeordnet.
(D) Der motorische Kortex hat polysynaptische efferente Verbindungen mit der Pars intermedia des Kleinhirns.
(E) Der motorische Kortex erhält afferente Zuflüsse aus dem Nucleus dentatus des Kleinhirns.

14.4 – 8/96.2

Die Basalganglien sind Teil welcher neuronalen Erregungsschleife?

(A) Motorische Kortexareale → Basalganglien → Thalamus → prämotorische Cortices
(B) Motorische Kortexareale → Basalganglien → N. dentatus → Thalamus → Motorischer Kortex (Area 4)
(C) Rückenmark → Basalganglien → N. globosus → Thalamus → Motorischer Kortex (Area 4)
(D) Vestibulariskerne → Basalganglien → Thalamus → Rückenmark
(E) Rückenmark → Thalamus → primärer sensomotorischer Kortex → Basalganglien → Rückenmark

14.4 – 8/96.3

Welche der folgenden Transmitter sind an der Erregungsübertragung in den Basalganglien beteiligt?

(1) Gamma-Aminobuttersäure
(2) Glutamat
(3) Substanz P
(4) Acetylcholin
(5) Dopamin

(A) nur 1 ist richtig
(B) nur 1 und 5 sind richtig
(C) nur 3 und 4 sind richtig
(D) nur 1, 2, 3 und 5 sind richtig
(E) 1 – 5 = alle sind richtig

14.4 – 3/96.1 **W!**

Im motorischen Kortex trete im Bereich des Vertex ein fokaler epileptischer Anfall auf. In welchem der aufgeführten Körpergebiete sind Muskelkontraktionen zu erwarten?

(A) Kaumuskulatur
(B) Gesichtsmuskulatur
(C) Hand und Finger
(D) distaler und proximaler Armbereich
(E) distaler und proximaler Beinbereich

14.4 – 8/95.1

Welche Aussage trifft **nicht** zu?
Der Anfangsteil des motorischen Bereitschaftspotentials

(A) kann von der Schädeloberfläche abgeleitet werden.
(B) beginnt früher als 200 ms vor Bewegungsbeginn.
(C) tritt bilateral auf.
(D) hat ein Maximum über dem Vertex.
(E) entspricht der Aktivierung der Pyramidenzellen im primären motorischen Kortex.

14.4 – 8/95.2

Welche Aussage zum primären motorischen Kortex (Area 4) trifft **nicht** zu?

(A) Die Pyramidenzellen zum Fuß sind an seiner medialen Fläche zur Fissura longitudinalis cerebri lokalisiert.
(B) In ihm sind ein Teil der Neurone des kortikospinalen Traktes lokalisiert.
(C) Über den Thalamus bekommt er Informationen aus dem Cerebellum.
(D) Er ist das wesentliche zentrale Integrationsgebiet für die Haltungsregulation.
(E) Er hat eine bilaterale Projektion zu den Trigeminuskernen.

14.4 – 3/95.1

Welche der folgenden Aussagen ist charakteristisch für eine Zelle des kortikospinalen Traktes, der in Area 4 des motorischen Kortex an der Matelkante lokalisiert ist?

(A) Sie innerviert monosynaptisch Motoneurone zur Muskulatur des Daumens.
(B) Ihre wesentliche afferente Information aus der Körperperipherie kommt von Rezeptoren in der Gesichtsregion.
(C) Bei willkürlichen Bewegungen des kontralateralen Beines wird sie vor Bewegungsbeginn aktiviert.
(D) Ihr Axon verläuft im Hirnstamm außerhalb der Pyramide.
(E) Sie ist in einen Erregungskreis eingeschaltet, der vom motorischen Kortex über das Vestibulozerebellum zum frontalen Assoziationscortex verläuft.

14.4 – 3/95.2

Das Symptom eines Neglects auf der linken Körperseite (Ignorieren der linken Körperseite trotz intakter sensorischer Verarbeitung) ist typisch für eine Störung des

(A) linken orbitofrontalen Assoziationskortex.
(B) linken limbischen Assoziationskortex.
(C) rechten somatosensorischen Kortex (Areae 1 – 3).
(D) rechten posterior-parietalen Kortex.
(E) rechten visuellen Kortes (Area 17 – 19).

14.4 – 8/94.1

Die dopaminergen Zellen der Pars compacta der Substantia nigra beeinflussen direkt die Zellen

(A) der Pars reticulata der Substantia nigra.
(B) des Corpus striatum.
(C) der Pars interna des Globus pallidus.
(D) des Nucleus subthalamicus.
(E) der ventroanterioren Thalamuskerne.

14.4 – 3/94.1

Welches der nachfolgenden Symptome steht bei isolierten Läsionen des prämotorischen Kortex (Area 6) nicht im Vordergrund?

(A) fehlerhafte Anpassung der Körperhaltung an die Zielmotorik.
(B) Störungen in der sequentiellen Ausführung eines Bewegungsprogrammes.
(C) Verarmung der Spontanmotorik (Bewegungsarmut).
(D) schlaffe Lähmungen der Beine auf der kontralateralen Seite.
(E) Verarmung der spontanen Sprache.

14.4 – 8/93.1

Bei einer Schädigung des rechten parietalen Assoziationskortex ist am ehesten zu erwarten

(A) eine Paralyse der kontralateralen Extremitätenmuskulatur.
(B) eine generelle Ataxie.
(C) ein Intentionstremor auf der linken Seite.
(D) eine Störung der Raumwahrnehmung.
(E) eine Störung des Langzeitgedächtnisses.

14.4 – 3/93.1

Welche der folgenden Hirnstrukturen sind durch eine somatotypische Organisation gekennzeichnet?

(1) ventrobasaler Komplex des Thalamus
(2) Hinterstrangbahnen
(3) Assoziationskortex
(4) sensomotorischer Kortex

(A) nur 1 und 3 sind richtig
(B) nur 2 und 4 sind richtig
(C) nur 1, 2 und 4 sind richtig
(D) nur 2, 3 und 4 sind richtig
(E) 1 – 4 = alle sind richtig

14.4 – 3/93.2

Die Aktivierung des Corpus striatum der Basalganglien führt zu einer Disinhibition von Neuronen motorischer Thalamuskerne,
weil
die Aktivierung des Corpus striatum die GABAergen Neurone des Globus pallidus, Pars interna und der Substantia nigra, Pars reticulata erregt.

14.4 – 8/92.1

Welche Aussagen zur Wirkung der Transmitter in den Basalganglien treffen zu?
Transmitter der

(1) exzitatorischen kortiko-striatalen Projektion ist Glycin.
(2) inhibitorischen pallido-thalamischen Projektion ist GABA.
(3) Projektion der Pars compacta der Substantia nigra zum Corpus striatum ist Acetylcholin.
(4) inhibitorischen Projektion der Pars reticulata der Substantia nigra zum Thalamus ist GABA.

(A) nur 2 ist richtig
(B) nur 1 und 3 sind richtig
(C) nur 2 und 4 sind richtig
(D) nur 1, 3 und 4 sind richtig
(E) 1 – 4 = alle sind richtig

14.4 – 8/92.2

Welche Aussage zum primären Kortex (Area 4) trifft zu?

(A) Die Pyramidenzellen zur Handmuskulatur sind am Vertex lokalisiert.
(B) Die Pyramidenbahn besteht ausschließlich aus Axonen der Betz-Pyramidenzellen.
(C) Er ist eines von mehreren Repräsentationsgebieten der Motorik auf dem zerebralen Kortex.
(D) Die dort lokalisierten Pyramidenbahnneurone werden überwiegend erst nach Bewegungsbeginn aktiviert.
(E) Er erhält keine sensorischen Informationen aus der Körperperipherie.

14.4 – 8/92.3

Nach Zerstörung der Commissura anterior des Kortex kommt es in der Regel zu einer schlaffen Lähmung,
weil
der Tractus corticospinalis durch die Commissura anterior des Kortex verläuft.

14.4 – 8/92.4

Eine direkte Hemmung des Thalamus erfolgt über:

(1) Putamen
(2) Nucleus caudatus
(3) Substantia nigra pars compacta
(4) Substantia nigra pars reticulata
(5) Globus pallidus pars interna

(A) nur 1 und 5 sind richtig
(B) nur 4 und 5 sind richtig
(C) nur 1, 2 und 3 sind richtig
(D) nur 2, 3, 4 und 5 sind richtig
(E) 1 – 5 = alle sind richtig

14.4 – 3/92.1

In welchem Gebiet des cerebralen Kortex liegen die Ursprungszellen der Pyramidenbahn?

(1) motorischer Kortex (Area 4)
(2) prämotorischer Kortex (Area 6)
(3) somatosensorischer Kortex (Area 1, 2, 3)
(4) visueller Kortex
(5) präfrontaler Assoziationskortex

(A) nur 1 ist richtig
(B) nur 1 und 2 sind richtig
(C) nur 2 und 5 sind richtig
(D) nur 3 und 4 sind richtig
(E) nur 1, 2 und 3 sind richtig

14.4 – 3/92.2

Welche der folgenden neuronalen Systeme gehören zu den Basalganglien?

(1) Colliculus superior
(2) Globus pallidus
(3) Formatio reticularis
(4) Putamen
(5) Locus coeruleus

(A) nur 1 und 4 sind richtig
(B) nur 2 und 4 sind richtig
(C) nur 1, 3 und 5 sind richtig
(D) nur 2, 3 und 5 sind richtig
(E) nur 2, 3, 4 und 5 sind richtig

14.4 – 3/88.1

Der Tractus corticospinalis

(A) enthält überwiegend dicke markhaltige Fasern hoher Leitungsgeschwindigkeit.
(B) führt über Kollateralen zur Aktivierung von Moos- und Kletterfasern.
(C) besteht überwiegend aus Neuriten der großen Pyramidenzellen des Gyrus praecentralis.
(D) wirkt antagonistisch zum Tractus rubrospinalis.
(E) bildet typischerweise monosynaptische Kontakte mit Spinalganglienzellen.

14.4 – 3/86.1

Welche Aussage trifft **nicht** zu?
Zu den charakteristischen motorischen Erkrankungen bei Fehlfunktionen der Basalganglien gehören:

(A) Athetose
(B) Parkinson-Syndrom
(C) Ataxie
(D) Hemiballismus
(E) Chorea

15 Somato-viszerale Sensibilität

15

15.1 Oberflächensensibilität

15.1 – 3/97.1

Welche Aussage über die Hautsinne trifft **nicht** zu?

(A) Vibrationen auf der Haut werden vorwiegend über Beschleunigungsdetektoren wahrgenommen.
(B) Die Intensitätsdetektoren zeigen ein Proportionalverhalten.
(C) Die Empfindungsstärke wächst mit der Amplitude der Aktionspotentiale in den Afferenzen.
(D) Die Vater-Pacini-Körperchen sind Beschleunigungsdetektoren.
(E) Mit steigenden Gewichtsauflagen nimmt die Frequenz der Aktionspotentiale in den entsprechenden afferenten Nervenfasern von Merkel-Zellen zu.

15.1 – 8/96.1

Die sensorischen Eigenschaften eines Pacini-Rezeptors (Pacini-Sensors) lassen sich folgendermaßen beschreiben:

(1) In der von Lamellen umschlossenen sensorischen Nervenendigung finden sich Ionenkanäle, die durch Verformung aktiviert werden.
(2) Die Endigung bleibt nach Abtragen der Lamellen mechanosensibel.
(3) Die Transformation des Rezeptorpotentials (Sensorpotentials) in Aktionspotentialsequenzen findet erst im markhaltigen Teil der Nervenfaser statt.

(A) nur 1 ist richtig
(B) nur 2 ist richtig
(C) nur 3 ist richtig
(D) nur 1 und 3 sind richtig
(E) 1 – 3 = alle sind richtig

15.1 – 3/96.1

Ein Mechanorezeptor kodiere sowohl die Geschwindigkeit als auch die Amplitude einer Hautdeformation.
Welche der Kurven A – E gibt am besten sein Antwortverhalten auf einen Rechteckreiz wieder?

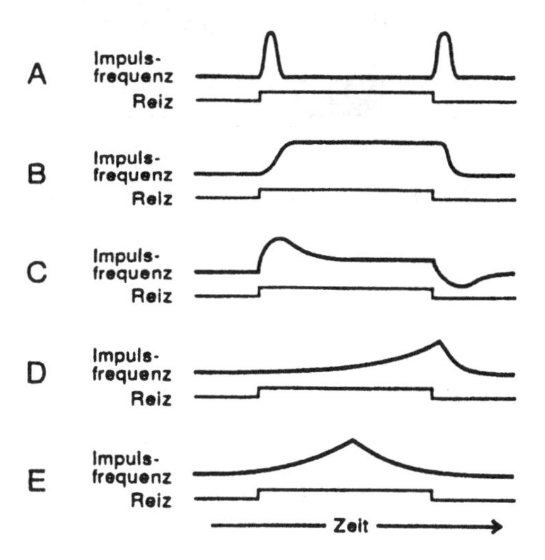

15.1 – 3/96.2

Welche Antwort gibt die Reihenfolge der simultanen Raumschwelle (Zweipunktschwelle) der Haut richtig wieder (links von „<" steht das Gebiet mit niedrigerer Schwelle)?

(A) Spitze des Zeigefingers < Zungenrand < Stirn < Unterarm < Rücken
(B) Zungenrand < Stirn < Spitze des Zeigefingers < Rücken < Unterarm
(C) Stirn < Rücken < Unterarm < Spitze des Zeigefingers < Zungenrand
(D) Rücken < Unterarm < Stirn < Zungenrand < Spitze des Zeigefingers
(E) Unterarm < Spitze des Zeigefingers < Zungenrand < Rücken < Stirn

15.1 – 8/95.1

Ein Rezeptor der Somatosensibilität werde für eine Zeitspanne durch einen adäquaten Reiz konstanter Stärke aktiviert.
Auf welcher der Aktionspotentialregistrierungen von einem afferenten Axon gründet sich die Aussage, daß der Rezeptor adaptiert?

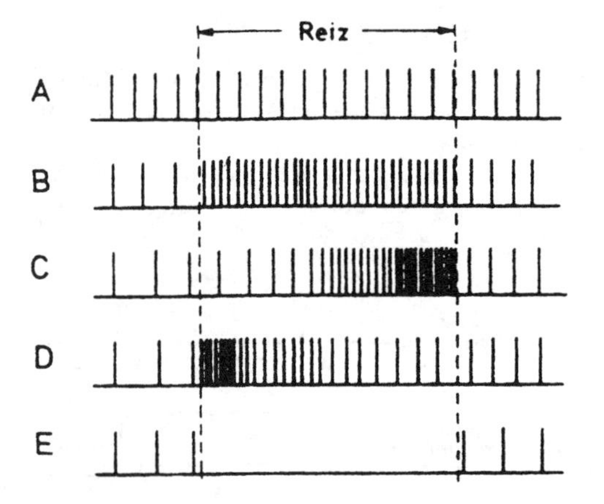

15.1 – 8/95.2

Unter einem Dermatom versteht man

(A) das Innervationsgebiet eines Hautnerven.
(B) den Bereich auf dem somato-sensorischen Kortex, in den die Information eines umschriebenen Hautareals projiziert wird.
(C) den Hautbereich, auf den bei Erkrankungen eines inneren Organs Schmerzen übertragen werden.
(D) das Innervationsgebiet eines Spinalnervens auf der Haut.
(E) das Innervationsgebiet der vegetativen Efferenzen eines Rückenmarksegmentes.

15.1 – 3/95.1

Viele sensorische Afferenzen zeigen eine Proportional-Differential-Charakteristik.
Darunter versteht man, daß diese Afferenzen

(1) Aktionspotentiale weiterleiten, deren Amplitudendifferenz proportional der Reizstärke ist.
(2) das ZNS über die Reizstärke und über die Geschwindigkeit der Reizstärkenänderung informieren.
(3) besonders stark erregt werden, wenn der Differentialquotient Reizstärke/Zeit proportional der Reizstärke ist.

(A) nur 1 ist richtig
(B) nur 2 ist richtig
(C) nur 3 ist richtig
(D) nur 1 und 2 sind richtig
(E) nur 2 und 3 sind richtig

15.1 – 3/95.2

Für den Temperatursinn der Haut gilt:

(1) Die Anzahl der Kaltpunkte ist in der Handfläche größer als die der Warmpunkte.
(2) Im Gesicht ist die Flächendichte der Kaltpunkte kleiner als in den Handflächen.
(3) Innerhalb der thermischen Indifferenzzone führt eine sehr langsame Änderung der Hauttemperatur zu keiner Veränderung der Temperaturempfindung.
(4) Bei einer thorakalen Rückenmarkzerstörung im Gebiet des rechten Hinterstranges fällt die Wärmeempfindung des linken Beines aus.

(A) nur 2 ist richtig
(B) nur 4 ist richtig
(C) nur 1 und 3 sind richtig
(D) nur 2, 3 und 4 sind richtig
(E) 1 – 4 = alle sind richtig

15.1 - 8/94.1

In den Diagrammen ist die Schwellenreizstärke (S) eines Mechanorezeptors in Abhängigkeit von der Reizfrequenz in Hz (log. Skala) dargestellt.

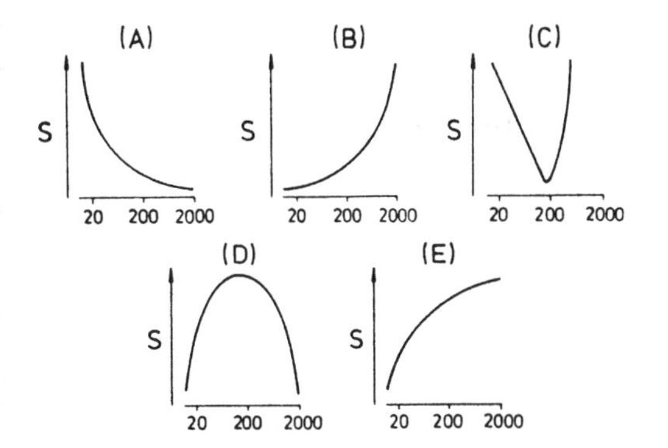

Welche der Kurven (A) – (E) trifft am ehesten für das Vater-Pacini-Körperchen zu?

15.1 - 8/91.1

Ein rezeptives Feld auf der Haut ist

(A) die Gesamtfläche der Schmerzpunkte der Haut.
(B) das Hautgebiet, das von einer Hinterwurzel des Rückenmarks versorgt wird.
(C) das Hautgebiet, von dem aus ein einzelnes afferentes Axon durch einen Sinnesreiz erregt wird.
(D) das Hautgebiet, von dem aus alle Axone eines peripheren Nerven durch einen Sinnesreiz erregt werden.
(E) das Hautgebiet, in dem die simultane Raumschwelle des Tastsinnes minimal ist.

15.1 - 3/89.1

Welche Aussage über die Funktion der Mechanorezeptoren der Haut trifft nicht zu?

(A) Meissnersche Körperchen sind Geschwindigkeitsdetektoren.
(B) Vater-Pacinische Körperchen sind Beschleunigungsdetektoren.
(C) Merkel-Zellen sind Vibrationsdetektoren.
(D) Ruffini-Endkörperchen sind Intensitätsdetektoren.
(E) Haarfollikel-Rezeptoren sind Geschwindigkeitsdetektoren.

15.2 Tiefensensibilität

15.2 - 3/97.1

Zu den charakteristischen Qualitäten der Propriozeption zählen:

(1) Stellungssinn
(2) Bewegungssinn
(3) Kraftsinn

(A) nur 1 ist richtig
(B) nur 1 und 2 sind richtig
(C) nur 1 und 3 sind richtig
(D) nur 2 und 3 sind richtig
(E) 1 – 3 = alle sind richtig

15.2 - 3/95.1

Welche der folgenden Aussagen zum Bewegungssinn treffen zu?

(1) Er informiert über die Richtung und Geschwindigkeit von Winkeländerungen der Gelenke.
(2) Die Wahrnehmungsschwelle für Winkeländerungen ist an proximalen Gelenken (z. B. Schulter) niedriger als an distalen (z. B. Finger).
(3) Muskelspindelafferenzen sind wesentlich an der Bewegungswahrnehmung beteiligt.
(4) Die afferente Information wird im Tractus spinothalamicus anterior nach zentral geleitet.

(A) nur 1 ist richtig
(B) nur 1 und 3 sind richtig
(C) nur 2 und 4 sind richtig
(D) nur 1, 2 und 3 sind richtig
(E) 1 – 4 = alle sind richtig

15.2 – 3/94.1

Welche der folgenden Rezeptorsysteme sind an den Halte- und Stellreflexen beteiligt?

(1) Haarzellen von Sacculus und Utriculus
(2) Muskelspindeln der Nackenmuskulatur
(3) Photorezeptoren des Auges
(4) Berührungsrezeptoren der Haut

(A) nur 1 ist richtig
(B) nur 1 und 2 sind richtig
(C) nur 1, 2 und 4 sind richtig
(D) nur 2, 3 und 4 sind richtig
(E) 1 – 4 = alle sind richtig

15.2 – 8/87.1

Prüfen Sie bitte folgende Aussagen zum Stellungssinn:

(1) Der Stellungssinn adaptiert im allgemeinen langsam, aber vollständig.
(2) Für den Stellungssinn spielen Hautrezeptoren eine untergeordnete Rolle.
(3) Wichtigste Rezeptoren des Stellungssinnes sind die Zilien der Makulaorgane.
(4) Der Stellungssinn ist eine Qualität der Propriozeption
(5) Afferenzen des Stellungssinnes verlaufen im Lemmiscus medialis.

(A) nur 1 und 5 sind richtig
(B) nur 1, 3 und 5 sind richtig
(C) nur 2, 3 und 4 sind richtig
(D) nur 2, 4 und 5 sind richtig
(E) nur 1, 2, 3 und 4 sind richtig

15.3 Nozizeption

15.3 – 3/97.1

Bei Aktivierung setzen Nozizeptoren in der Haut frei:

(A) CGRP (Calcitonin-gene-related peptide)
(B) Acetylcholin
(C) Histamin
(D) Glycin
(E) GABA

15.3 – 8/96.1

Bei ihrer Aktivierung setzen Nozizeptoren in der Haut frei:

(A) Substanz P
(B) Acetylcholin
(C) Histamin
(D) Glycin
(E) GABA

15.3 – 3/95.1

Die Nozizeptoren werden sensibilisiert und/oder erregt durch

(1) Bradykinin
(2) Histamin
(3) Prostaglandine

(A) nur 1 ist richtig
(B) nur 2 ist richtig
(C) nur 3 ist richtig
(D) nur 1 und 2 sind richtig
(E) 1 – 3 = alle sind richtig

15.3 – 8/92.1

Welche Aussagen zum nozizeptiven System treffen zu?

(1) In der Haut gibt es wesentlich mehr Schmerzpunkte als Druckpunkte.
(2) Im Rückenmark verlaufen die schmerzleitenden Fasern überwiegend in den Hintersträngen.
(3) Das morphologische Substrat kutaner Nozizeptoren sind freie Nervenendigungen.

(A) nur 2 ist richtig
(B) nur 3 ist richtig
(C) nur 1 und 2 sind richtig
(D) nur 1 und 3 sind richtig
(E) 1 – 3 = alle sind richtig

15.3 – 8/91.1

Anstoßen des Ellenbogens (mechanische Reizung des N. ulnaris) führt zu einer Schmerzempfindung im Bereich der Finger.
Man nennt dies

(A) „übertragener Schmerz“
(B) „projizierter Schmerz“
(C) Hyperästhesie
(D) Hyperpathie
(E) Hyperalgesie

15.4 Viszerale Rezeptoren

15.4 – 8/91.1

Welcher der nachfolgend aufgeführten Reflexe ist vor allem an der reflektorischen Abwehrspannung der Bauchdecken beteiligt?

(A) Viscero-visceraler Reflex
(B) Viscero-motorischer Reflex
(C) Viscero-cutaner Reflex
(D) Cuti-visceraler Reflex
(E) Cuti-cutaner Reflex

15.4 – 8/88.1

Ein cuti-viszeraler Reflexbogen besteht aus

(A) einer viszeralen Afferenz und einer somatischen Efferenz.
(B) einer somatischen Afferenz und einer somatischen Efferenz.
(C) einer somatischen Afferenz und einer vegetativen Efferenz.
(D) einer sympathischen Afferenz und einer parasympathischen Efferenz.
(E) zwei Neuronen.

15.4 – 8/87.1

Die Nozizeptoren der Baucheingeweide

(A) können durch Dehnung, nicht aber durch Spannungserhöhung (bei konstantem Dehnungszustand) der Hohlorgane erregt werden.
(B) sind im Peritoneum viszerale zahlreicher als im Peritoneum parietale.
(C) sind freie Nervenendigungen, deren Perikaryen teilweise in den Splanchnikusganglien liegen.
(D) bewirken bei Erregung eine Hyperästhesie im zugehörigen Dermatom.
(E) gehören zu den Fremdreflex-Afferenzen.

15.5 Sensorische Informationsverarbeitung

15.5 – 8/94.1

Die Verarbeitung somato-sensorischer Informationen im lemniskalen System ist durch welche der folgenden Eigenschaften gekennzeichnet?

(1) An den Relaiszellen der zentralen Projektion werden die verschiedenen Qualitäten vermischt.
(2) Es ist eine somatotopische Gliederung vorhanden.
(3) Auf den Umschaltebenen wird die Verarbeitung durch efferente Projektion kontrolliert.
(4) Im Thalamus erfolgt die Umschaltung in den intralaminären Kernen.

(A) nur 2 ist richtig
(B) nur 1 und 4 sind richtig
(C) nur 2 und 3 sind richtig
(D) nur 1, 2 und 3 sind richtig
(E) 1 – 4 = alle sind richtig

15.5 – 8/94.2

Bei einem wachen Patienten wird während einer neurochirurgischen Operation der Gyrus postcentralis direkt an der Fissura sylvii (Fissura cerebri lateralis) lokal gereizt.
Der Patient hat somato-sensorische Empfindungen auf der

(A) kontralateralen Seite im Bereich des Mundes und der Lippen.
(B) kontralateralen Seite im Bereich des Daumens.
(C) kontralateralen Seite im Bereich der Hüfte.
(D) ipsilateralen Seite im Bereich der Augen.
(E) ipsilateralen Seite im Bereich des Unterarms.

15.5 – 3/92.1

Die Informationsübertragung im lemniskalen System ist gekennzeichnet durch

(1) Somatotopie in den Projektionsarealen.
(2) efferente Kontrolle der Übertragung.
(3) fehlende Korrelation zwischen Intensität des Reizes.
(4) Verlauf des Projektionsweges über die intralaminären Thalamuskerne.

(A) nur 1 und 2 sind richtig
(B) nur 1 und 4 sind richtig
(C) nur 2 und 3 sind richtig
(D) nur 1, 2 und 4 sind richtig
(E) 1 – 4 = alle sind richtig

15.5 – 3/90.1

Welche der folgenden Aussagen zur Informationsübertragung im lemniskalen System trifft **nicht** zu?

(A) Die neuronale Verschaltung wird durch efferente Systeme kontrolliert.
(B) Die zentralen Projektionsareale sind somatotopisch organisiert.
(C) Die Entladungsfrequenz der Projektionsneurone steigt mit der Intensität des peripheren Reizes.
(D) Die intralaminären Thalamuskerne sind eine der Umschaltstationen.
(E) Das lemniskale System gibt Kollateralen in das aszendierende retikuläre aktivierende System ab.

16 Sehen

16

16.1 Abbildender Apparat

16.1 – 8/96.1

Um das menschliche Auge vom Sehen in die Ferne auf die Nähe einzustellen,

(A) wird die Akkommodationsbreite verändert.
(B) werden vordere und hintere Brennweite verlängert.
(C) wird die mechanische Spannung der Zonulafasern erhöht.
(D) kommt es zur Kontraktion des M. ciliaris.
(E) nimmt die Krümmung der Linse ab.

16.1 – 3/96.1

Welche Akkomodationsbreite haben die Augen eines Patienten, dessen Fernpunkt ein 1 m und dessen Nahpunkt bei 10 cm liegt?

(A) 10 dpt
(B) 9 dpt
(C) 1 dpt
(D) 0,1 dpt
(E) kann aus diesen Angaben nicht errechnet werden

16.1 – 8/95.1

Der Fernpunkt eines Auges liegt bei 2 m, der Nahpunkt bei 20 cm.
Wieviel Dioptrien beträgt die Akkommodationsbreite?

(A) 1,8
(B) 2,2
(C) 4,5
(D) 5,0
(E) 5,5

16.1 – 3/95.1

Welche Aussage trifft **nicht** zu?
Die Höhe des Augeninnendruckes

(A) beträgt normalerweise 3,3 – 5,3 kPa (25 – 40 mmHg).
(B) ist für die Form des Augapfels von Bedeutung.
(C) wird bestimmt von der Menge des pro Zeiteinheit produzierten und abfließenden Kammerwassers.
(D) kann mit einem Tonometer gemessen werden.
(E) kann durch Atropingabe ansteigen.

16.1 – 3/95.2

Welcher Satz über die Achsen-Myopie trifft **nicht** zu?

(A) Die Akkommodationsbreite ist im Vergleich zu der beim gleichaltrigen Emmetropen eingeschränkt.
(B) Die Brechkraft ist in Bezug zur Bulbuslänge zu groß.
(D) Der Fernpunkt ist reell.
(E) Der Nahpunkt liegt im Vergleich zum gleichaltrigen Emmetropen häufig näher am Auge.

16.1 – 8/94.1

Folgende Aussagen über das Kammerwasser im Auge treffen zu:

(1) Das Kammerwasser wird von den Ziliarfortsätzen gebildet.
(2) Das Kammerwasser fließt über den Schlemmschen Kanal ab.
(3) Eine Pupillenverengung hemmt den Kammerwasserabfluß aus der Vorderkammer.

(A) nur 1 ist richtig
(B) nur 2 ist richtig
(C) nur 3 ist richtig
(D) nur 1 und 2 sind richtig
(E) 1 – 3 = alle sind richtig

16.1 – 8/94.2

Die Strecke zwischen Nah- und Fernpunkt ist bei jungen Menschen für ein myopes Auge wesentlich kürzer als für ein normalsichtiges Auge,
weil
bei jungen Menschen ein normalsichtiges Auge über eine wesentlich kleinere Akkommodationsbreite verfügt als ein myopes Auge.

16.1 – 8/93.1

Ein Patient habe seinen Fernpunkt bei 25 cm und seinen Nahpunkt bei 20 cm.
Er hat eine

(A) Myopie von 5 dpt.
(B) Myopie von 4 dpt mit Presbyopie.
(C) Presbyopie mit einer Akkommodationsbreite von 4 dpt.
(D) Hyperopie von 5 dpt.
(E) Hyperopie von 4 dpt mit Presbyopie.

16.1 – 3/93.1

Beim Übergang von Fern- zu Nahakkommodation

(A) wird der Krümmungsradius der Linse größer.
(B) relaxiert der Ziliarmuskel.
(C) kontrahiert sich der M. sphincter pupillae.
(D) verkleinern sich die fovealen rezeptiven Felder der Retina.
(E) nimmt die Brechkraft der Cornea zu.

16.1 – 8/92.1

Wie verändert sich durch operative Entfernung der (fernakkommodierten) Linse die Brechkraft des Auges?

(A) Abnahme um etwa 30 dpt
(B) Abnahme um etwa 15 dpt
(C) Abnahme um etwa 5 dpt
(D) Zunahme um etwa 5 dpt
(E) Zunahme um etwa 15 dpt

16.1 – 8/92.2

Wie ändert sich die Gesamtbrechkraft des Auges beim Eintauchen in Wasser?
(Kornea in Kontakt mit Wasser)

(A) Zunahme um etwa 65 %
(B) Zunahme um etwa 2 %
(C) Brechkraft bleibt unverändert
(D) Abnahme um etwa 2 %
(E) Abnahme um etwa 65 %

16.1 – 3/92.1

Ein Proband blicke zuerst in die Ferne, dann in die Nähe (z. B. um zu lesen).
Beim Blick in die Nähe kontrahieren sich die

(1) Ziliarmuskeln
(2) Mm. sphincters pupillae
(3) Mm. recti mediales

(A) nur 1 ist richtig
(B) nur 2 ist richtig
(C) nur 1 und 2 sind richtig
(D) nur 2 und 3 sind richtig
(E) 1 – 3 = alle sind richtig

16.1 – 3/92.2

Im Auge ist die hintere Brennweite kürzer als die vordere Brennweite,
weil
die Brechungsindizes im Auge größer sind als der Brechungsindex der Luft.

16.1 – 3/92.3

Für den dioptrischen Apparat des sog. reduzierten Auges gilt:

(A) Strahlen, die durch den Knotenpunkt laufen, werden in ihrer Richtung nicht geändert.
(B) Der Hauptpunkt liegt im Hornhautscheitel.
(C) Hauptpunkt und Knotenpunkt liegen an der gleichen Stelle auf der optischen Achse.
(D) Beim hyperopen Auge ist der Hauptpunkt virtuell und liegt hinter dem Auge.
(E) Beim myopen Auge liegt der Fernpunkt im vorderen Brennpunkt des Auges.

16.1 – 8/91.1

Ein stark myoper Patient sieht weit entfernte Gegenstände unscharf,
weil
sich die hintere Brennebene des stark myopen Auges bei Fernakkomodation hinter der Retina befindet.

16.1 – 8/91.2

Ein quadratischer Gegenstand von 4,0 cm Seitenlänge werden von einer Sammellinse der Brennweite f = +50 cm abgebildet. Er befinde sich 1,50 m von der Sammellinse entfernt.
Welche der folgenden Aussagen trifft für das von der Linse entworfene Bild **nicht** zu?

(A) Das Bild befindet sich in einer Entfernung von 0,75 m von der Linse.
(B) Das Bild ist verkleinert.
(C) Das Bild ist umgekehrt.
(D) Das Bild ist reell.
(E) Die Bildfläche ist halb so groß wie die Gegenstandsfläche.

16.1 – 8/88.1

Patienten mit unkorrigierter Hyperopie neigen zum Schielen,
weil
bei der Hyperopie die zum scharfen Sehen benötigte verstärkte Akkomodation mit einer Divergenz der Augenachsen gekoppelt ist.

16.1 – 3/88.1

Bei der Presbyopie ist das Sehvermögen der betroffenen Personen

(A) infolge erhöhten Augeninnendrucks herabgesetzt.
(B) durch Abnahme der Krümmungsradien der Linse eingeschränkt.
(C) durch Abnahme der Akkommodationsbreite charakterisiert.
(D) durch konzentrische Gesichtsfeldeinschränkung charakterisiert.
(E) durch Konkavlinsen zu verbessern.

16.2 Retinale Signalaufnahme und -verarbeitung

16.2 – 3/97.1

In der Fovea centralis des Auges ist besonders hoch:

(1) die photopische Sehschärfe
(2) die Absolutempfindlichkeit für Licht
(3) die Stäbchendichte

(A) nur 1 ist richtig
(B) nur 2 ist richtig
(C) nur 3 ist richtig
(D) nur 1 und 3 sind richtig
(E) 1 – 3 = alle sind richtig

16.2 – 3/96.1

Die Pupille eines Auges verengt sich bei

(1) Beleuchtung dieses Auges.
(2) Beleuchtung des anderen Auges.
(3) Nahakkommodation.

(A) nur 1 ist richtig
(B) nur 1 und 2 sind richtig
(C) nur 1 und 3 sind richtig
(D) nur 2 und 3 sind richtig
(E) 1 – 3 = alle sind richtig

16.2 – 8/95.1

Der Pupillendurchmesser vergrößert sich, wenn

(A) das kontralaterale Auge belichtet wird.
(B) das Auge auf einen näher gelegenen Gegenstand fokussiert.
(C) die adrenerge Übertragung zum Auge blokkiert wird.
(D) Atropin in das Auge gegeben wird.
(E) das Ganglion cervicae superius zerstört wird.

16.2 – 3/94.1

Welche Aussage trifft **nicht** zu:
Wenn Licht auf die Stäbchenzellen der Retina fällt,

(A) wird aus Rhodopsin cis-Retinal abgespalten.
(B) wird ein G-Protein (Transfucin) aktiviert.
(C) wird eine Phosphodiesterase aktiviert.
(D) nimmt die intrazelluläre Konzentration von cGMP ab.
(E) wird die Zelle hyperpolarisiert.

16.2 – 3/93.1

Bei Belichtung der Retina ist das sekundäre Rezeptorpotential der Photorezeptoren hyperpolarisierend,
weil
die bei Belichtung aktivierte biochemische Stoffwechselkette in der Photorezeptormembran die Leitfähigkeit von Na^+-Kanälen erhöht.

16.2 – 3/87.1

Die schematischen Abbildungen 1 – 3 sollen rezeptive Felder von zwei Optikus-Ganglienzellen der Retina darstellen.
(+) bezeichnet Stellen der Netzhaut, von denen aus die Zelle durch Lichtreiz erregt werden kann, (-) Stellen, von denen aus sie gehemmt werden kann.
Welches Abbildungspaar ist für den Übergang vom Zustand der Helladaptation in den Zustand der Dunkeladaptation an einer Ganglienzelle typisch?

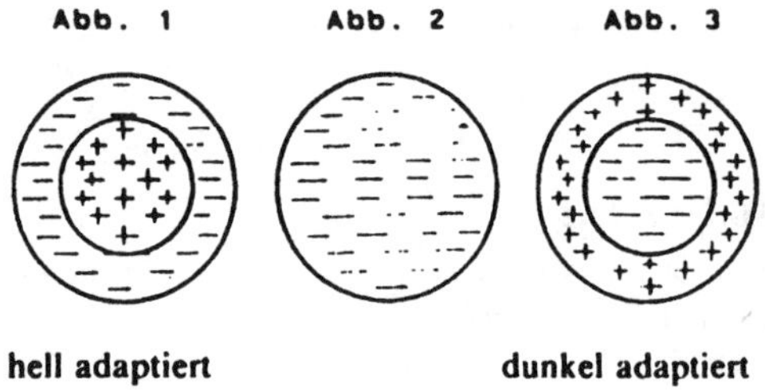

Abb. 1 Abb. 2 Abb. 3

hell adaptiert **dunkel adaptiert**

(A) Abb. 1 → Abb. 2
(B) Abb. 2 → Abb. 1
(C) Abb. 2 → Abb. 3
(D) Abb. 3 → Abb. 2
(E) Abb. 1 → Abb. 3

16.3 Sehbahn und Reizverarbeitung

16.3 – 8/93.1

Bei einem von der rechten Seite her aus das Chiasma opticum drückenden Tumor beginnt die auftretende Sehstörung mit

(A) bitemporaler Hemianopsie
(B) binasaler Hemianopsie
(C) heteronymer Hemianopsie
(D) Ausfällen im nasalen Gesichtsfeld rechts
(E) Ausfällen im nasalen Gesichtsfeld links

16.3 – 8/91.1

Eine bitemporale Hemianopsie wird typischerweise verursacht durch

(A) bilaterale Läsion der Sehrinde
(B) Unterbrechung des Sehnerven
(C) Läsion im Chiasma opticum
(D) einseitige Läsion in der Netzhaut
(E) Unterbrechung des Tractus opticus

16.3 – 8/86.1

Welches ist das Hauptanwendungsgebiet des Perimeters?
Bestimmung

(A) des Blickfeldes an jeweils einem Auge
(B) der Refraktion
(C) des Blickfeldes an beiden Augen zugleich
(D) des Gesichtsfeldes an jeweils einem Auge
(E) das Farbsehvermögen

16.4 Sehschärfe

Bislang keine Fragen.

16.5 Räumliches Sehen

16.5 – 8/86.1

Die binokulare räumliche Tiefenwahrnehmung ist um so schlechter, je weiter entfernt die beobachteten Gegenstände sind, weil mit zunehmender Distanz des fixierten Gegenstands abnimmt:

(A) der Horopterdurchmesser
(B) die Querdisparation
(C) die Linsenbrechkraft
(D) die Sehschärfe
(E) der visuelle Sukzessivkontrast

16.6 Farbensehen

16.6 – 3/94.1

Welche aufgeführte Farbempfindung kann **nicht** durch monochromatisches Licht erzeugt werden?

(A) Rot
(B) Purpur
(C) Orange
(D) Violett
(E) Grün

16.6 – 3/93.1

Das Gesichtsfeld für rotes Licht ist deutlich kleiner als das für blaues Licht,
weil
im dioptrischen Apparat des Auges kurzwelliges Licht stärker gebrochen wird als langwelliges Licht.

16.6 – 3/91.1

Einen Protanomalen erkennt man daran, daß er am Anomalskop eine Gleichheit mit vorgegebenem monochromatischen Gelb herstellt durch

(A) mehr Blau als Grün im Vergleich zum Normalsichtigen.
(B) mehr Grün als Rot im Vergleich zum Normalsichtigen.
(C) mehr Rot als Grün im Vergleich zum Normalsichtigen.
(D) Rot und Grün im gleichen Mischungsverhältnis wie der Normale, aber mit stärkerer Intensität.
(E) Rot und Grün im gleichen Mischungsverhältnis wie der Normale, aber mit schwächerer Intensität.

16.6 – 8/89.1

Im Vergleich zum normalen Adaptationsverlauf verkürzt das Tragen einer roten Brille während der Helladaption die Dauer einer anschließenden Dunkeladaptation,
weil
Rhodopsin Licht mit Wellenlängen über 600 nm relativ schwach absorbiert.

16.6 – 8/88.1

Beim Dämmerungssehen entstehen folgende Änderungen der Sehwahrnehmung gegenüber dem Sehen im hellen Tageslicht:

(1) Die maximale Empfindlichkeit verschiebt sich in den langwelligeren Teil des Spektrums.
(2) Die maximale Empfindlichkeit verschiebt sich in den kurzwelligeren Teil des Spektrums.
(3) Die Verschmelzungsfrequenz von Einzelheiten steigt an.
(4) Die Verschmelzungsfrequenz von Einzelbildern sinkt ab.

(A) nur 1 ist richtig
(B) nur 3 ist richtig
(C) nur 1 und 3 sind richtig
(D) nur 1 und 4 sind richtig
(E) nur 2 und 4 sind richtig

16.6 – 3/88.1

In einer mondlosen, kalten Nacht schauen Sie zum Sternenhimmel. Als Sie einen einzelnen, schwach leuchtenden Stern fixieren wollen, ist er plötzlich nicht mehr sichtbar. Sie sehen den Stern nur, wenn Sie an ihm vorbeischauen und ihn nicht fixieren. Das liegt daran, daß

(A) das skotopische Sehen eine andere spektrale Empfindlichkeit hat als das photopische.
(B) die Stäbchen schneller adaptieren als die Zapfen.
(C) bei Fixierungswechsel die laterale Umfeldhemmung (vorübergehend) verstärkt wird.
(D) die Lichtintensität beim Dämmerungssehen unterschwellig für die Zapfen der Fovea centralis retinae ist.
(E) die rezeptiven Felder beim photopischen Sehen kleiner sind als bei skotopischen.

16.7 Gestalt und Wahrnehmung

Bislang keine Fragen.

16.8 Okulomotorik

Bislang keine Fragen.

16.9 Entwicklung des Lichtsinnes

Bislang keine Fragen.

17 Gleichgewichtssinn, Hören, Stimme und Sprache

17

17.1 Vestibuläres System

17.1 - 3/97.1 **W!**

Welche Aussage über das Gleichgewichtsorgan trifft **nicht** zu?

(A) Die Cupulae der Bogengänge werden durch Drehbeschleunigungen ausgelenkt.
(B) Auslenkungen der Cupula können sowohl eine Abnahme als auch eine Zunahme der Impulsaktivität in den zugehörigen Nervenvasern des N. statoacusticus bewirken.
(C) Der adäquate Reiz für die Erregung der Haarzellen ist eine Auslenkung ihrer Zilien.
(D) Die Haarzellen in den Bogengangsorganen sind primäre Sinneszellen.
(E) Bei einseitiger Zerstörung eines Gleichgewichtsorganes kommt es zu Drehschwindel.

17.1 - 8/95.1

Während des Zeitintervalls Δt wurden Kopf und Körper ungefähr in der Ebene der lateralen Bogengänge mit konstanter Geschwindigkeit rotiert. Die oberste Kurve zeigt die Frequenzänderung der Aktionspotentiale in Nervenfasern des linken lateralen Bogenganges.

Welche der Kurven (A) – (E) gibt die Frequenzänderung der Aktionspotentiale in Nervenfasern des rechten lateralen Bogenganges am korrektesten wieder?
(f = Frequenz, t = Zeit)

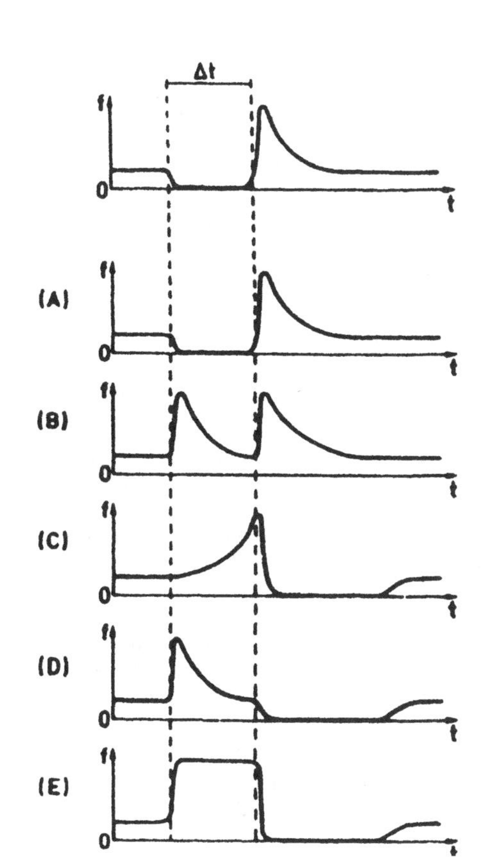

17.1 - 3/95.1

Welche Aussage trifft für die Cristaorgane (Bogengänge) des Vestibularsystems zu?

(A) Jede Sinneszelle besitzt 60 – 80 Kinozilien.
(B) Adäquater Reiz ist eine Linearbeschleunigung des Kopfes oder des ganzen Körpers.
(C) Eine Erregung kann einen Nystagmus auslösen.
(D) Beim Fallen bewirkt eine Erregung dieser Organe eine Streckreaktion der Extremitäten.
(E) Einleiten von 37 °C warmen Wassers in den äußeren Gehörgang löst einen sog. kalorischen Nystagmus aus.

17.1 – 8/93.1

Welche Aussage über den Nystagmus trifft **nicht** zu?

(A) Beim gesunden Menschen wird ein Nystagmus nur durch Erregung der Bogengangsrezeptoren ausgelöst.
(B) Die Richtung des Nystagmus wird nach der raschen Komponente der Augenbewegung benannt.
(C) Zu Beginn einer Drehung um die Längsachse des Körpers tritt ein Nystagmus in Drehrichtung auf.
(D) Der postrotatorische Nystagmus ist entgegen der ursprünglichen Körperdrehung gerichtet.
(E) Während langanhaltender, gleichmäßiger Körperdrehung mit geschlossenen Augen entsteht kein Nystagmus.

17.1 – 8/91.1

Der „kalorische Nystagmus"

(A) beruht auf einer allgemeinen Druckänderung im häutigen Labyrinth.
(B) ist auf eine Verminderung der nervösen Erregbarkeit in den Ampullen durch die verminderte Temperatur zurückzuführen.
(C) wird durch Endolymphströmungen ausgelöst, die das Erregungsgleichgewicht zwischen Utriculus und Sacculus verschieben.
(D) wird ursächlich durch Erregungsunterschiede zwischen den horizontalen und vertikalen Bogengängen der gespülten Seite bedingt.
(E) wird über eine im horizontalen Bogengang auftrende Endolymphbewegung ausgelöst.

17.1 – 8/88.1

Ein Mensch wird über längere Zeit um seine Längsachse gedreht, Rotationsrichtung: links. Das plötzliche Abbremsen bewirkt

(1) eine Endolymphströmung in den Bogengängen.
(2) einen Links-Nystagmus.
(3) einen Nystagmus mit der langsamen Komponente nach links.

(A) nur 1 ist richtig
(B) nur 2 ist richtig
(C) nur 3 ist richtig
(D) nur 1 und und 3 sind richtig
(E) 1 – 3 = alle sind richtig

17.2 Gehör

17.2 – 3/97.1

Welche Aussage über das Ohr trifft zu?

(A) Im Helikotremabereich der Cochlea werden die hohen Schallfrequenzen registriert.
(B) Bei Schallleitungsstörungen ergibt sich im Audiogramm eine Scherhörigkeit nur für die Luftleitung.
(C) Die Hörschwelle liegt unabhängig von der Schallfrequenz bei 4 dB SPL.
(D) Die Schmerzschwelle liegt bei etwa 60 dB SPL.
(E) Bei Presbyakusis liegt eine Schwerhörigkeit im gesamten Frequenzbereich vor.

17.2 – 8/96.1

Welche Aussage über Schwellen beim Hören trifft zu?

(A) Die absolute Hörschwelle beträgt für Töne von 1000 Hz etwa 10^{-3} dB SPL.
(B) Die Schmerzschwelle liegt bei ca. 85 dB SPL.
(C) Die Tonhöhenunterschiedsschwelle beträgt bei 1000 Hz etwa 10%.
(D) Die Intensitätsunterschiedsschwelle beträgt 20 dB SPL im Bereich der Hörschwellenkurve.
(E) Bei der Raumorientierung werden Laufzeitdifferenzen des Schalls zu beiden Ohren bis unter 10^{-4} s wahrgenommen.

17.2 – 3/96.1

Bei einer Erhöhung des Schalldruckes um den Faktor 100 steigt der Schalldruckpegel um

(A) 10 dB
(B) 20 dB
(C) 40 dB
(D) 80 dB
(E) 100 dB

17.2 – 3/95.1

Das Rezeptorpotential der inneren Haarzellen des Cortischen Organs entsteht hauptsächlich durch eine Erhöhung der Leitfähigkeit für

(A) Na^{+}
(B) K^{+}
(C) Ca^{2+}
(D) Cl^{-}
(E) HCO_3^{-}

17.2 – 3/95.2

Welche Aussage trifft auf das Hören **nicht** zu?

(A) Die Frequenzabhängigkeit der Hörschwelle ist z. T. auf die Frequenzabhängigkeit der Schallübertragung im Mittelohr zurückzuführen.
(B) Die Hörschwelle Gesunder beträgt durchschnittlich etwa 2 Phon.
(C) Verdoppelung der Frequenz eines Tones entspricht der Änderung der Tonhöhe um eine (harmonische) Oktave.
(D) Die Tonhöhen-Unterschiedsschwelle ist frequenzabhängig.
(E) Die maximale Hörempfindlichkeit liegt zwischen 500 Hz und 800 Hz.

17.2 – 8/94.1

Eine Isophone verbindet Töne

(A) gleichen Schalldrucks.
(B) gleichen Schalldruckpegels.
(C) gleichen Lautstärkepegels.
(D) gleicher Phonation.
(E) gleicher Schallenergie.

17.2 – 3/94.1

Für den Ausgleich eines Hörverlustes von 60 dB benötigt man eine Schalldruckerhöhung um das

(A) 60fache
(B) 100fache
(C) 600fache
(D) 1000fache
(E) 6000fache

17.2 – 8/93.1

Die Wanderwellen in der Cochlea

(A) haben in Stapesnähe die höchste Fortpflanzungsgeschwindigkeit.
(B) haben unabhängig von der Höhe der Frequenz in Stabesnähe die größte Amplitude.
(C) entstehen nur bei Luftleitung.
(D) werden am Helicotrema reflektiert.
(E) haben in Scale vestibuli und tympani entgegengesetzte Laufrichtung.

17.2 – 3/93.2

Die Wanderwelle im Cortischen Organ

(A) hat ein Amplitudenmaximum von 1 – 2 mm.
(B) breitet sich mit abnehmender Geschwindigkeit aus.
(C) erreicht eine maximale Geschwindigkeit von 3 – 4 cm/s.
(D) erfährt im Helicotrema eine Wellenreflexion.
(E) kann nur durch den Mechanismus der Luftleitung entstehen.

17.2 – 3/92.1

Die Fortpflanzungsgeschwindigkeit der Wanderwellen im Innenohr steigt vom Stapes zum Helicotrema hin an,
weil
die Steife der Basilarmembran vom Stapes zum Helicotrema hin abnimmt.

17.2 – 8/91.1

Töne unterschiedlicher Frequenz erregen verschiedene Rezeptorareale im Innenohr. Dies wird erreicht durch

(A) verschiedenen Abstand der Rezeptoren vom Ort der Erzeugung des kochlearen Mikrofonpotentials
(B) verschiedene Eigenfrequenzen der Zilien der Rezeptoren
(C) Frequenzabhängigkeit der Ausbreitungsgeschwindigkeit der Perilymphströme
(D) Frequenzabhängigkeit des Orts der Schwingungsmaxima der Basilarmembran
(E) geringe Ausbreitungsgeschwindigkeit von Schallwellen niedriger Frequenz als von solchen höherer Frequenz zum Helicotrema

17.2 – 8/89.1

Welche Aussage über die Haarzellen des Cortischen Organs trifft **nicht** zu?

(A) Es gibt etwa dreimal soviel äußere wie innere Haarzellen.
(B) Die Haarzellen setzen bei Erregung einen Transmitter frei.
(C) Die Haarzellen werden auch efferent innerviert.
(D) Zwischen Endolymphraum und Zellinneren der Haarzellen beträgt die Potentialdifferenz ca. 70 mV.
(E) Haarzellen bilden bei überschwelliger Reizung Rezeptorpotentiale.

17.2 – 3/89.1

Bei Tönen von ca. 1000 Hz und einem Schalldruckpegel von ca. 40 dB beträgt die Frequenzunterschiedsschwelle ca.

(A) 0,3 Hz
(B) 3 Hz
(C) 10 Hz
(D) 30 Hz
(E) 100 Hz

17.2 – 8/87.1

Das primäre kortikale Projektionsfeld der akustischen Erregungen liegt im Bereich

(A) der Gyri temporales transversi
(B) der Inselrinde
(C) des Sulcus calcarinus
(D) des Gyrus frontalis inferior
(E) des Lobulus parietalis inferior

17.2 – 3/87.1

Wenn bei der Schwellenaudiometrie auf einem Ohr ein Hörverlust von 40 dB für Knochenleitung bei normalen Schwellenwerten für Luftleitung beobachtet wird, handelt es sich um eine

(A) Mittelohrschädigung
(B) Innenohrschädigung
(C) retrocochleäre Schädigung
(D) sowohl cochleäre als auch retrocochleäre Schädigung
(E) Fehlbestimmung

17.3 Stimme und Sprache

Bislang keine Fragen.

18 Geruch und Geschmack

18

18.1 Geruchssinn

18.1 - 8/96.1

Welche Aussage trifft **nicht** zu?
Die Sinneszellen der Riechschleimhaut

(A) können regeneratorisch ersetzt werden.
(B) adaptieren gewöhnlich langsamer als Geschmackszellen.
(C) werden von lipophilen Riechstoffen besser erreicht als von hydrophilen.
(D) besitzen auf ihrer apikalen Seite Zilien.
(E) haben Axone, die zu den Glomeruli olfactorii ziehen.

18.1 - 3/96.1

Welche Aussage über Riechzellen trifft **nicht** zu?
Riechzellen

(A) sind primäre Sinneszellen.
(B) haben einen Dendriten mit mehreren Zilien.
(C) reagieren jeweils nur auf einen bestimmten Riechstoff.
(D) werden ständig neu gebildet.
(E) sind direkt mit den Mitralzellen des Bulbus olfactorius verschaltet.

18.1 - 3/95.1

Welche Aussage zum Geruchssinn trifft **nicht** zu?

(A) Die Sinneszellen sind von einer Schleimhaut bedeckt.
(B) Viele Sinneszellen konvergieren auf eine Mitralzelle.
(C) Die Axone der Riechzellen sind marklos.
(D) Die beiden Bulbi olfactorii hemmen sich gegenseitig.
(E) Die primäre kortikale Repräsentation liegt im Gyrus postcentralis.

18.1 - 8/92.1

Welche Aussage über Riechzellen trifft **nicht** zu?
Riechzellen

(A) adaptieren.
(B) werden ständig neu gebildet.
(C) sind primäre Sinneszellen.
(D) werden jeweils nur durch einen bestimmten Stoff erregt.
(E) besitzen Axone, die im Bulbus olfactorius enden.

18.1 - 3/86.1

Welche Aussage zum Geruchssinn des Menschen trifft zu?

(A) Er ermöglicht mehr als tausend verschiedene Duftstoffe zu unterscheiden.
(B) Die Riechzellen sind sekundäre Sinneszellen.
(C) Als Parosmie wird eine Erhöhung der Wahrnehmungsschwelle bei nahezu unveränderten Erkennungsschwellen bezeichnet.
(D) Die Adaptation der Geruchsempfindungen ist vernachlässigbar klein.
(E) Die relativen Intensitätsunterschiedsschwellen sind kleiner als bei der Helligkeitswahrnehmung unter jeweils optimalen Bedingungen.

18.2 Geschmackssinn

18.2 – 8/96.1

Welche Aussage zur Geschmacksempfindung „süß“ trifft zu?

(A) Auf der Zunge ist sie nur am Zungengrund lokalisiert.
(B) In die Transduktion ist ein G-Protein-gekoppelter Second-messenger-Prozeß eingeschaltet.
(C) Der Geschmacksstoff senkt die Na^+-Permeabilität der apikalen Membran.
(D) Die Sinneszellen werden durch den Geschmacksstoff hyperpolarisiert.
(E) Es gibt kein spezifisches Rezeptorprotein für den Geschmacksstoff „süß“.

18.2 – 8/95.1

Die Umschaltung der Geschmacksafferenzen auf das zweite Neuron erfolgt im Bereich des

(A) Ganglion geniculi.
(B) Nucleus ventralis posteromedialis (Nucleus semilunaris) thalami.
(C) Nucleus subthalamicus.
(D) Ganglion pterygopalatinum.
(E) Nucleus solitarius (Nucleus tractus solitarii).

18.2 – 8/94.1

Welche der folgenden Aussagen über die Geschmacks-Sinneszellen treffen zu?

(1) Sie haben eine Lebensdauer von etwa 10 Tagen.
(2) Sie adaptieren nicht.
(3) Sie sind kortikal auf dem Gyrus postcentralis repräsentiert.

(A) nur 1 ist richtig
(B) nur 2 ist richtig
(C) nur 3 ist richtig
(D) nur 1 und 3 sind richtig
(E) 1 – 3 = alle sind richtig

18.2 – 3/94.1

Bei einer Läsion der Chorda tympani ist die Schwelle für die Geschmacksqualität „bitter“ am stärksten heraufgesetzt,
weil
die Chorda tympani den vorderen Teil der Zunge sensorisch versorgt.

18.2 – 8/93.1

Die Rezeptorzelle des Geschmackssinns

(A) generiert nur depolarisierende Rezeptorpotentiale.
(B) reagiert in der Regel auf mehrere Geschmacksstoffe.
(C) hat eine Lebensdauer von mehreren Monaten.
(D) wird vom N. hypoglossus innerviert.
(E) projiziert auf den somatosensorischen Kortex in die Nähe der Mantelkante.

18.2 – 8/91.1

Die zentrale Projektion der Geschmacksinformation erfolgt von den Nn. VII und IX über:

(A) Nucleus solitarius → Thalamus → Gyrus postcentralis
(B) Trigeminuskern → Thalamus → Gyrus praecentralis
(C) Area praepiriformis → Lobus piriformis → Hippocampus
(D) Colliculus inferior → Corpus geniculatum mediale → temporaler Kortex
(E) Hinterstrangkerne → Nucleus solitarius → Gyrus postcentralis

18.2 – 3/87.1

Für die Grundempfindungen des Geschmackssinns bestehen typische regionale Unterschiede der maximalen Empfindlichkeit auf der Zungenoberfläche.

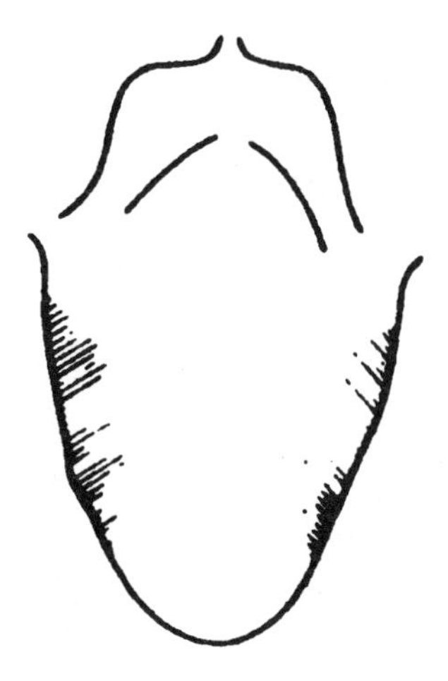

Die in der Zeichnung angegebene Lokalisation (schraffierte Flächen) paßt am ehesten zu

(A) bitter
(B) salzig
(C) scharf
(D) süß
(E) sauer

19 Integrative Leistungen des Zentralnervensystems

19

19.1 Funktionelle Organisation des Cortex cerebri (Neocortex)

19.1 – 8/94.1

Welche Aussage über die Brocasche Sprachregion ist richtig?

(A) Sie gehört zum primären motorischen Kortex.
(B) Sie gehört zum primären akustischen Kortex.
(C) Nach ihrer Läsion werden Worte nicht mehr verstanden.
(D) Bei Ausfall dieser Region ist die Sprachgestaltung (Syntax, Grammatik) gestört.
(E) Bei Ausfall dieser Region entsteht eine sensorische Aphasie.

19.1 – 3/94.1

Bei einer Funktionsbeeinträchtigung des frontalen Assoziationskortex ist am ehesten zu erwarten

(A) eine Aphasie
(B) eine Perseveration bei der Durchführung motorischer Aufgaben
(C) ein Ruhetremor
(D) eine Störung des Langzeitgedächtnisses
(E) eine Ataxie

19.1 – 3/94.2

Bei Patienten mit Durchtrennung des Corpus callosum (Splitbrain-Operation) ist in der Regel

(A) die linke Hemisphäre der rechten beim Umgang mit komplexen geometrischen Figuren überlegen.
(B) die rechte Hemisphäre der linken im sprachlichen Ausdrucksvermögen überlegen.
(C) die rechte Hemisphäre der linken bei der Lösung mathematischer, sequentiell ablaufender Operationen überlegen.
(D) die rechte Hemisphäre fähig, Gegenstände auf nichtverbale Weise zu identifizieren.
(E) die Fähigkeit beider Hemisphären zur sprachlichen Artikulation gleich.

19.1 – 8/91.1

Eine motorische Aphasie beruht meist auf einer Schädigung der

(A) Broca-Region.
(B) Wernicke-Region.
(C) Gesichtsregion im linken Gyrus praecentralis.
(D) Gesichtsregion im linken Gyrus postcentralis.
(E) rechten Hemisphäre.

19.2 Informationsverarbeitung im Cortex

19.2 – 3/97.1 **W!**

Ein desynchronisiertes EEG findet man

(A) bei Vorliegen des α-Rhythmus.
(B) bei gerichteter Aufmerksamkeit.
(C) bei geschlossenen Augen in okzipitaler Ableitung.
(D) bei einem epileptischen Anfall.
(E) im Tiefschlaf.

19.2 – 8/96.1

Welche Aussage über das EEG trifft **nicht** zu?

(A) Bei geschlossenen Augen tritt ein α-Rhythmus deutlicher okzipital als frontal auf.
(B) Der wache Erwachsene hat bei offenen Augen vor allem einen β-Rhythmus.
(C) Auch im Schlaf können β-Rhythmen auftreten.
(D) Beim Übergang zum Tiefschlaf nimmt die Frequenz der EEG-Wellen ab.
(E) Die Frequenz der α-Wellen ist größer als die der β-Wellen.

19.2 – 8/96.2

Bei überschwelliger elektrischer Reizung des N. ulnaris mit Rechteckimpulsen im Bereich des Handgelenks

(A) werden im EEG α-Wellen evoziert.
(B) treten evozierte Potentiale auf dem Gyrus postcentralis auf.
(C) werden die dünnen Nervenfasern schon bei einer niedrigeren Reizstärke erregt als die dicken.
(D) findet sich ein H-Reflex im M. triceps brachii.
(E) wird das Handgelenk nach dorsal extendiert.

19.2 – 3/96.1 **W!**

Die α- und β-Wellen des Elektroenzephalogramms (EEG) spiegeln im wesentlichen wieder die

(A) postsynaptischen Potentiale (EPSPs/IPSPs) in den Pyramidenzellen.
(B) Aktionspotentiale in den kortikalen Interneuronen.
(C) Aktionspotentiale in den Pyramidenzellen.
(D) Aktionspotentiale in den thalamokortikalen Afferenzen.
(E) Potentialänderungen der kortikalen Gliazellen.

19.2 – 8/95.1

Die Maximalamplituden der Potentialwellen im EEG sind am kleinsten

(A) bei geschlossenen Augen.
(B) bei gespannter Aufmerksamkeit.
(C) bei Vorliegen des α-Rhythmus.
(D) im Tiefschlaf.
(E) im epileptischen Anfall.

19.2 – 3/94.1

Welche der folgenden Aussagen zu visuell evozierten Potentialen treffen zu?

(1) Sie werden durch Aktivierung der Photorezeptoren ausgelöst.
(2) Primär evozierte Potentiale werden vom primären visuellen Kortex abgeleitet.
(3) Sekundär evozierte Potentiale geben komplexe Verarbeitungsprozesse wieder.
(4) Sie erlauben Aussagen über die Intaktheit der visuellen Projektion.

(A) nur 1 ist richtig
(B) nur 1 und 2 sind richtig
(C) nur 3 und 4 sind richtig
(D) nur 1, 2 und 4 sind richtig
(E) 1 – 4 = alle sind richtig

19.2 – 8/91.1

Im entspannten Zustand und bei geschlossenen Augen findet man die größte Amplitude der α-Wellen des EEG in den

(A) frontalen Ableitungen.
(B) präzentralen Ableitungen.
(C) temporalen Ableitungen.
(D) okzipitalen Ableitungen.
(E) Vertex-Ableitungen.

19.2 – 3/90.1

Kortikale evozierte Potentiale

(1) entstehen als Antwort der Hirnrinde auf einen sensorischen Reiz.
(2) können bei intakter Sinnesprojektion auch in Narkose und bei Bewußtlosigkeit abgeleitet werden.
(3) geben die synaptische Aktivität kortikaler Zellen wieder.

(A) nur 1 ist richtig
(B) nur 1 und 2 sind richtig
(C) nur 1 und 3 sind richtig
(D) nur 2 und 3 sind richtig
(E) 1 – 3 = alle sind richtig

19.3 Hirnstoffwechsel und Hirndurchblutung

Bislang keine Fragen.

19.4 Lernen, Gedächtnis, Plastizität

19.4 – 8/96.1

Der in der Membran der Pyramidenzelle des Hippokampus an den NMDA (N-Methyl-D-Aspartat)-Rezeptor assoziierte Ionenkanal

(1) erfordert zur Öffnung Glutamat am Rezeptor.
(2) öffnet sich nur bei depolarisierter Membran.
(3) ist beim Ruhemembranpotential durch Mg^{2+}-Ionen blockiert.

(A) nur 1 ist richtig
(B) nur 3 ist richtig
(C) nur 1 und 2 sind richtig
(D) nur 2 und 3 sind richtig
(E) 1 – 3 = alle sind richtig

19.4 – 3/95.1

Welcher der folgenden Aussagen zum prozeduralen (=impliziten) Gedächtnis treffen zu?

(1) Es betrifft mehrere Lernmechanismen, z. B. das Erlernen von Fertigkeiten und Gewohnheiten.
(2) Nichtassoziatives Lernen (Habituation, Sensibilisierung) gehören zum prozeduralen Gedächtnis.
(3) Es ist an die Intaktheit des Hippocampus gebunden.
(4) Primär sind subkortikale Hirngebiete für die Steuerung des prozeduralen Lernens verantwortlich.

(A) nur 2 ist richtig
(B) nur 1 und 4 sind richtig
(C) nur 1, 2 und 4 sind richtig
(D) nur 2, 3 und 4 sind richtig
(E) 1 – 4 = alle sind richtig

19.4 – 3/95.2

Welche der folgenden Aussagen zur Langzeitpotenzierung (LTP) an den Pyramidenzellen des Hippocampus treffen zu?

(1) Sie führt in den Pyramidenzellen zu einer Amplitudenerhöhung der erregenden postsynaptischen Potentiale.
(2) Ihre Wirkung kann Stunden bis Tage anhalten.
(3) Sie wird nur bei wiederholter Aktivierung der Synapse ausgelöst.

(A) nur 1 ist richtig
(B) nur 2 ist richtig
(C) nur 3 ist richtig
(D) nur 1 und 3 sind richtig
(E) 1 – 3 = alle sind richtig

19.5 Wachen, Schlafen, Bewußtsein, Sprache

19.5 – 3/97.1 **W!**

Welche der folgenden Aussagen zum Schlaf trifft **nicht** zu?

(A) Beim Einsetzen von REM-Schlaf nimmt der Tonus der Stammmuskulatur ab.
(B) Die Dauer der einzelnen REM-Phasen nimmt in der Regel gegen Morgen zu.
(C) Herzfrequenz und Atemfrequenz sind im REM-Schlaf höher als im Tiefschlaf.
(D) Während des REM-SChlafes ist die Weckschwelle sehr niedrig.
(E) Im Tiefschlaf treten niederfrequente EEG-Wellen mit hohen Amplituden auf.

19.5 – 8/91.1

Welche der folgenden Aussagen über den REM-Schlaf trifft **nicht** zu?

(A) Der REM-Schlaf beträgt beim Säugling bis zu 50% der Gesamtschlafdauer.
(B) Im REM-Schlaf kommt es zu Zuckungen der Gesichts- und Fingermuskeln.
(C) Der REM-Schlaf heißt auch paradoxer Schlaf.
(D) Der REM-Schlaf ist durch Sprechen im Schlaf gekennzeichnet.
(E) Im REM-Schlaf steigt die Herzfrequenz.

19.6 Zentralvenöse Korrelate angeborenen Verhaltens und von Motivation und Emotion

Bislang keine Fragen.

LÖSUNGEN

1

1.1 – 8/96.1	B
1.1 – 8/95.1	E
1.1 – 8/95.2	E
1.2 – 3/92.1	D
1.2 – 8/86.1	D
1.3 – 3/97.1	D
1.3 – 8/96.1	B
1.3 – 8/94.1	A
1.3 – 3/94.1	C
1.3 – 3/93.1	B
1.3 – 3/92.1	B
1.3 – 8/91.1	C
1.3 – 3/90.1	A
1.5 – 3/97.1	E
1.5 – 3/96.1	D
1.5 – 3/96.2	A
1.5 – 8/95.1	D
1.5 – 8/94.1	B
1.5 – 8/94.2	D
1.5 – 3/93.1	E
1.5 – 8/90.1	C
1.6 – 3/93.1	C

2

2.2 – 3/97.1	D
2.2 – 3/97.2	E
2.2 – 8/96.1	D
2.2 – 3/96.1	B
2.2 – 3/96.2	E
2.2 – 8/95.1	B
2.2 – 8/95.2	C
2.2 – 3/95.1	C
2.2 – 3/95.2	C
2.2 – 3/95.3	D
2.2 – 3/95.4	A
2.2 – 3/95.5	C
2.2 – 8/94.1	B
2.2 – 8/94.2	B
2.2 – 3/94.1	E
2.2 – 8/93.1	D
2.2 – 8/93.2	C
2.2 – 3/93.1	C
2.2 – 3/93.2	C
2.2 – 8/92.1	E
2.2 – 8/92.2	E
2.2 – 8/91.1	C
2.2 – 8/90.1	D
2.3 – 3/97.1	B
2.3 – 8/95.1	D
2.3 – 3/95.1	A
2.3 – 3/95.1	D
2.3 – 8/92.1	C
2.3 – 3/92.1	E
2.3 – 3/92.2	E
2.3 – 3/92.3	E
2.3 – 8/87.1	B
2.4 – 3/97.1	D
2.4 – 3/97.2	C
2.4 – 3/97.3	C
2.4 – 8/96.1	A
2.4 – 8/96.2	C
2.4 – 8/96.3	D
2.4 – 3/96.1	C
2.4 – 3/95.1	E
2.4 – 3/94.1	D
2.4 – 8/93.1	E
2.4 – 8/93.2	B
2.4 – 8/93.3	A
2.4 – 3/93.1	A
2.4 – 3/93.2	E
2.4 – 8/92.1	D
2.4 – 3/92.1	D
2.4 – 8/91.2	C
2.4 – 8/89.1	A
2.4 – 8/89.1	C
2.4 – 3/88.1	E
2.4 – 8/86.1	B
2.5 – 3/97.1	D
2.5 – 3/96.1	D
2.5 – 3/96.2	E
2.5 – 8/95.1	D
2.5 – 8/95.2	A
2.5 – 3/95.1	C
2.5 – 3/95.2	B
2.5 – 3/95.3	A
2.5 – 3/95.4	D
2.5 – 3/95.5	B
2.5 – 3/95.6	E
2.5 – 8/94.1	E
2.5 – 8/94.2	B
2.5 – 8/94.3	A
2.5 – 8/94.4	D
2.5 – 8/94.5	A
2.5 – 8/94.6	E
2.5 – 8/94.7	E
2.5 – 3/94.1	C
2.5 – 3/94.2	B
2.5 – 3/94.3	D
2.5 – 8/93.1	B
2.5 – 3/93.1	B
2.5 – 3/93.2	B
2.5 – 8/92.1	B
2.5 – 8/92.2	A
2.5 – 3/92.1	E
2.5 – 8/91.1	C
2.5 – 8/91.2	C
2.5 – 8/89.1	E
2.5 – 8/88.1	B

LÖSUNGEN

2.5 – 8/88.2 E
2.5 – 8/88.3 B
2.5 – 8/88.4 C

3

3.1 – 3/97.1 D
3.1 – 3/97.2 E
3.1 – 3/97.3 B
3.1 – 8/96.1 D
3.1 – 8/96.2 E
3.1 – 3/96.1 E
3.1 – 3/96.2 A
3.1 – 8/95.1 B
3.1 – 8/95.2 C
3.1 – 3/95.1 A
3.1 – 3/95.2 B
3.1 – 3/95.3 E
3.1 – 8/94.1 A
3.1 – 8/94.2 A
3.1 – 8/94.3 B
3.1 – 3/94.1 E
3.1 – 3/94.2 E
3.1 – 8/93.1 D
3.1 – 8/93.2 D
3.1 – 8/93.3 B
3.1 – 8/93.4 B
3.1 – 3/93.1 D
3.1 – 8/92.1 E
3.1 – 8/92.2 C
3.1 – 8/92.3 E
3.1 – 8/92.4 A
3.1 – 8/92.5 C
3.1 – 3/92.1 A
3.1 – 3/92.2 A
3.1 – 8/91.1 C
3.1 – 8/91.2 A
3.1 – 8/91.3 B
3.1 – 8/90.1 A
3.1 – 8/89.1 A
3.1 – 8/89.2 C
3.1 – 3/87.1 C
3.1 – 3/87.2 C
3.1 – 8/86.1 B
3.2 – 3/97.1 D
3.2 – 3/97.2 D
3.2 – 8/96.1 D
3.2 – 3/96.1 D
3.2 – 3/96.2 B
3.2 – 3/96.3 E
3.2 – 8/95.1 E
3.2 – 3/95.1 E
3.2 – 3/95.2 C
3.2 – 3/95.3 E
3.2 – 3/95.4 A
3.2 – 8/94.1 A
3.2 – 8/94.2 C
3.2 – 8/94.3 D
3.2 – 3/94.1 A
3.2 – 3/94.2 D
3.2 – 3/93.1 E
3.2 – 3/93.2 E
3.2 – 3/93.3 E
3.2 – 3/93.4 B
3.2 – 3/93.5 B
3.2 – 3/93.6 E
3.2 – 3/92.1 D
3.2 – 3/92.2 C
3.2 – 3/92.3 C
3.2 – 3/92.4 B
3.2 – 8/91.1 E
3.2 – 8/91.2 C
3.2 – 3/90.1 E
3.2 – 3/88.1 B
3.2 – 8/86.1 E
3.3 – 3/97.1 D
3.3 – 8.96.1 C
3.3 – 3/96.1 B
3.3 – 8/95.1 B
3.3 – 3/94.1 D
3.3 – 8/92.1 A
3.4 – 8/93.1 D
3.4 – 8/93.2 E
3.4 – 3/91.1 C
3.4 – 3/89.1 D
3.4 – 8/86.1 C
3.4 – 8/86.2 B

4

4.1 – 3/96.1 D
4.1 – 8/95.1 C
4.1 – 8/95.2 B
4.1 – 3/95.1 A
4.1 – 8/93.1 E
4.1 – 8/93.2 C
4.1 – 3/93.1 E
4.1 – 3/93.2 E
4.1 – 8/92.1 A
4.1 – 8/92.2 B
4.1 – 8/91.1 E
4.1 – 8/90.1 D
4.1 – 8/90.1 D
4.2 – 3/97.1 E
4.2 – 8/96.1 E
4.2 – 8/96.2 A
4.2 – 3/96.1 B
4.2 – 3/96.2 C
4.2 – 3/95.1 E
4.2 – 3/95.2 D

4.2 – 8/94.1 B
4.2 – 8/94.2 C
4.2 – 8/94.3 E
4.2 – 3/94.1 C
4.2 – 3/94.2 B
4.2 – 3/93.1 E
4.2 – 8/92.1 D
4.2 – 3/92.1 D
4.2 – 3.92.2 C
4.2 – 8/91.1 B
4.3 – 3/97.1 C
4.3 – 3/97.2 D
4.3 – 8/96.1 B
4.3 – 8/96.2 A
4.3 – 3/96.1 D
4.3 – 3/96.2 E
4.3 – 8/95.1 D
4.3 – 3/95.1 E
4.3 – 3/95.2 C
4.3 – 8/94.1 C
4.3 – 8/94.2 E
4.3 – 3/94.1 A
4.3 – 8/93.2 D
4.3 – 8/93.3 C
4.3 – 3/93.1 E
4.3 – 3/93.2 C
4.3 – 8/91.1 A
4.3 – 8/90.1 E
4.3 – 3/86.1 D
4.4 – 3/96.1 D
4.4 – 8/95.1 A
4.4 – 3/93.1 D
4.4 – 8/92.1 E
4.4 – 3/92.1 E
4.4 – 8/91.1 D
4.5 – 3/97.1 D
4.5 – 8/96.1 C
4.5 – 8/96.2 D
4.5 – 3/96.1 E
4.5 – 8/95.1 C
4.5 – 8/95.2 B
4.5 – 8/95.3 D
4.5 – 8/93.1 E
4.5 – 3/93.1 A
4.5 – 8/92.1 C
4.5 – 8/91.1 C
4.5 – 3/89.1 C
4.5 – 8/87.1 C
4.5 – 8/87.2 B
4.5 – 8/86.1 C
4.6 – 8/93.1 A
4.6 – 3/92.1 D
4.6 – 8/89.1 C
4.6 – 3/86.1 D

5

5.1 – 3/96.1 B
5.1 – 3/91.1 E
5.2 – 3/97.1 C
5.2 – 3/97.2 D
5.2 – 8/96.1 C
5.2 – 8/96.2 D
5.2 – 3/96.1 B
5.2 – 8/95.1 A
5.2 – 8/95.2 D
5.2 – 8/95.3 C
5.2 – 8/94.1 D
5.2 – 8/94.2 D
5.2 – 8/94.3 C
5.2 – 3/94.1 B
5.2 – 3/94.2 B
5.2 – 8/93.1 E
5.2 – 8/93.2 C
5.2 – 8/93.3 E
5.2 – 8/93.4 E
5.2 – 3/93.1 B
5.2 – 3/93.2 C
5.2 – 3/93.3 C
5.2 – 3/93.4 B
5.2 – 3/92.1 B
5.2 – 3/92.2 D
5.2 – 3/89.1 B
5.2 – 8/88.1 D
5.2 – 8/87.1 C
5.2 – 8/86.1 B
5.3 – 8/96.1 A
5.3 – 3/96.1 C
5.3 – 3/95.1 B
5.3 – 8/94.1 C
5.3 – 3/94.1 A
5.3 – 3/94.2 D
5.3 – 8/92.1 D
5.3 – 8/91.1 D
5.3 – 3/87.1 A
5.4 – 3/97.1 E
5.4 – 3/96.1 D
5.4 – 8/95.1 A
5.4 – 8/95.2 E
5.4 – 3/95.1 D
5.4 – 3/95.2 B
5.4 – 3/95.3 C
5.4 – 8/94.1 A
5.4 – 3/92.1 C
5.4 – 8/91.1 C
5.4 – 8/91.1 C
5.4 – 8/91.2 C
5.4 – 8/88.1 A
5.4 – 3/87.1 B
5.4 – 8/86.1 E
5.5 – 3/97.1 E
5.5 – 8/96.1 A

LÖSUNGEN

5.5 – 8/96.2 E
5.5 – 3/96.1 B
5.5 – 8/93.1 E
5.5 – 3/93.1 B
5.5 – 8/92.1 C
5.5 – 8/92.2 E
5.5 – 3/92.1 C
5.5 – 3/86.1 D
5.6 – 3/96.1 C
5.6 – 8/91.1 B
5.6 – 8/86.1 B
5.6 – 3/86.1 D
5.9 – 3/97.1 C

6

6.1 – 3/97.1 D
6.1 – 8/96.1 B
6.1 – 3/96.1 E
6.1 – 8/95.1 E
6.1 – 3/95.1 B
6.1 – 3/95.2 E
6.1 – 3/95.3 D
6.1 – 8/94.1 B
6.1 – 8/94.2 E
6.1 – 8/94.3 D
6.1 – 3/94.1 B
6.1 – 3/94.2 D
6.1 – 3/94.3 D
6.1 – 8/93.1 E
6.1 – 3/93.1 E
6.1 – 8/92.1 E
6.1 – 8/92.2 B
6.1 – 3/92.1 D
6.1 – 3/92.2 D
6.1 – 3/92.3 A
6.1 – 8/91.1 B
6.2 – 3/90.1 E
6.2 – 3/89.1 B
6.2 – 3/88.1 D
6.3 – 3/97.1 D
6.3 – 8/93.1 B
6.3 – 3/93.1 B
6.3 – 8/91.1 D
6.5 – 8/96.1 C
6.5 – 8/89.1 B

7

7.1 – 8/95.1 E
7.1 – 3/94.1 B
7.2 – 8/96.1 D
7.2 – 8/96.2 C
7.2 – 8/93.1 B
7.2 – 8/89.1 E
7.2 – 3/88.1 B
7.3 – 3/97.1 D
7.3 – 8/96.1 E
7.3 – 3/96.1 E
7.3 – 3/96.2 E
7.3 – 8/95.1 E
7.3 – 8/95.2 A
7.3 – 8/95.3 D
7.3 – 3/95.1 D
7.3 – 8/94.1 C
7.3 – 8/94.2 C
7.3 – 3/94.1 A
7.3 – 3/94.2 E
7.3 – 3/94.3 D
7.3 – 3/94.4 C
7.3 – 3/94.5 B
7.3 – 3/94.6 E
7.3 – 3/94.7 C
7.3 – 8/93.1 E
7.3 – 8/93.2 C
7.3 – 8/93.3 B
7.3 – 8/93.4 C
7.3 – 3/93.5 E
7.3 – 3/93.6 C
7.3 – 3/93.7 B
7.3 – 3/93.8 C
7.3 – 3/93.9 B
7.3 – 3/93.10 E
7.3 – 3/89.1 E
7.3 – 8/87.1 D
7.3 – 8/86.1 B
7.3 – 8/86.2 C
7.4 – 3/96.1 E
7.4 – 8/95.1 E
7.4 – 3/95.1 D
7.4 – 3/95.2 C
7.4 – 8/94.1 E
7.4 – 8/94.2 A
7.4 – 3/94.1 E
7.4 – 3/94.2 C
7.4 – 8/93.1 A
7.4 – 8/88.1 C
7.5 – 3/96.1 B
7.5 – 8/95.1 D
7.5 – 3/95.1 A
7.5 – 3/94.1 D
7.5 – 3/93.1 B
7.5 – 3/93.2 D
7.5 – 3/91.1 D
7.5 – 8/90.1 C
7.5 – 3/90.1 A
7.5 – 8/88.1 E

LÖSUNGEN

8

8.1 – 3/97.1 A
8.1 – 8/96.1 A
8.1 – 3/96.1 C
8.1 – 8/95.1 C
8.1 – 3/95.1 C
8.1 – 8/94.1 D
8.1 – 3/94.1 C
8.1 – 3/94.2 C
8.1 – 3/93.1 C
8.1 – 8/92.1 E
8.1 – 8/92.2 D
8.1 – 3/92.1 D
8.1 – 8/91.2 B
8.1 – 8/91.3 A
8.1 – 3/88.1 B
8.1 – 8/87.1 B
8.2 – 8/96.1 B
8.2 – 8/95.1 C
8.2 – 3/94.1 D
8.2 – 8/93.1 E
8.2 – 3/93.1 A
8.2 – 3/93.2 C
8.2 – 3/92.1 C
8.2 – 8/91.1 C
8.2 – 3/89.1 D

9

9.1 – 3/97.1 B
9.1 – 3/97.2 C
9.1 – 3/96.1 C
9.1 – 3/96.2 A
9.1 – 8/95.1 C
9.1 – 8/93.1 E
9.1 – 8/92.1 B
9.1 – 8/91.1 E
9.1 – 8/91.2 E
9.1 – 8/90.1 D
9.1 – 8/87.1 E
9.1 – 3/87.1 B
9.1 – 3/87.2 B
9.1 – 3/86.1 A
9.1 – 8/86.2 C
9.2 – 3/97.1 B
9.2 – 3/97.2 D
9.2 – 3/97.3 A
9.2 – 3/97.4 A
9.2 – 3/97.5 D
9.2 – 3/97.6 D
9.2 – 8/96.1 D
9.2 – 8/96.2 D
9.2 – 8/96.3 D
9.2 – 8/96.4 D
9.2 – 8/96.5 D
9.2 – 8/96.6 A
9.2 – 8/96.7 A
9.2 – 8/96.8 E
9.2 – 3/96.1 A
9.2 – 3/96.2 D
9.2 – 3/96.3 C
9.2 – 3/96.4 B
9.2 – 3/96.5 B
9.2 – 3/96.6 C
9.2 – 3/96.7 C
9.2 – 8/95.1 D
9.2 – 8/95.2 A
9.2 – 8/95.3 B
9.2 – 8/95.4 C
9.2 – 8/95.5 B
9.2 – 3/95.1 A
9.2 – 3/95.2 D
9.2 – 3/95.3 D
9.2 – 3/95.4 B
9.2 – 3/95.5 B
9.2 – 3/95.6 D
9.2 – 8/94.1 C
9.2 – 8/94.2 A
9.2 – 8/94.3 C
9.2 – 8/94.4 E
9.2 – 8/94.5 B
9.2 – 8/94.6 C
9.2 – 8/94.7 D
9.2 – 8/94.8 C
9.2 – 3/94.1 A
9.2 – 3/94.2 B
9.2 – 3/94.3 A
9.2 – 3/94.4 C
9.2 – 3/94.5 B
9.2 – 3/94.6 B
9.2 – 3/94.7 D
9.2 – 8/93.1 C
9.2 – 8/93.2 E
9.2 – 8/93.3 E
9.2 – 8/93.4 C
9.2 – 8/93.5 B
9.2 – 8/93.6 C
9.2 – 8/93.7 E
9.2 – 3/93.1 E
9.2 – 3/93.2 C
9.2 – 3/93.3 E
9.2 – 3/93.4 A
9.2 – 3/93.5 B
9.2 – 3/93.6 B
9.2 – 8/92.1 E
9.2 – 8/92.2 E
9.2 – 8/92.3 D
9.2 – 8/92.4 C
9.2 – 3/92.1 D
9.2 – 3/92.2 A

LÖSUNGEN

9.2 – 3/92.3 B
9.2 – 3/92.4 D
9.2 – 3/92.5 E
9.2 – 3/92.6 C
9.2 – 8/91.1 B
9.2 – 8/91.2 A
9.2 – 8/91.3 A
9.2 – 8/89.1 C
9.2 – 8/88.1 C
9.2 – 3/88.1 C

10

10.1 – 3/97.1 C
10.1 – 3/97.2 B
10.1 – 3/96.1 C
10.1 – 8/93.1 E
10.1 – 8/93.2 A
10.1 – 8/91.1 D
10.1 – 3/90.1 E
10.1 – 3/89.1 E
10.1 – 3/88.1 A
10.2 – 3/97.1 D
10.2 – 3/97.2 C
10.2 – 8/96.1 C
10.2 – 8/95.1 D
10.2 – 8/94.1 A
10.2 – 8/94.2 E
10.2 – 8/94.3 E
10.2 – 3/94.1 C
10.2 – 3/94.2 C
10.2 – 8/93.1 E
10.2 – 8/93.2 A
10.2 – 3/93.1 B
10.2 – 3/93.2 B
10.2 – 3/93.3 A
10.2 – 3/91.1 D
10.2 – 8/90.1 D
10.2 – 3/89.1 E
10.3 – 3/97.1 D
10.3 – 3.97.2 E
10.3 – 8/96.1 E
10.3 – 3/96.1 B
10.3 – 3/96.2 A
10.3 – 8/95.1 C
10.3 – 3/95.1 C
10.3 – 3/95.2 D
10.3 – 8/94.1 B
10.3 – 3/94.1 D
10.3 – 3/94.2 B
10.3 – 3/94.3 E
10.3 – 3/94.4 A
10.3 – 3/94.5 B
10.3 – 8/92.1 B
10.3 – 3/92.1 C
10.3 – 8/91.1 D
10.3 – 8/91.2 B
10.3 – 8/90.1 C
10.3 – 8/90.2 C
10.4 – 8/96.1 E
10.4 – 8/96.2 E
10.4 – 8/95.1 C
10.4 – 8/95.2 E
10.4 – 8/94.1 A
10.4 – 8/94.2 B
10.4 – 8/94.3 D
10.4 – 3/93.1 D
10.4 – 3/93.2 D
10.4 – 8/92.1 C
10.4 – 3/92.1 E
10.4 – 3/92.2 B
10.4 – 3/91.1 E
10.4 – 8/89.1 A
10.4 – 3/88.1 D
10.4 – 8/87.1 D
10.5 – 3/95.1 E
10.5 – 8/94.1 E
10.5 – 8/93.1 E
10.5 – 8/93.2 B
10.5 – 8/92.1 E
10.7 – 3/93.1 C

11

11.1 – 8/95.1 C
11.1 – 3/95.1 D
11.1 – 8/94.1 B
11.1 – 3/94.1 E
11.1 – 8/93.1 A
11.1 – 8/92.1 B
11.1 – 8/92.2 D
11.1 – 3/92.1 C
11.1 – 8/91.1 B
11.1 – 8/90.1 D
11.1 – 8/90.2 C
11.1 – 8/90.3 C
11.1 – 8/88.1 C
11.2 – 3/97.1 B
11.2 – 8/96.1 A
11.2 – 8/96.2 A
11.2 – 3/96.1 C
11.2 – 8/95.1 E
11.2 – 8/95.2 B
11.2 – 3/95.1 D
11.2 – 3/95.2 A
11.2 – 3/95.3 D
11.2 – 8/94.1 D
11.2 – 8/94.2 C
11.2 – 3/94.1 D
11.2 – 3/94.2 D

11.2 – 8/93.1 E
11.2 – 3/93.1 E
11.2 – 3/92.1 C
11.2 – 8/91.1 B
11.2 – 8/91.2 D
11.2 – 8/91.3 E
11.2 – 8/86.1 C
11.2 – 3/86.1 A

12

12.1 – 3/97.1 E
12.1 – 3/97.2 B
12.1 – 8/96.1 B
12.1 – 3/96.1 B
12.1 – 3/96.2 A
12.1 – 8/95.1 C
12.1 – 8/95.2 D
12.1 – 3/95.1 E
12.1 – 8/94.1 E
12.1 – 3/94.1 B
12.1 – 3/94.1 C
12.1 – 3/93.1 D
12.1 – 3/93.2 D
12.1 – 3/93.3 B
12.1 – 8/92.1 C
12.1 – 3/92.1 B
12.1 – 8/91.1 E
12.1 – 8/91.2 A
12.1 – 3/87.1 B
12.2 – 3/97.1 A
12.2 – 8/96.1 D
12.2 – 8/96.2 A
12.2 – 8/95.1 A
12.2 – 3/95.1 D
12.2 – 8/94.1 D
12.2 – 8/93.1 D
12.2 – 8/93.2 B
12.2 – 8/92.1 A
12.2 – 3/92.1 D
12.2 – 3/89.1 B
12.2 – 8/86.1 C
12.3 – 8/96.1 E
12.3 – 8/94.1 D
12.3 – 3/88.1 D
12.3 – 8/87.1 A
12.3 – 3/87.1 E
12.3 – 3/86.1 E

13

13.1 – 3/97.1 D
13.1 – 8/96.1 B
13.1 – 3/96.1 B
13.1 – 3/96.2 D
13.1 – 3/96.3 C
13.1 – 8/95.1 B
13.1 – 3/95.1 D
13.1 – 3/95.2 C
13.1 – 3/95.3 B
13.1 – 3/95.4 E
13.1 – 8/94.1 D
13.1 – 3/94.1 D
13.1 – 3/94.2 C
13.1 – 8/93.1 A
13.1 – 8/93.2 B
13.1 – 8/93.3 E
13.1 – 3/93.1 B
13.1 – 3/93.2 D
13.1 – 8/92.1 C
13.1 – 8/92.2 B
13.1 – 8/92.3 B
13.1 – 3/92.1 A
13.1 – 3/92.2 E
13.1 – 3/92.3 D
13.1 – 8/91.1 B
13.1 – 8/91.2 A
13.1 – 8/91.3 A
13.1 – 8/89.1 A
13.1 – 8/89.2 D
13.1 – 8/88.1 E
13.1 – 8/87.1 A
13.1 – 3/87.1 B
13.1 – 3/86.1 E
13.2 – 8/96.1***
13.2 – 3/96.1 A
13.2 – 8/93.1 E
13.2 – 3/93.1 B
13.2 – 3/93.2 E

14

14.1– 3/96.1 B
14.1 – 8/95.1 E
14.1 – 8/95.2 B
14.1 – 3/95.1 C
14.1 – 3/95.2 D
14.1 – 8/94.1 C
14.1 – 8/94.2 A
14.1 – 8/94.3 A
14.1 – 8/93.1 C
14.1 – 8/93.2 C
14.1 – 8/93.3 C
14.1 – 8/93.4 D
14.1 – 8/93.5 B
14.1 – 8/93.6 B
14.1 – 3/93.1 D
14.1 – 3/93.2 D

L Ö S U N G E N

14.1 – 8/92.1 B
14.1 – 3/92.1 C
14.1 – 8/91.1 D
14.1 – 8/88.1 E
14.1 – 3/87.1 D
14.1 – 3/86.1 B
14.1 – 3/86.2 D
14.2 – 8/96.1 C
14.2 – 3/94.1 A
14.2 – 8/90.1 B
14.2 – 8/86.1 C
14.3 – 3/97.1 A
14.3 – 3/96.1 A
14.3 – 8/94.1 A
14.3 – 8/93.1 D
14.3 – 8/92.1 C
14.3 – 3/92.1 C
14.3 – 3/92.2 B
14.3 – 8/91.1 A
14.3 – 8/91.2 C
14.4 – 3/97.1 C
14.4 – 8/96.1 C
14.4 – 8/96.2 A
14.4 – 8/96.3 E
14.4 – 3/96.1 E
14.4 – 8/95.1 E
14.4 – 8/95.2 D
14.4 – 3/95.1 C
14.4 – 3/95.2 D
14.4 – 8/94.1 B
14.4 – 3/94.1 D
14.4 – 8/93.1 D
14.4 – 3/93.1 C
14.4 – 3/93.2 C
14.4 – 8/92.1 C
14.4 – 8/92.2 C
14.4 – 8/92.3 E
14.4 – 8/92.4 B
14.4 – 3/92.1 E
14.4 – 3/92.2 B
14.4 – 3/88.1 B
14.4 – 3/86.1 C

15

15.1 – 3/97.1 C
15.1 – 8/96.1 E
15.1 – 3/96.1 C
15.1 – 3/96.2 A
15.1 – 8/95.1 D
15.1 – 8/95.2 D
15.1 – 3/95.1 B
15.1 – 3/95.2 C
15.1 – 8/94.1 C
15.1 – 8/91.1 C
15.1 – 3/89.1 C
15.2 – 3/97.1 E
15.2 – 3/95.1 D
15.2 – 3/94.1 E
15.2 – 8/87.1 D
15.3 – 3/97.1 A
15.3 – 8/96.1 A
15.3 – 3/95.1 E
15.3 – 8/92.1 D
15.3 – 8/91.1 B
15.4 – 8/91.1 B
15.4 – 8/88.1 C
15.4 – 8/87.1 E
15.5 – 8/94.1 C
15.5 – 8/94.2 A
15.5 – 3/92.1 A
15.5 – 3/90.1 D

16

16.1 – 8/96.1 D
16.1 – 3/96.1 B
16.1 – 8/95.1 D
16.1 – 3/95.1 A
16.1 – 3/95.2 A
16.1 – 8/94.1 D
16.1 – 8/94.2 C
16.1 – 8/93.1 B
16.1 – 3/93.1 C
16.1 – 8/92.1 B
16.1 – 8/92.1 E
16.1 – 3/92.1 E
16.1 – 3/92.2 D
16.1 – 3/92.3 A
16.1 – 8/91.1 C
16.1 – 8/91.2 E
16.1 – 8/88.1 C
16.1 – 3/88.1 C
16.2 – 3/97.1 A
16.2 – 3/96.1 E
16.2 – 8/95.1 D
16.2 – 3/94.1 A
16.2 – 3/93.1 C
16.2 – 3/87.1 D
16.3 – 8/93.1 D
16.3 – 8/91.1 C
16.3 – 8/86.1 D
16.5 – 8/86.1 B
16.6 – 3/94.1 B
16.6 – 3/93.1 B
16.6 – 3/91.1 C
16.6 – 8/89.1 A
16.6 – 8/88.1 E
16.6 – 3/88.1 D

17

17.1 – 3/97.1 D
17.1 – 8/95.1 D
17.1 – 3/95.1 C
17.1 – 8/93.1 A
17.1 – 8/91.1 E
17.1 – 8/88.1 D
17.2 – 3/97.1 B
17.2 – 8/96.1 E
17.2 – 3/96.1 C
17.2 – 3/95.1 B
17.2 – 3/95.2 E
17.2 – 8/94.1 C
17.2 – 3/94.1 D
17.2 – 3/93.1 A
17.2 – 3/93.2 B
17.2 – 3/92.1 D
17.2 – 8/91.1 D
17.2 – 8/89.1 D
17.2 – 3/89.1 B
17.2 – 8/87.1 A
17.2 – 3/87.1 E

18

18.1 – 8/96.1 C
18.1 – 3/96.1 C
18.1 – 3/95.1 E
18.1 – 8/92.1 D
18.1 – 3/86.1 A
18.2 – 8/96.1 B
18.2 – 8/95.1 E
18.2 – 8/94.1 D
18.2 – 3/94.1 D
18.2 – 8/93.1 B
18.2 – 8/91.1 A
18.2 – 3/87.1 E

19

19.1 – 8/94.1 D
19.1 – 3/94.1 B
19.1 – 3/94.2 D
19.1 – 8/91.1 A
19.2 – 3/97.1 B
19.2 – 8/96.1 E
19.2 – 8/96.2 B
19.2 – 3/96.1 A
19.2 – 8/95.1 B
19.2 – 3/94.1 E
19.2 – 8/91.1 D
19.2 – 3/90.1 E
19.4 – 8/96.1 E
19.4 – 3/95.1 C
19.4 – 3/95.2 E
19.5 – 3/97.1 D
19.5 – 8/91.1 D

*** – Frage wurde nicht gewertet